内外科常见病
整体护理路径

Neiwaike Changjianbing
Zhengti Huli Lujing

陈伟菊　周佩如　罗　洪 ◎主编

暨南大学出版社
JINAN UNIVERSITY PRESS
中国·广州

图书在版编目（CIP）数据

内外科常见病整体护理路径/陈伟菊，周佩如，罗洪主编．—广州：暨南大学出版社，2009.12（2010.5 重印）
ISBN 978－7－81135－422－5

Ⅰ．内…　Ⅱ．①陈…②周…③罗…　Ⅲ．①内科—常见病—护理②外科—常见病—护理　Ⅳ．R473

中国版本图书馆 CIP 数据核字（2009）第 209422 号

出版发行：暨南大学出版社

地　址：中国广州暨南大学
电　话：总编室（8620）85221601
营销部（8620）85225284　85228291　85220693（邮购）
传　真：（8620）85221583（办公室）　85223774（营销部）
邮　编：510630
网　址：http：//www.jnupress.com　http：//press.jnu.edu.cn

排　版：广州市天河星辰文化发展部照排中心
印　刷：佛山市浩文彩色印刷有限公司

开　本：787mm×1092mm　1/16
印　张：16.25
字　数：373 千
版　次：2009 年 12 月第 1 版
印　次：2010 年 5 月第 2 次
印　数：1001—3000 册

定　价：29.80 元

前　言

随着国民经济发展和生活水平的不断提高，人们对健康概念有了更进一步的理解，对护理也就提出了更高的要求。护理不仅仅是护理疾病，更要护理人。因此，如何培养护士的临床思维，满足患者的需要，是值得思考的问题。编者认为护理程序是一种较理想的临床思维模式，护理程序的评估、诊断（找出问题）、计划、实施、评价给临床护士提供了良好的工作指引，护士做任何事情都必须从评估开始。而整体护理就是一种以人为中心，以现代护理观为指导，以护理程序为框架的护理行为的指导思想。整体护理理念能够满足人的需要。因此，如何根据临床实际情况更好地理解整体护理，应用护理程序，是本书想要解决的问题。本书设计的整体护理路径，以时间为横轴，以护理程序内容为纵轴，规范并记录护士每天执行护理程序的工作，将应用护理程序变成护士每天的常规工作，真正体现整体护理的理念。

本书分上、下编，上编共设有16章，下编共设有12章。内容涉及内科、外科共28种常见病的整体护理路径。其中“乳腺癌围手术期整体护理路径”曾在4所三级甲等医院试用，使用后的责任护士对“乳腺癌围手术期整体护理路径”（以下简称“路径”）的评价是：71%护士对“路径”表示满意，93%护士认为“路径”对实施护理程序有帮助，98%护士认为“路径”值得推广，80%护士认为“路径”能推广。希望本书对临床护士理解整体护理、应用护理程序能有帮助，更好地保障临床护理质量和患者安全。

由于本书编写组人员学识、精力有限，书中缺陷和不足在所难免，恳请同行不吝赐教、指正。同时，对在编写过程中给予大力支持的单位和个人以及本书涉及的参考文献的作者一并表示衷心的感谢！

编写组

2009 年 10 月

目　录

下编　外科常见病围手术期的整体护理路径

绪　论

一、整体护理的概念

整体护理是一种护理行为的指导思想，也可以称护理观念，是以人为中心，以现代护理观为指导，以护理程序为框架，并且把护理程序系统化地运用到临床护理和护理管理中去的指导思想。整体护理的目标是根据人的生理、心理、社会、文化、精神等多方面的需要，提供适合个人的最佳护理。整体护理的概念包括以下几方面的内涵：一是把人看作一个整体，从生理、心理、社会、文化、精神五个方面考虑健康行为反应问题，并运用护理程序，通过护理手段来解决这些健康问题。二是把护理工作看作一个整体，从护理制度、管理、教育、科研和服务质量等方面考虑护理工作的问题，通过科学的管理方法解决这些问题，不断提高护理质量。三是把护理与环境看作一个整体，从政治、法律、经济、科学、文化、社会环境等方面考虑护理与外界环境作用所产生的问题，并通过一些决策和手段来解决这些问题。

整体护理的核心内容是护理程序。护理程序是一种科学地确认问题和解决问题的护理工作方法，是一个综合的、动态的、具有决策和反馈功能的过程。在临床护理工作过程中，通过一系列有目的、有计划的步骤和行动，从护理对象的生理、心理、社会文化、发展及精神等多个层面进行系统的整体护理，使其达到最佳的健康状态。

护理程序的概念由 Hall 在 1955 年提出。最初它是一种基于观察、测量、收集资料和分析结果的科学方法的过程，由三个步骤，即评估、计划、评价所组成。1967 年，Yuar 和 Walsh 出版了第一本全面阐述护理程序的书，在这本书中，护理程序由评估、计划、实施和评价四个步骤组成。Gebbie 和 Lavin 在 1974 年将护理诊断/问题从护理评估中分离出来作为护理程序的一个单独步骤，形成了护理程序的五个步骤：评估、护理诊断/问题、计划、实施、评价。这五个步骤是所有医疗卫生机构护理行为的中心内容。当护理对象进入卫生保健系统，不管是作为住院患者、门诊患者还是家庭患者，护理程序都应立即开始运用。通过护理程序，护理人员能够系统地收集护理对象的资料，清楚地辨别护理对象的能力和问题，形成并实施个性化的整体护理计划，依据目标的完成情况来评价计划实施的效果。护理程序的五个步骤形成了护理行为和思维的持续循环。

二、提出整体护理路径的背景

护理程序是整体护理的核心。护理程序是把护理理论、知识、经验和技术结合起来，通过科学的步骤展现护理专业的实践活动。贯穿于护理程序中的评判性思维和科学逻辑，是护理实践中重要的智力因素，是护理专业的重要标志之一。因此，一个国家或地区的护理研究及应用护理程序的范围和程度，代表了该国家或地区的整体护理水平。

据广东省医学科学技术研究基金立项课题组的调查，护士在运用护理程序过程中，护理程序知识和技能欠缺，水平参差不齐，运用护理程序存在着一定的困难。在护理评估方面，护士对评估的重要性认识不足，没能熟练掌握护理评估知识和技能，特别是对人文相关的护理评估未能深入进行。在护理诊断/问题方面，78%的护士认为在应用部分护理诊断/问题时感到模糊，67%认为心理、社会方面的护理诊断/问题难以掌握，65%认为对症状轻微的患者难以确定护理诊断/问题，63%认为护理诊断/问题难以达到个体化，59%认为护理诊断/问题定义相关因素的鉴定特征不明确。在计划制订及措施的落实方面，各医院均制订了护理计划及健康教育计划，危重患者的生活护理较以前有所加强，心理护理、健康教育也已成为护士的工作内容，但健康教育的手段比较单调，其内容停留在卫生宣教的水平上，还有待延伸到帮助患者建立健康行为和生活方式这一层次上。对护理效果的评价重视不够。

整体护理是一种护理理论，属于指导思想。而在临床护理工作中如何去实现整体护理的思想，如何去实施，是方法论，属于护理工作模式。因此，为能根据实际情况创造出适合的护理工作模式，给临床护士和护理院校的学生一个较好的开展整体护理、应用护理程序的指引，解决临床护士水平参差不齐的问题，帮助学生更好地理解整体护理和应用护理程序，特别设计了整体护理路径，以保证不同层次的护士和学生在整体护理路径的指引下能较好地应用护理程序。整体护理路径，可以规范并记录护士每天执行护理程序的工作，将应用护理程序变成护士每天的常规工作，就像执行医嘱一样，非做不可，而不是可做可不做，或有时间才做。整体护理路径能够体现整体护理的思想，是一种较理想的护理工作模式。

三、整体护理路径的设计思路及基本结构

整体护理路径是指有文档方案归纳下特殊病种的护理程序概要记录。整体护理路径参照临床路径的思路，是一套以时间为顺序的、具体的、详细的“护理程序服务计划单”。整体护理路径的设计思路是在以患者为中心的基础上，以时间为横轴，以护理程序内容为纵轴，体现整体护理的思想。内科疾病的整体护理路径的时间顺序设计为入院第1天、第2～n天及稳定期；外科疾病的整体护理路径的时间顺序设计为入院日（第1天）、术前日、手术日、术后1～3天、术后4～7天及恢复期8～14天。每一时间段按照护理程序内容，分别设计护理评估路径、护理诊断/问题路径、护理计划与措施路径。

护理评估是一种有组织的动态过程，它包括三个行为：系统地收集资料，对收集到的资料进行分类、组织和核实，以可提取的方式记录资料。评估的目的是建立护理对象的资料库，其中包括他们已感知的需要、健康问题及其反应、相关经历、健康锻炼、目标、价值、生活方式以及对卫生保健体系的期望等。护理评估所收集到的资料是进行护理诊断/问题和制订个性化护理计划的基础，是护理程序中最为关键的一步。如果评估不准确，将导致护理诊断/问题不正确、计划有误和预期目标失败。整体护理路径中的护理评估路径以生理、心理、社会模式为设计框架，重点突出健康史、专科护理评估、心理

评估、社会支持状况及健康教育需求等。

护理评估完成后，进入形成正确的护理诊断或提出护理问题阶段。护理诊断/问题是对护理对象的资料进行分析，并识别那些提示现存或潜在的健康问题的资料、影响或导致问题产生的因素，以及护理对象的应对方式和能力。当资料分析显示一个现存的或潜在的健康问题可以通过护理干预得以预防或解决时，这个问题就称为护理诊断/问题。护理诊断/问题是选择护理措施的基础，可以帮助达到护理职责范围内的结果。整体护理路径中的护理诊断/问题路径以症状体征（特征）、相关因素、判断标准为设计框架，符合判断标准者则可提出护理诊断或护理问题。

护理计划是护士建立护理目标，与护理对象相互合作，为预防、缓解或解决护理诊断/问题中发现的问题，选择最有可能帮助实现目标的护理措施的过程。护理措施是用来帮助护理对象从现有的健康水平实现护理目标和预期结果的行为。在整体护理路径中，护理计划与措施路径以治疗护理、心理护理和健康教育为设计框架。护理措施力求具体，可操作性强，符合患者的需要，体现护士的层级管理，突出护理重点。护理措施实施后，即进入护理评价阶段，也就是进入了下一护理程序循环的第一个步骤——护理评估。

上　编

内科常见病的整体护理路径

第一章 肺炎的整体护理路径

肺炎（pneumonia）是指终末气道、肺泡和肺间质的炎症，可由病原微生物、理化因素、免疫损伤、过敏及药物所致。其主要症状有：咳嗽、咳痰，或原有呼吸道症状加重，并出现脓性痰或血痰，伴或不伴胸痛，发热、呼吸困难、呼吸窘迫等。护理重点：降低体温，协助排痰，改善呼吸困难，氧气吸入，营养支持。高级责任护士应对患者的呼吸型态、热型、痰液等观察要点进行查房。

【入院第1天】

（一）护理评估路径

全面了解患者目前的健康问题、心理反应、社会支持等情况。

1. 健康史

（1）目前健康状况：

①有无发热、畏寒、寒战、头痛？

> 典型表现：起病急骤、畏寒或寒战、高热，体温可在数小时内达39℃～40℃，呈稽留热，或高峰在下午或傍晚。

②有无咳嗽、咳痰、咳血或呼吸困难的症状，是什么时候出现的？

③咳嗽、咳痰的性质是什么样的？肺炎患者多有咳嗽伴两肺干、湿啰音。

④有无其他伴随症状？

⑤是否接受过其他诊疗及护理？诊疗效果如何？

⑥有无上呼吸道感染？

⑦睡眠状况如何？

⑧大小便是否正常？

⑨食欲有无变化？饮食方面有无特殊嗜好？

（2）过去健康状况：

①过去的健康状况如何？是否经常有咳嗽、咳痰、咳血或呼吸困难的症状？

②有无肺炎、肺结核、高血压、糖尿病、心脏病、心功能不全等疾病史？

③有无药物过敏史？过敏药物是什么？有什么症状？

（3）家族史：

①家族中其他人有无咳嗽、咳痰、咳血或呼吸困难的症状？

②家族中其他人是否有肺炎、肺结核、高血压、糖尿病、心脏病、心功能不全等疾病史？

（4）健康管理：

①吸烟或被动吸烟的情况。每天吸烟的数量是多少？吸烟或被动吸烟的历史有多长？

是否已戒烟？

②喝酒的情况。每天喝酒的量是多少？喝酒的历史有多长？是否已戒酒？

③体育锻炼的情况。是否经常参加体育锻炼？

④是否经常使用抗生素？

2. 专科护理评估

（1）评估生命体征。

（2）评估患者的意识状态：嗜睡，意识模糊，昏睡，昏迷，瞻妄。

（3）了解胸痛情况及胸痛与咳嗽的关系。咳嗽时是否胸痛？

（4）面容：急性病容，慢性病容，正常。

急性肺炎呈急性病容，面颊绯红，鼻翼翕动，皮肤灼热、干燥。

（5）皮肤颜色、湿度、弹性如何？有无水肿？

（6）观察胸廓形状，有无呼吸困难或呼吸节律异常？肺部叩诊、触诊语颤有无改变？

典型体征是肺部叩诊呈浊音、触诊语颤增强及支气管呼吸音等。

（7）听诊呼吸音有无异常？是否有啰音？

（8）听诊心律是否整齐？心率、心音是否正常？

3. 心理评估

（1）有无因突然发病而担心对日常生活、工作或学习造成影响？

（2）有无因咳嗽而干扰睡眠？

观察：

（1）患者的精神状态。

（2）患者的个性特征：内向还是外向等。

4. 社会支持状况

患病后，家人是否能够给予足够的经济支持和情感的关怀与帮助？

5. 健康教育需求

（1）对肺炎的了解程度。

（2）体温上升期及退热期的护理知识。

（二）护理诊断/问题路径

症状体征（特征）	相关因素	判断标准	护理诊断/问题
1. 发热、畏寒、寒战、肌肉酸痛	与致病菌引起肺部感染有关	符合 1	体温过高
2. 胸部疼痛	与胸膜刺激有关	符合 2	胸痛
3. 痰液过多、黏稠 4. 肺部呼吸音减弱或消失 5. 存在哮鸣音或痰鸣音	与肺部感染有关 与有效肺组织减少、胸膜刺激引起疼痛有关	符合 3、4 或 5	清理呼吸道无效
6. 存在呼吸困难，呼吸频率、节律、深度改变	与肺部感染、高热有关	符合 5 或 6	低效性呼吸型态
7. 发热、呼吸急促、大汗、纳差	与高热致体液丢失、胸痛有关	符合 7	体液不足

（三）护理计划与措施路径

1. **治疗护理**

（1）观察痰液的性质、量、颜色、气味。在用抗生素前留取痰培养标本，痰液采集后应在 10min 内送去培养。

> 肺炎初期可有白色或灰白色痰，黄脓痰可见于感染化脓性炎症，绿色痰可见于铜绿假单胞菌感染，铁锈色痰可见于大叶性肺炎。厌氧菌感染可有恶臭痰。

（2）患者应卧床休息，以减少氧耗量，缓解头痛、肌肉酸痛等症状，保持病室空气清新，室内温度适宜，避免受凉。

（3）寒战时注意保暖，及时添加被褥；高热时予酒精擦浴、冰袋进行物理降温，或用退热贴贴头额部，以逐渐降温为宜，防止虚脱，不宜用阿司匹林或其他解热药，以免大汗、脱水和干扰热型的观察。患者出汗时，及时协助擦汗，更衣时避免受凉。药物降温时，严密监测体温，出汗多时，及时更衣。做好口腔护理，鼓励患者漱口，增加食欲；口唇疱疹者局部涂石蜡油或抗病毒软膏，防止继发感染。

（4）观察患者病情：包括监测生命体征变化，听诊肺部呼吸音变化、呼吸型态变化并记录，评估患者有无脱水状况。

> 脱水评估：口渴，眼窝下陷，皮肤饱和度差，皮肤、黏膜、口舌干燥，皮肤捏起后回缩慢（小于 2s）。

（5）及时补充营养和水分，予以高热量、高蛋白、高维生素、易消化的流质或半流质。鼓励患者多饮水（2 ~ 3L/天），失水者可遵医嘱补液，以加快毒素排泄和热量散发。

（6）协助翻身、拍背、体位引流，指导患者有效的咳嗽技巧，痰液黏稠不易咳出者，可用雾化吸入、拍背、遵医嘱应用祛痰剂等协助排痰，痰多不能自主咳出时予吸痰。

（7）遵医嘱及时使用抗生素，观察疗效和副作用。

（8）呼吸困难、发绀者给予氧气吸入，以提高血氧饱和度，纠正组织缺氧，改善呼吸困难。

2. **心理护理**

（1）安慰患者，告知肺炎的治疗过程，稳定患者的情绪。

（2）保持周围环境安静，避免大声喧哗。

（3）提供舒适护理，如舒适体位、止咳药、背部按摩、轻音乐等。

3. **健康教育**

（1）及时向患者讲解肺炎的诊疗计划、用药情况。

（2）告知患者发热时每天至少补充水分 2 ~ 3L。

【入院第 2 ~ 7 天】

（一）护理评估路径

评估病情变化，了解患者对疾病的反应情况、护理需求情况以及健康教育需求情况等。

（1）了解有无退热、胸痛有无缓解、咳嗽是否减少。

（2）食欲、大小便情况如何？

（3）是否适应了住院生活？

（4）家人、朋友、单位或社区是否曾来探视？

（5）了解对健康教育的新需求。

（6）专科护理评估：

①评估生命体征。

②意识状态有无变化？

③缺氧状况有无缓解？

④肺部啰音是否消失？呼吸节律有无异常？呼吸音有无异常？

⑤实验室检查方面有无异常？包括血常规检查、胸片、动脉血气分析、肺功能检查、生化等。

（二）护理诊断/问题路径

症状体征（特征）	相关因素	判断标准	护理诊断/问题
1. 痰液过多、黏稠或咳嗽无力 2. 肺部呼吸音减弱或消失 3. 存在哮鸣音或痰鸣音	与痰液过多、黏稠或咳嗽无力、支气管痉挛有关	符合1、2或3	清理呼吸道无效
4. 存在呼吸困难，呼吸频率、节律、深度改变	与有效肺组织弹性降低致肺通气不足有关	符合4	气体交换受损
5. 发烧、头痛、疲乏、食欲下降、胃纳差、全身酸痛 6. 白细胞升高	与肺部感染有关	符合5或6	体温过高
7. 胸痛、活动受限	与炎症刺激胸膜有关	符合7	胸痛
8. 头痛、精神疲倦、入睡困难	与胸痛、发热、畏寒有关	符合8	睡眠型态改变：入睡困难
9. 肺炎相关知识缺乏	与信息来源不足有关	符合9	缺乏肺炎的相关知识

（三）护理计划与措施路径

1. 治疗护理

（1）护理组长/高级责任护士查房，重点观察患者的精神状态，量血压、脉搏，观察是否退热，听诊肺部呼吸音变化、呼吸型态变化并记录；重症患者观察中心静脉压、24h出入水量等；观察痰的颜色、性状、黏稠度、气味及量，观察患者有无脱水状况（皮肤饱满度、弹性、黏膜的干燥程度）。

（2）遵医嘱应用抗生素、止咳药、化痰药及雾化治疗等，并观察用药后的反应。保证输液通畅，但输液速度不宜过快，宜控制在60滴/min以内，以免发生心力衰竭与肺水肿；对病情危重、全身毒血症严重的患者，可遵医嘱短期应用糖皮质激素。

（3）鼓励患者进行深呼吸运动，协助翻身、拍背，以帮助排痰。

（4）做好饮食护理：鼓励患者多饮水，少食多餐，注意摄入低脂、优质蛋白、高热量食物，做好口腔护理，促进患者食欲。

2. **心理护理**

（1）随时耐心解答患者的问题，满足患者对疾病信息的需求。

（2）在患者睡眠期间减少不必要的干扰。

3. **健康教育**

（1）及时向患者讲解疾病进展及治疗护理、用药情况，取得患者及家属的配合。解释肺炎通常预后很好，但如有下列因素存在则预后较差：年老；原有心、肺、肝、肾及代谢疾病基础者；体温或血白细胞计数不高者及免疫缺陷者；病变广泛、多叶受累者；严重并发症，如有感染性休克者。

（2）给患者讲解排痰的意义，并指导患者有效的排痰方法。

（3）讲解营养与疾病恢复的关系。

（4）指导放松技术，如缓慢深呼吸、全身肌肉放松、练气功、听音乐等。

【入院第 8 天至出院】

（一）护理评估路径

（1）患者的基本症状和伴随症状评估：咳嗽、咳痰、气促有无好转？

（2）患者对用药知识的了解情况。

（3）患者对疾病的了解情况。

（4）患者对肺炎预防的了解情况。

（5）患者体温是否降至正常？

（6）专科护理评估：

①评估生命体征。

②肺部呼吸音有无变化？

③继续关注有关实验室检查是否有异常。

（二）护理诊断/问题路径

症状体征（特征）	相关因素	判断标准	护理诊断/问题
1. 诉说想了解肺炎预防的相关知识	与信息来源受限有关	符合 1	缺乏肺炎预防的相关知识

（三）护理计划与措施路径

1. **治疗护理**

（1）在药物治疗的同时，应给予支持治疗，提醒注意卧床休息，补充富含营养的食物，多饮水。

（2）康复治疗：包括运动训练、呼吸肌力训练、健康教育等。

2. 心理护理

引导家属、朋友和单位对患者因疾病影响了工作、生活给予理解、关心和支持。

3. 健康教育（出院指导）

（1）提供给患者有关预防肺炎的健康小册子，并介绍肺炎的预防和保健相关知识。

（2）对消瘦、抵抗力低下者，给予营养指导，如多吃水果和蔬菜，补充富含蛋白质的食物，如肉类、鱼、鸡蛋、牛奶和大豆等，保持标准体重，不能过胖或过瘦。

（3）对吸烟者，与患者一起制订戒烟计划。

（4）指导患者平时要注意：天气变化时随时增减衣服，避免受寒、过劳、酗酒等诱发因素，预防上呼吸道感染。

第二章　支气管哮喘的整体护理路径

支气管哮喘（bronchial asthma，简称哮喘）是由嗜酸性粒细胞、肥大细胞和T淋巴细胞等多种炎性细胞及其细胞组分参与的气道慢性炎症。这种炎症使易感者对各种激发因子具有气道反应性，并可引起气道缩窄，表现为反复发作性的喘息、呼吸困难、胸闷或咳嗽等症状。常在夜间或清晨发作、加剧，常常出现广泛多变的可逆性气流受限，多数患者经治疗可缓解或自行缓解。护理重点：脱离变应原，尽快缓解气道阻塞，控制哮喘症状，给予正确的药物吸入。脱离变应原是治疗哮喘的最有效的方法。高级责任护士应对应用平喘药的护理进行查房。

【急性发作期】

（一）护理评估路径

1. 健康史评估

（1）目前健康状况：

①询问患者发作时的症状，如喘息、呼吸困难、胸闷或咳嗽的程度、持续时间、诱发或缓解因素。

> 典型表现：发作性呼气性呼吸困难或发作性胸闷或咳嗽，伴有哮鸣音。严重者呈强迫坐位或端坐呼吸，甚至出现发绀；干咳或咳大量白色泡沫样痰。部分患者仅以咳嗽为唯一症状（咳嗽变异性哮喘）。在夜间及凌晨发作和加重常是哮喘的特征之一。
>
> 急性发作期是指气促、咳嗽、胸闷等症状突然发生，常以呼吸困难及呼气流量降低为其特征。有些青少年的哮喘症状表现为运动时出现胸闷和呼吸困难（运动性哮喘）。

②有无接触变应原，如动物的皮毛和排泄物、花粉等？

③有无使用地毯、呢绒装饰品、空调等？室内是否采用密封门窗？因可造成空气流通减少，尘螨滋生。

④有无主动吸烟或被动吸烟，吸入污染的空气，如臭氧、杀虫剂、油漆（新房装修）、工业废气等？

⑤有无进食虾蟹、鱼、牛奶、蛋类等食物？有无服用普萘洛尔、阿司匹林等药物史？

⑥有无受凉、气候变化、剧烈运动、妊娠等诱发哮喘的因素？

⑦是否接受过其他诊疗及护理？诊疗效果如何？

⑧有无易激动、紧张、烦躁不安、焦虑等精神因素？

⑨评估哮喘对患者日常生活和工作的影响程度。

（2）过去健康状况：

①过去的健康状况如何？是否经常感冒？

②有无支气管哮喘、肺炎、肺结核等疾病史？了解每年支气管哮喘发作的频次。

③有无药物过敏史？过敏药物是什么？有什么症状？

（3）家族史：

①家族中其他人是否有类似的症状？

②家族中其他人是否有支气管哮喘、肺炎、肺结核等疾病史？

（4）健康管理：

①吸烟或被动吸烟的情况。每天吸烟的数量是多少？吸烟或被动吸烟的历史有多长？是否已戒烟？

②喝酒的情况。每天喝酒的量是多少？喝酒的历史有多长？是否已戒酒？

③体育锻炼的情况。是否经常参加体育锻炼？何种运动？每次锻炼的时间有多长？

2. 专科护理评估

（1）评估生命体征。

（2）面容：急性病容，慢性病容，正常。

（3）注意观察口唇、面颊、面廓等有无发绀。

（4）观察胸廓形状，胸廓是否饱满？有无鼻翼翕动、张口呼吸？有无三凹征？有无呼气延长、呼吸费力？有无呼吸节律异常？是否有端坐呼吸？

吸气性呼吸困难：表现为吸气显著困难。重者由于呼吸肌极度费力，胸腔负压增大，吸气时胸骨上窝、锁骨上窝和肋间隙明显凹陷，称为“三凹征”。

（5）患者的意识状态：嗜睡，意识模糊，昏睡，昏迷，瞻妄。

（6）观察有无心率增快、奇脉、胸腹反常运动、发绀、大汗淋漓；有无咳嗽，咳嗽的性质，干咳或咳出大量白色泡沫痰。注意有些患者仅仅表现为咳嗽，咳嗽是唯一的症状（咳嗽变异型哮喘）。

心率增快、奇脉、胸腹反常运动、发绀、大汗淋漓等症状常出现在严重哮喘患者中。

表 2-1 哮喘急性发作时病情严重度的分级

病情程度	临床表现	血气分析	血氧饱和度	支气管舒张剂
轻度	对日常生活影响不大，可平卧，说话连续成句，步行、上楼时有气短。呼吸频率轻度增加，呼吸末期有散在哮鸣音，脉搏 < 100 次/min。可有焦虑	PaO_2 正常 $PaCO_2$ < 45mmHg	> 95%	能被控制
中度	日常生活受限，稍事活动便有喘息，喜坐位，讲话常有中断。呼吸频率增加，哮鸣音响亮而弥漫。脉搏 100～120 次/min，焦虑和烦躁	PaO_2 60～80mmHg $PaCO_2$ < 60mmHg	91%～95%	仅有部分缓解
重度	日常生活受限，喘息持续发作，只能单字讲话，端坐呼吸，大汗淋漓。呼吸频率 > 30 次/min，哮喘音响亮而弥漫。脉搏 > 120 次/min。常有焦虑和烦躁	PaO_2 < 60mmHg $PaCO_2$ > 45mmHg	< 90%	无效
危重	患者不能讲话，出现嗜睡、意识模糊，哮鸣音明显减弱或消失。脉搏 > 120 次/min 或变慢和不规则	PaO_2 < 60mmHg $PaCO_2$ ≤45mmHg	< 90%	无效

（7）实验室检查方面有无异常？包括血常规检查、胸部X线、动脉血气分析、痰涂片、肺功能检查、生化等。特别注意胸部X线检查有无双肺透亮度增高，呈过度充气状态。血气分析有无低氧血症和高碳酸血症，是否有呼吸性酸中毒或合并代谢性酸中毒？

哮喘严重发作时可有缺氧，PaO_2 降低，由于过度通气可使 $PaCO_2$ 下降，pH上升，表现为呼吸性碱中毒。如重症哮喘，病情进一步发展，气道阻塞严重，可有缺氧及 CO_2 潴留，$PaCO_2$ 上升，表现为呼吸性酸中毒。如缺氧明显，可合并代谢性酸中毒。

3. 心理评估

观察患者的面部表情，有无出现痛苦、恐惧面容。

4. 社会支持状况

患病后，家人是否能够给予足够的支持和帮助？

5. 健康教育需求

（1）对哮喘的了解程度。

（2）急性发作时的处理。

（3）支气管舒张剂吸入器的使用方法。

（二）护理诊断/问题路径

症状体征（特征）	相关因素	判断标准	护理诊断/问题
1. 痛苦面容、出汗、端坐呼吸 2. 口唇、面颊、耳郭等发绀 3. 呼吸频率异常	与支气管痉挛、气道炎症、黏液分泌物增加、气道阻塞有关	符合1或2和3	气体交换受损
4. 担心疾病影响家庭、学习、工作		符合4	焦虑
5. 诉说不了解病情、不能正确使用雾化吸入器	与信息来源缺乏有关	符合5	缺乏疾病及用药相关知识

（三）护理计划与措施路径

1. 治疗护理

（1）卧床休息，取舒适体位。如为端坐呼吸者提供床上小桌以作为支撑，减少体力消耗。

（2）遵医嘱给予支气管舒张剂、激素等药物，教给患者使用方法，注意观察其效果。

（3）给予氧气吸入，2～4L/min，或雾化吸入，注意呼吸道湿化。

（4）避免诱因：有明确过敏原者，尽快脱离变应原。提供安静、舒适、冷暖适宜的环境。保持空气流通，避免密封门窗、花草、地毯、皮毛等环境，整理床单位时避免尘埃飞扬。劝吸烟患者停止吸烟。防止情绪激动。

（5）随时观察患者病情，监测生命体征变化，如呼吸困难的程度、咳嗽的能力、痰的性状等。

（6）辅助进行有关检查，如X线、血常规、生化、血气分析、特异性变应原的检测等。

（7）做好口腔护理，促进患者食欲。提供清淡、高热量、丰富维生素、易消化食物。少量多餐。避免刺激性食物，忌烟、酒。鼓励患者每天保持足够的饮水量。

2. **心理护理**

（1）热情接待患者，安排床位，介绍病区环境、主管医生和主管护士。

（2）患者发作时，要有护理人员在旁边，通过暗示、诱导等方式，或适当允许家属陪伴，使患者身心放松，稳定患者的情绪，减轻恐惧感。

（3）保持周围环境安静，避免大声喧哗。在患者停止发作期间减少不必要的干扰。

3. **健康教育**

（1）向患者说明寻找变应原和脱离变应原的重要性。

（2）向患者介绍哮喘治疗现状及积极配合治疗的必要性和重要性。

（3）向患者及时讲解疾病诊疗计划、用药情况，取得患者及家属必要的配合。

【缓解期至出院】

（一）护理评估路径

（1）了解患者喘息、胸闷、呼吸困难等症状有无缓解，咳嗽、咳痰情况，观察痰的颜色、性质、量，是白色黏液痰还是脓痰。

（2）睡眠情况如何？睡眠有无受咳嗽的影响？

（3）了解患者对用药知识的了解情况。

（4）了解患者的食欲情况，每天摄入的水分是否足够。了解是否适应了医院生活。

（5）患者对用药知识、哮喘预防知识的了解情况，对健康教育新的需求。

（6）专科护理评估：

①评估生命体征。

②呼吸频率、脉率情况，听诊肺部是否还有哮鸣音？是否仍存在胸腹反常运动？

③实验室检查方面有无异常？包括血常规检查、胸片、动脉血气分析、痰涂片、肺功能检查、生化等。特别注意血和痰中的嗜酸性粒细胞有无增多。

（二）护理诊断/问题路径

症状体征（特征）	相关因素	判断标准	护理诊断/问题
1. 活动后有喘息、呼吸困难、胸闷等不适 2. 血常规/血气分析结果异常	与支气管痉挛、气道炎症、黏液分泌物增加、气道阻塞、疲乏有关	符合1或2	气体交换受损
3. 主诉难入睡	与患者角色适应不良有关	符合3	睡眠型态紊乱：难入睡
4. 主诉担心疾病预后、住院费用或学习、工作	与信息来源有限有关	符合4	焦虑
5. 主诉想了解疾病有关知识及雾化吸入的方法	与信息来源有限有关	符合5	缺乏疾病及用药相关知识

（三）护理计划与措施路径

1. **治疗护理**

（1）注意休息，取舒适体位。

（2）随时观察患者病情，监测生命体征，观察患者呼吸型态、有无伴高碳酸血症或低氧血症的症状体征，定时听诊肺部呼吸音，估计哮鸣音变化的情况。有些哮喘多在夜间发作，因此夜间更应加强巡视。

（3）不宜在室内放置花草，不宜用羽毛枕头，避免房间内尘埃飞扬，或吸入刺激性物质而导致哮喘发作。

（4）教会患者掌握深呼吸和有效咳嗽的技巧，并鼓励患者每天饮水约2～3L，以利于痰液的稀释，促进痰液引流，改善通气功能。

（5）继续协助完善其他检查，监测各项检查结果。

（6）护理组长或高级责任护士查房，观察患者用药后的反应及副作用。

> 哮喘用药副作用及观察要点：
>
> 1. β_2 受体兴奋剂的不良反应：头痛、头晕、心悸、手指震颤。药物用量过大可引起严重心律失常，甚至发生猝死。
>
> 2. 茶碱类药主要不良反应是胃肠道、心脏及中枢神经系统的毒性反应。氨茶碱用量过大或静脉注射（滴注）速度过快可引起恶心、呕吐、头痛、失眠、心律失常，严重者可引起室性心动过速、癫痫样症状、昏迷，甚至心脏骤停等。
>
> 3. 激素吸入的主要副作用为口咽部真菌感染、咳嗽和局部皮肤变薄等，应指导患者吸入激素后立即漱口、洗脸。静脉或口服激素时，应密切观察是否有消化道出血，观察血电解质，防止水、电解质紊乱。口服激素宜饭后服。

（7）做好饮食护理：鼓励患者少食多餐，注意摄入清淡、丰富维生素、高热量、易消化的食物。做好口腔护理，促进患者食欲。

（8）观察患者使用吸入器的情况。

> 使用吸入器的操作步骤：吸药前摇匀药液，缓慢呼气至不能再呼，然后立即将喷口放入口中，双唇含住喷口，经口缓慢吸气，在深吸气过程中按压驱动装置，至吸气末屏气5～10s，使较小的雾粒在更远的外周气道沉降，然后再缓慢呼气。休息3min后可再重复使用1次。

2. **心理护理**

（1）随时耐心解答患者问题，满足患者对疾病信息的需求。

（2）保持有规律的生活习惯和乐观的情绪，指导患者充分利用社会支持系统，动员与患者关系密切的家人或朋友参与对哮喘患者的管理。

3. **健康教育（出院指导）**

（1）向患者及时讲解哮喘进展及治疗护理、用药情况，取得患者及其家属必要的配合。

（2）和患者一起制订住院期间的活动计划，减少白天的睡眠时间和次数。

（3）教育患者出院后注意避免哮喘的诱发因素，如避免摄入引起过敏的事物；室内不种花草、不养宠物；经常打扫房间，清洗床上用品等。

（4）指导患者和家属认识长期防治哮喘的重要性，解释通过长期、适当、充分的治疗完全可以有效地控制哮喘发作。

（5）帮助患者学会在急性发作时能简单、及时地处理，掌握正确的药物吸入技术。与患者共同制订长期管理、防止复发的计划。鼓励患者坚持长期定期随访保健，正确使用药物，使药物副作用减至最小。

【相关知识链接】

（一）哮喘的食疗

1. 南瓜、萝卜食疗方调治哮喘

（1）南瓜：因产地不同而叫法各异，又名番瓜、麦瓜、倭瓜、金瓜和金冬瓜等。南瓜的适应性很强，南北各地都普遍栽培，为夏、秋季的主要蔬菜之一。南瓜的营养成分较全，营养价值也较高。嫩南瓜中维生素C及葡萄糖含量比老南瓜丰富。老南瓜则钙、铁、胡萝卜素含量较高。这些对防治哮喘病均较有利。中医学认为：南瓜味甘，性温，具有补中益气、消痰止咳的功能，其食疗方有以下4个，可供选用：

①蜂蜜姜汁蒸南瓜：南瓜1个（约500g），冰糖、蜂蜜各50g，姜汁适量。南瓜外表洗净，切开顶盖，除去瓤及瓜子，放入姜汁、冰糖及蜂蜜，盖上顶盖，用竹签固定，隔水蒸2h即成。每次吃一半，每日分2次食用。能补肺肾，止咳喘，可辅助治疗肺肾两虚型哮喘。

②红枣红糖南瓜：红枣（去核）20枚，鲜南瓜约500g，红糖少许。南瓜去皮切块，与红枣加水煮烂，入红糖调味后即可取用。食用量可根据患者的具体情况而定。

③麦芽姜汁南瓜膏：南瓜1个，麦芽300g，姜汁15mL。南瓜去籽洗净切块，加水与麦芽同煮至烂熟，用纱布绞取其汁，再浓煎至一半，放入姜汁，以文火熬成膏状。每晚服50g。能温中、止咳、定喘，对寒性哮喘有一定的辅助治疗作用。

④南瓜皮煮牛肉：老南瓜皮200g，牛肉100～200g。共煮烂熟，吃肉、喝汤。每日2次，可常食用。能补脾胃，益气血，止咳定喘。

（2）萝卜：古称“莱菔”，是我国长城内外、大江南北广为种植的主要蔬菜之一。因萝卜价廉物美，药食皆宜，故深受人们的青睐，俗话说“冬吃萝卜夏吃姜，不劳医生开药方”，就是对它的极好评价。萝卜作为食物，有各种吃法。能化痰止咳，顺气消食，清理肠胃；可改善老人和儿童的食欲，开胃理气。对萝卜的营养成分分析发现，其维生素C含量比一般水果还高，而维生素A原、维生素B及钙、磷、铁也较丰富，萝卜中还含有多缩戊糖、氢化果胶、腺嘌呤、精氨酸等成分。中医学认为：萝卜味辛甘，性凉，熟者甘平。能清热生津，化痰止咳定喘，熟者能健脾和胃，消食下气。其食疗方有以下3个，可供选用：

①萝卜煮豆腐：生萝卜汁1杯，麦芽糖100g，豆腐500g。混合煮开，每日1剂，分2次服用。能润肺清热，化痰平喘和中。用于热性哮喘有效。

②萝卜炖猪肺：鲜萝卜500～1 000g，猪肺1个。萝卜洗净切块，猪肺反复洗净切块，一起炖烂熟，调味食用。能补肺降逆，顺气化痰，可治虚性哮喘。

③萝卜汁蜜：白萝卜汁300mL，加蜂蜜30g，混合拌匀备用。每日3次，每次用开水冲服100mL。能润肺补中，润肠通便，化痰止咳平喘，可用于哮喘的辅助治疗。

2. 核桃仁、山药的食疗方调治哮喘

（1）核桃仁：

①红糖拌核桃仁：核桃5枚，红糖适量。取核桃仁烤熟，与红糖拌匀服用，每日1剂。能补肺益肾，纳气平喘。

②白蜜炖核桃仁：核桃仁与白蜜等量，将核桃仁捣烂，加蜜拌匀，隔水炖熟。每次服1匙，用开水冲服。可补肺肾，平虚喘。

③核桃仁大米粥：核桃仁15g，大米100g。洗净，加水共煮成粥食用。可用于脾肾阳虚型哮喘的食疗。

（2）山药：又称淮山药、薯蓣，属薯蓣科植物。山药既可作为蔬菜食用，又可作为药物应用。以河南怀庆地区出产的山药为佳。山药是一种营养丰富的地下块茎。中医学认为：山药味甘，性温，能健脾、补肺、益肾。

山药泥兑甘蔗汁：鲜山药120g，甘蔗汁200mL。将山药去皮蒸熟，捣成泥状，兑入甘蔗汁和匀加热服用。1剂分4次服，每日早、晚各服1次，2日服完。能止咳平喘，用于哮喘的治疗。

（二）哮喘的教育与管理

1. 患者应掌握的内容

对哮喘患者教育与管理的主要目的是提高疗效，减少复发，提高患者的生活质量。患者应该掌握：

（1）通过长期、适当、充分的治疗和护理，可以有效地控制哮喘的发作。

（2）了解哮喘的促（诱）发因素，结合每个人具体情况，找出各自的促（诱）发因素，以及避免诱因的方法。

（3）熟悉哮喘发作的先兆表现、相应处理办法，学会在家中自行监测病情变化，学会在哮喘发作时进行简单的紧急自我处理，并作好哮喘记录；做好哮喘日常测试。

（4）了解常用平喘药物的作用、正确用量、用法、副作用。

（5）吸入疗法是目前全球治疗哮喘的首选疗法，患者需掌握正确的吸入技术。

（6）知道什么情况下应去医院就诊。

（7）与医生共同制订防止复发、保持长期稳定的方案。

2. 哮喘控制测试（ACT）方法

第一步，了解您的哮喘控制得分。将下面每个问题的得分写在右侧的框中。请尽可能如实回答，这有助于您与您的医生讨论您的哮喘。

（1）在过去4周内，在工作、学习或家中，有多少时候哮喘妨碍您进行日常活动？□

①所有时间　②大多数时候　③有些时候　④很少时候　⑤没有

（2）在过去4周内，您有多少次呼吸困难？□

①每天不止1次 ②一天1次 ③每周3~6次 ④每周1~2次 ⑤完全没有

（3）在过去4周内，因为哮喘症状（喘息、咳嗽、呼吸困难、胸闷或疼痛），您有多少次夜间醒来或早上比平时早醒？□

①每周4晚或更多 ②每周2~3晚 ③每周1次 ④1~2次⑤没有

（4）在过去4周内，您有多少次使用急救药物治疗（如沙丁胺醇）？□

①每天3次以上 ②每天1~2次 ③每周2~3次 ④每周1次或更少 ⑤没有

（5）您如何评估过去4周内您的哮喘控制情况？□

①没有控制 ②控制很差 ③有所控制 ④控制很好 ⑤完全控制

第二步：把每一题的分数相加得出您的总分。

第三步：了解得分意义。

得分：25。在过去4周，您的哮喘已得到完全控制。您没有哮喘症状，您的生活也不受哮喘影响。如果有变化，请联系您的医生。

得分：20~24。接近目标，在过去4周，您的哮喘已得到良好控制，但还没有完全控制。您的医生也许可以帮助您得到完全控制。

得分：低于20。在过去4周，您的哮喘可能没有得到控制。您的医生可以帮您制订一个哮喘管理计划，帮助您改善哮喘控制。

3. 医疗系统对患者的系统管理方法

（1）鼓励哮喘患者与医护人员建立伙伴关系。

（2）学会利用峰流速仪来监测最大呼气峰流速（PEFR），客观地评价哮喘发作的程度，为疾病的预防和治疗提供参考资料。

（3）避免和控制哮喘促（诱）发因素，减少复发。

（4）制订哮喘长期管理的用药计划。

（5）制订发作期处理方案。

（6）长期定期随访保健。

第三章　慢性阻塞性肺疾病的整体护理路径

慢性阻塞性肺疾病（chronic obstructive pulmonary disease，COPD），简称慢阻肺，是由于吸烟、感染、大气污染等有害因素的刺激，引起终末细支气管远端（呼吸细支气管、肺泡管、肺泡囊和肺泡）的气道弹性减退，过度膨胀、充气和肺容量增大，并伴有气道壁的破坏。肺气肿的这种改变使肺的弹性回缩力减低，呼气时由于胸膜腔压力增加而使气道过度萎陷，造成不可逆的气道阻塞。由于大多数肺气肿患者同时伴有慢性咳嗽、咳痰病史，很难严格将肺气肿与慢性阻塞性支气管炎的界线截然分开，因此，临床上统称为慢性阻塞性肺疾病。慢阻肺是全世界慢性病发病及死亡的主要原因。症状主要包括：咳嗽，咳痰，活动时气促。急性期的护理重点主要是正确有效的氧疗，清除呼吸道分泌物，观察病情变化及用药情况，加强患者心理护理；稳定期的护理重点主要是健康宣教，进行呼吸训练，营养维持，氧疗，运动强体。高级责任护士应对呼吸运动训练的教育方法进行查房，正确指导呼吸运动训练。

【入院第 1 天】

（一）护理评估路径

1. 健康史评估

（1）目前健康状况：

①有无慢性咳嗽、咳痰、气短或呼吸困难的症状？症状出现的时间，咳嗽、咳痰的性质、频次与量。

> 气短或呼吸困难：早期仅在体力劳动或上楼等活动时出现，随着病情发展逐渐加重，日常活动甚至休息时也感到气短，是 COPD 的标志性症状。
>
> 慢性咳嗽：晨起时咳嗽明显，白天较轻，睡眠时有阵咳或排痰。随病情发展可终身不愈。
>
> 咳痰：清晨排痰较多，多为白色黏液或浆液性泡沫痰。

②有无其他伴随症状？

③是否接受过其他诊疗及护理？诊疗效果如何？

④居住区及工作环境有无刺激性烟雾、粉尘、大气污染？有无接触抗原物质，如细菌、真菌、尘螨、花粉、尘埃、某些食物和化学气体等？

⑤睡眠状况如何？

（2）过去健康状况：

①过去的健康状况如何？是否经常有咳嗽、咳痰、咳血或呼吸困难的症状？

②有无肺炎、肺结核、高血压、糖尿病、心脏病、心功能不全等疾病史？有无因慢阻肺而入院治疗？

③有无药物过敏史？过敏药物是什么？有什么症状？

（3）家族史：

①家族中其他人有没有咳嗽、咳痰、咳血或呼吸困难的症状？

②家族中其他人是否有肺炎、肺结核、高血压、糖尿病、心脏病、心功能不全等疾病史？

（4）健康管理：

①吸烟或被动吸烟的情况。每天吸烟的数量是多少？吸烟或被动吸烟的历史有多长？是否已戒烟？

②喝酒的情况。每天喝酒的量是多少？喝酒的历史有多长？是否已戒酒？

③体育锻炼的情况。是否经常参加体育锻炼？

2. 专科护理评估

（1）评估生命体征。

（2）评估患者的意识状态：清醒，嗜睡，意识模糊，昏睡，昏迷，瞻妄。

（3）面容：急性病容，慢性病容，正常。

（4）口唇及末端有无紫绀？评估皮肤湿度、弹性，有无水肿？

（5）观察胸廓形状，有无呼气时颈静脉充盈？有无呼吸困难？有无呼气延长、呼气费力？呼吸节律有无异常？听诊呼吸音有无异常？是否有啰音？

（6）听诊心律是否整齐？心率、心音是否正常？

3. 心理评估

（1）患者是否因久病不愈而苦恼？

（2）有没有难以入睡的情况？

4. 社会支持状况

（1）患病后，家人是否能够给予足够的支持和帮助？

（2）朋友、单位或社区是否能够给予足够的支持和帮助？

5. 健康教育需求

（1）对慢阻肺的了解程度。

（2）对氧疗的了解，是否了解缩唇呼吸、腹式呼吸的方法。

（二）护理诊断/问题路径

症状体征（特征）	相关因素	判断标准	护理诊断/问题
1. 痰液过多、黏稠 2. 肺部呼吸音减弱或消失 3. 存在哮鸣音或痰鸣音	与感染、咳嗽无力有关 与肺组织弹性降低或肺膨胀不全或残气量增加有关	符合 1、2 或 3	清理呼吸道无效
4. 存在呼吸困难，呼吸频率、节律、深度改变 5. 有低氧血症或高碳酸血症的表现：烦躁、出汗、头痛、嗜睡、意识障碍、紫绀和呼吸急促	与呼吸费力致代谢需要量增加或食欲下降有关	符合 4 或 5	气体交换受损

【相关知识链接】

（一）呼吸功能评价

（1）一般情况：通过观察、询问及体格检查，了解咳嗽、咳痰、呼吸困难、胸痛、咯血等症状发作的时间、程度和频度；有无杵状指、桶状胸、紫绀、哮鸣音及干、湿啰音等体征；心理状态、日常生活活动能力、营养状况及吸烟史等。

（2）主观症状评级，即按日常生活中出现的气短、气促症状，分成6级：

0级：虽存在不同程度的呼吸功能减退，但活动如常人。日常生活能力不受影响，即和常人一样，不过早出现气短、气促。

1级：一般劳动时出现气短，但正常时不出现气短。

2级：平地步行不气短，速度较快或登楼、上坡时，同行的同龄健康人未感到气短而自己有气短。

3级：慢步不及百步即出现气短。

4级：讲话或穿衣等轻微动作时也有气短。

5级：安静时也有气短，无法平卧。

（3）肺功能检查：通过简单的检查可粗略估计功能异常的严重程度或诊断肺部疾病的类型。检查时需得到患者的充分配合。因为呼吸功能可受许多因素影响，所以在检查时必须重复多次进行，取其比较恒定的值。检查内容包括：

肺容量：常用指标为肺活量（VC）。

通气量：常用指标有最大通气量（MVV，又称最大自主通气量）和时间肺活量（FVC或FEV，或称用力呼气量等）。

（二）日常生活中应对慢阻肺的生活技巧

（1）戒烟，这是改善肺功能的最重要的措施。

①首先应相信一定能够戒烟。

②寻求帮助，可以借助某些药物、特制的口香糖或皮肤贴剂。

③定下戒烟的日期，告诉家人和朋友自己正努力戒烟，请他们不要将香烟带进屋里，请他们到室外抽烟。

④远离那些令自己犯烟瘾的地方和人，把烟灰缸扫出家门。

⑤不要让自己空闲下来，不要让双手闲着，试试看捏着一支笔而不是香烟。

⑥如果实在憋得难受了，就去嚼口香糖，叼根牙签，吃点点心、水果或喝点水。

（2）按医嘱用药，每年至少进行2次检查。

（3）呼吸不顺畅时立即去医院就诊。

（4）保持家庭室内空气的洁净，避开可能妨碍呼吸的环境，如烟雾。

（5）保持身体健康。步行、有规律的活动锻炼以及健康的饮食。

（6）如果慢阻肺病情比较严重，大多数时候呼吸困难，则应尽可能地简化生活方式。

第四章　呼吸衰竭的整体护理路径

呼吸衰竭（respiratory failure，简称呼衰）是指由各种原因引起的肺通气和（或）换气功能严重障碍，以致在静息状态下也不能维持足够的气体交换，导致缺氧伴（或不伴）二氧化碳潴留，从而引起一系列生理功能和代谢紊乱的临床综合征。症状主要包括：除引起呼吸衰竭的原发疾病症状外，主要是缺氧和二氧化碳潴留所致的呼吸困难和多脏器功能紊乱的表现。护理重点：保持呼吸道通畅，及时进行合适的氧疗，纠正缺氧和二氧化碳潴留，纠正酸碱失衡和代谢紊乱，防止多器官功能受损，观察病情变化，预防并发症；在稳定期主要进行呼吸训练、有效的咳嗽和咳痰训练，营养支持。高级责任护士应对病情危重患者进行查房，行机械通气时请危重症护理专科会诊。

【入院第 1 天】

（一）护理评估路径

1. 健康史

（1）目前健康状况：

①身体有无接受何种手术或受创伤？

②呼吸频率、节律和深度怎样？有无明显发绀？有无其他伴随症状？

③使用辅助呼吸机呼吸的情况，呼吸困难的程度如何？是什么时候出现的？

④有无咳嗽、咳痰？性质各是什么样？

⑤是否接受过其他诊疗及护理？诊疗效果如何？

⑥居住区及工作环境有无刺激性烟雾、粉尘、大气污染？有无接触抗原物质，如细菌、真菌、尘螨、花粉、尘埃、某些食物和化学气体等？

⑦有无因呼吸困难而影响睡眠？

（2）过去健康状况：

①过去的健康状况如何？是否经常有咳嗽、咳痰或呼吸困难的症状？

②有无肺炎、肺结核、尘肺、高血压、糖尿病、心脏病、心功能不全等疾病史？

③有无药物过敏史？过敏药物是什么？有什么症状？

（3）家族史：

①家族中其他人有没有咳嗽、咳痰或呼吸困难的症状？

②家族中其他人是否有肺炎、肺结核、尘肺、高血压、糖尿病、心脏病、心功能不全等疾病史？

（4）健康管理：

①吸烟或被动吸烟的情况。每天吸烟的数量是多少？吸烟或被动吸烟的历史有多长？

是否已戒烟?

②饮酒的情况。每天喝酒的量是多少? 喝酒的历史有多长? 是否已戒酒?

③有无进行呼吸操锻炼?

2. **专科护理评估**

(1) 评估生命体征。

(2) 评估患者的意识状态：清醒，嗜睡，意识模糊，昏睡，昏迷，瞻妄。

(3) 面容：急性病容，慢性病容，正常。

(4) 有无口唇、指甲等紫绀?

(5) 口腔卫生状况如何?

(6) 观察胸廓形状，有无呼吸困难或呼吸节律异常?

(7) 听诊呼吸音有无异常? 是否有啰音?

(8) 听诊心律是否整齐? 心率、心音是否正常?

3. **心理评估**

(1) 有没有焦虑或难以入睡的情况?

(2) 是否感觉因为自己的住院而干扰了家人的正常生活?

(3) 观察患者的情绪反应：焦虑，抑郁，恐惧，担忧。

4. **社会支持状况**

患病后，家人是否能够给予足够的支持和帮助?

5. **健康教育需求**

①是否想及时了解疾病进展以及治疗情况?

②希望以哪些方式了解疾病相关知识?

(二) 护理诊断/问题路径

症状体征（特征）	相关因素	判断标准	护理诊断/问题
1. 存在呼吸困难，呼吸频率、节律、深度改变 2. 有低氧血症或高碳酸血症的表现：烦躁、出汗、头痛、嗜睡、意识障碍、紫绀和呼吸急促	与肺的顺应性降低、呼吸肌疲劳、气道阻力增加、不能维持自主呼吸、气道分泌物过多有关	符合1、2或3	低效性呼吸型态
3. 痰液过多、黏稠或咳嗽无力、支气管痉挛 4. 肺部呼吸音减弱或消失 5. 存在哮鸣音或痰鸣音	与呼吸道感染、分泌物过多或黏稠、无效咳嗽或咳嗽无力有关	符合3、4或5	清理呼吸道无效

(三) 护理计划与措施路径

1. **治疗护理**

(1) 卧床休息，根据患者呼吸困难程度取合适的体位，如平卧、半卧位、端坐位等。

按动脉血气分析把呼吸衰竭分为两种类型：

Ⅰ型呼吸衰竭：缺氧而无 CO_2 潴留（$PaO_2<60mmHg$，$PaCO_2$ 正常或下降），亦称为低氧性呼吸衰竭）。见于换气功能障碍（通气/血流比例失调、弥散功能损害和肺动—静脉样分流）的病例，如 ARDS 等。

Ⅱ型呼吸衰竭：缺氧伴 CO_2 潴留（$PaO_2<60mmHg$，$PaCO_2>50mmHg$），亦称为高碳酸低氧性呼吸衰竭，是肺泡通气不足所致。如慢性阻塞性肺疾病。

（2）根据患者的临床表现和动脉血气分析结果，判断患者属于Ⅰ型或Ⅱ型呼吸衰竭，给予氧气吸入或机械通气，及时调整氧流量或浓度，达到既保证氧疗效果，又可防止氧中毒和二氧化碳麻醉的目的。PaO_2 的高低是判断是否需要给氧以及给氧方式的主要依据，然而慢性呼吸衰竭患者是否伴有二氧化碳潴留及其程度也是给氧方式的重要决定因素之一。一般将 $PaO_2<60mmHg$ 定为氧疗的指征，$PaO_2<55mmHg$ 为必须氧疗。

呼吸衰竭的氧疗：

1. Ⅰ型呼吸衰竭：多为急性呼吸衰竭。动脉血氧分压（PaO_2）在 50～60mmHg、动脉血二氧化碳分压（$PaCO_2$）在 50mmHg 以下，可用一般流量（2～4L/min）给氧；严重低氧血症者，PaO_2 在 40～50mmHg，$PaCO_2$ 正常，可短时间内间歇高浓度（>50%）或高流量（4～6L/min）吸氧，但 $PaO_2>70$ mmHg 时则应逐渐降低吸氧浓度，避免长期吸入高浓度氧引起氧中毒。

2. Ⅱ型呼吸衰竭：多为慢性阻塞性肺疾病。如果患者 PaO_2 在 50mmHg 以下，$PaCO_2$ 在 50mmHg 以上，应持续低浓度（<30%～35%）或低氧流量（1～2L/min）吸氧，以防止缺氧纠正过快，削弱缺氧对呼吸中枢的兴奋作用，加重二氧化碳潴留。

3. 急性呼吸衰竭应使 PaO_2 维持在近于正常范围，慢性缺氧患者 PaO_2 维持在 60mmHg 或 SaO_2 90% 以上即可，而循环功能不佳、一般状况差的患者 PaO_2 应维持在较高水平。慢性阻塞性肺疾病引起的呼吸衰竭患者长期低流量吸氧（尤其在夜间）能降低肺循环阻力和肺动脉压，增强心肌收缩力，从而提高患者活动耐力，延长生存时间。

4. 注意保持吸入氧气的湿化，以免干燥的氧气对呼吸道刺激及气道黏液栓的形成。

（3）观察患者的呼吸频率、节律和深度，辅助呼吸肌的活动情况，呼吸困难的程度。观察缺氧和二氧化碳潴留的症状和体征，有无意识改变，如出现定向力或智力障碍、白天嗜睡、晚上兴奋、烦躁、精神错乱、抽搐甚至昏迷等，有无发绀、肺部有无异常呼吸音及啰音。

（4）观察患者血压、心率和心律失常的情况，早期可有心率增快、血压升高，晚期可出现血压下降、心律失常等。

（5）观察痰的颜色、性状、黏稠度、气味及量，及时清除呼吸道分泌物，鼓励患者有效咳痰，必要时用吸引器吸痰，避免痰液潴留。

（6）遵医嘱应用呼吸兴奋剂、茶碱类、受体兴奋剂等药物，使用呼吸兴奋剂要保持呼吸道通畅，适当提高氧浓度，静滴时速度不宜过快，观察患者神志、呼吸频率、呼吸幅度的变化，观察有无恶心、呕吐、烦躁、面色潮红、皮肤瘙痒、肌肉颤动等现象。

（7）病情危重者需要高级责任护士查房。对于严重呼衰患者，机械通气是抢救生命的主要措施。要做好机械通气的护理，机械通气后应严密监测患者神志、生命体征变化；观察患者辅助呼吸肌运动是否减少、胸廓运动是否与呼吸机送气相协调、患者呼吸动作是否与呼气装置的呼气—漏气声音在时间上一致；观察呼吸困难症状是否缓解、是否存在漏气，血氧饱和度及血气值是否改善；观察患者人机配合情况，给予必要的鼓励和心理支持。

机械通气的临床监护内容：

1. 呼吸：有无自主呼吸，与呼吸机是否同步，呼吸的频率、节律、幅度、类型及两侧呼吸运动的对称性，两侧呼吸音性质、有无啰音。如两侧胸廓起伏减弱、呼吸音消失，除与气管插管过深有关外，还可因插管固定不牢，在患者躁动或翻身后滑入一侧支气管造成，以及与并发气胸有关。

2. 心率、血压：机械通气开始 20～30min 可出现血压轻度下降，如血压明显或持续下降伴心率增快、心率失常，提示有通气不足或通气过度。

3. 意识状态：若出现烦躁不安，自主呼吸与呼吸机不同步，多为通气不足。若患者病情一度好转，胸廓起伏一直良好，突然出现兴奋、多语，甚至抽搐，应警惕通气过度引起的碱中毒。

4. 体温：发热常提示感染，高热时应适当降低湿化器的温度以改善呼吸道的散热作用。

5. 皮肤、黏膜及周围循环状况：注意观察皮肤的色泽、弹性、湿度及完整性。皮肤潮红、多汗和浅表静脉充盈，提示 CO_2 潴留尚未改善。面色苍白、四肢末端湿冷可能是低血压、休克。皮下气肿、颈静脉充盈、怒张，常与气胸、气管切开有关。

6. 出入量：准确记录出入量，尤其是尿量的变化，尿量减少或无尿要考虑体液不足、低血压和肾功能障碍等原因；尿量过多要注意有无电解质紊乱。

7. 仔细观察痰液的色泽、性质和量。

8. 检查腹部胀气及肠鸣音情况。面罩机械通气者，人机配合欠佳，患者吞入过多的气体，气管插管或气管切开导管气囊漏气，均可引起腹胀。肠鸣音减弱，应警惕低钾血症。

（8）给予高热量、高蛋白、营养丰富的流食、半流或软饭，少量多餐，协助患者进餐。做好口腔护理，促进患者食欲。

（9）辅助进行有关检查，如肺功能检查、支气管镜检查、痰培养及药敏试验。

（10）准确记录出入量。

2. **心理护理**

（1）让患者说出或写出引起或加剧焦虑的因素，教会患者深呼吸以缓解焦虑情绪。

（2）上呼吸机前需对患者及家属进行心理和认知的评估，热情、细致地向患者及家属解释上机的目的、重要性、配合要领、有可能出现的不适，告知紧急状况下鼻面罩脱卸的方法，以解除患者及家属心理上的不安和焦虑，增加对治疗的信心，提高治疗的依从性。

3. **健康教育**

向患者及家属及时讲解疾病诊疗计划、用药情况、氧疗或机械通气的重要性，取得必要的配合。

【入院第2～7天】

（一）护理评估路径

观察病情变化，了解其对疾病的反应、护理需求以及健康教育需求情况等。

（1）咳嗽、咳痰、呼吸困难有无变化？痰液是否黏稠？

（2）有无因呼吸困难而影响睡眠？睡眠情况有无改善？

（3）食欲情况如何？

（4）对端坐呼吸的患者，了解患者对体位的适应程度。

（5）了解患者对健康教育新的需求。是否掌握缩唇呼吸、有效咳嗽咳痰的方法与技巧？

（6）专科护理评估：

①评估生命体征。

②意识状态有无变化？有无发热？

③有无口唇、指甲等紫绀？缺氧状况有无缓解？

④呼吸困难是否减轻或进行性加重？

⑤有无“三凹征”等呼吸困难的体征？呼吸节律有无异常？呼吸音有无异常？

⑥机械通气的患者，自主呼吸与呼吸机是否同步？

⑦实验室检查方面有无异常？包括血常规检查、胸片、动脉血气分析、肺功能检查、生化等。

（二）护理诊断/问题路径

症状体征（特征）	相关因素	判断标准	护理诊断/问题
1. 食欲下降	与呼吸费力致代谢需要量增加或胃纳差有关	符合1	潜在并发症：负氮平衡
2. 发烧、寒战 3. 白细胞升高	与痰潴留或肺的防御系统损害或使用呼吸机有关	符合2或3	有感染的危险
4. 主诉难入睡	与咳嗽或端坐呼吸或环境刺激有关	符合4	睡眠型态紊乱：难入睡
5. 主诉担心疾病预后、住院费用及学习、工作或家庭等；观察患者是否皱眉，表情不愉悦	与患者角色适应不良有关	符合5或6	焦虑
6. 主诉想了解疾病有关知识	与信息来源有限有关	符合6	缺乏疾病相关知识
7. 患者不能说话	与气管插管接呼吸机有关	符合7	语言沟通障碍

（三）护理计划与措施路径

1. **治疗护理**

（1）高级责任护士查房：根据动脉血气分析结果和患者的临床表现，及时调整吸氧流量或浓度，给氧的方法有鼻导管、鼻塞、面罩给氧，必要时用 BiPAP 无创给氧。如缺氧严重而无二氧化碳潴留者，可用面罩给氧；缺氧伴二氧化碳潴留者，可用鼻导管或鼻塞法给氧。给氧过程中注意湿化，以免干燥的氧气对呼吸道刺激及气道黏液栓的形成。

> 1. 缺氧的症状观察：①呼吸困难：多数患者有明显的呼吸困难，表现在呼吸频率、节律和幅度的改变。②紫绀：口唇、指（趾）端出现发绀。③神经精神症状：轻度缺氧可有头痛，注意力涣散，智力或定向功能障碍；缺氧加重时，可出现精神错乱、狂躁、昏迷、抽搐等。④循环系统症状：早期轻度缺氧者兴奋，后期抑制；慢性肺心病者，可有右心衰竭的症状和体征。⑤消化及泌尿系统症状：出血、尿少等。⑥血液系统症状：高红蛋白血症；严重缺氧、酸中毒时，患者可出现休克、DIC 等。
>
> 2. 二氧化碳潴留症状观察：①早期出现神经精神症状：对中枢的兴奋和麻醉作用。②二氧化碳潴留征：四肢表浅静脉扩张，皮肤黏膜红润，温暖，潮湿，多汗，容易掩盖缺氧或循环衰竭所致的紫绀征象。
>
> 3. 氧疗调整指征：通过增加吸入氧浓度，提高动脉血氧分压，纠正缺氧。合理的氧疗还能减轻呼吸功耗和降低缺氧性肺动脉高压，减轻右心负荷。
>
> Ⅰ型呼衰的氧疗：当 $PaO_2<60mmHg$ 时，在保证氧合的情况下，尽可能使用较低的 FiO_2（最好 $\leqslant 40\%$），警惕氧中毒。
>
> Ⅱ型呼衰的氧疗：当 $PaO_2<60mmHg$，$PaCO_2>50mmHg$（高碳酸低氧性呼吸衰竭）时的给氧原则是低于 35% 浓度持续给氧。

（2）及时清除呼吸道分泌物，保持气道通畅，鼓励患者有效咳痰，必要时用吸引器吸痰，避免痰液潴留。请 ICU 专科护理会诊。

> 机械通气患者的气道护理：
>
> 1. 呼吸道湿化：每日湿化液总量和速度根据痰液黏稠度调整，以患者痰液易吸出为目标，每日湿化液总量 300～500mL。①蒸汽加温湿化：湿化器的水温保持在 50℃左右，吸入气的温度维持在 35℃～37℃，不超过 40℃，湿化器内只能加无菌蒸馏水，禁用生理盐水或加入药物。②气管内直接滴入生理盐水或蒸馏水。间断注入：每间隔 20～60min 一次，每次注入液体量不超过 3～5mL。输液管持续滴注湿化法：将输液管头皮针剪去针头，按静脉输液排气法排气，然后将头皮针软管插入气管内 5～8cm，0.2～0.4mL/min 持续滴注。微量泵持续滴入湿化法：微量泵与输液器连接，除去针头的胶管插入气管内 6～8cm，固定在气管套管旁，湿化液通过头皮针持续恒速滴入气道，约 8～10mL/h。③小雾量、短时间、间歇雾化法：每 4h 雾化 20min，可增加黏膜用药浓度，达到局部预防治疗感染的目的。④人工鼻的应用：使用时一端与人工气道连接，另一端与呼吸机管路连接，人工鼻对细菌有一定的过滤作用，长期机械通气患者不能单独依靠人工鼻湿化。

2. 人工气道患者痰的吸引：人工通气患者不能进行有效咳嗽，必须借助机械吸引来排除呼吸道内分泌物。吸痰前常规给予3min高浓度氧气吸入，以防止吸痰过程中造成缺氧，加重病情。若痰液黏稠，可先向气道注入3～5mL生理盐水再行吸痰。一次吸痰时间不超过15s，切忌在同一部位长时间反复吸痰，以免损伤呼吸道黏膜。每次吸痰时均应同时监测心率、脉搏及血氧饱和度。

3. 预防感染与防止意外：①妥善固定面罩，防止面罩与连接管道的滑脱，防止人工气道的移位、脱开和阻塞。②面罩机械通气者要防止头面部皮肤的压迫与受损。③保持面部清洁，面罩每周定期消毒三次；保持气管切开伤口的干燥清洁。④定期翻身和进行胸部叩击是防止压疮、促痰液引流、保持呼吸道通畅、预防肺部并发症的重要措施。⑤做好口腔护理和导管的护理；留置导尿管患者要保持尿管通畅，预防尿路感染。

（3）观察患者的呼吸频率、节律和深度，使用辅助呼吸机呼吸的情况，呼吸困难的程度。观察痰的颜色、性状、黏稠度、气味及量。

（4）协助翻身、拍背，做好机械通气的护理。

（5）给予高蛋白、高热量、高维生素食物，机械通气的患者留置胃管注入营养液，做好口腔护理。

（6）按医嘱正确给药，并密切观察用药的不良反应。

观察用药不良反应：

1. 指导、教会患者正确使用支气管解痉气雾剂，如茶碱类、β_2受体兴奋剂等药物，可减轻支气管痉挛，能松弛支气管平滑肌，减少气道阻力。

2. 呼吸兴奋剂：注意保持呼吸道通畅，适当提高吸入氧浓度，静滴时速度不宜过快，观察神志以及呼吸频率、幅度的变化，若出现恶心、呕吐、烦躁、面色潮红、皮肤瘙痒、肌肉颤动等现象，应减慢滴速，严重肌肉抽搐者应及时停药。

3. Ⅱ型呼吸衰竭患者常因呼吸困难、痰液稠多而导致夜间失眠，缺氧或CO_2潴留引起烦躁不安者，护士在执行医嘱时应结合临床表现给予分别对待，禁用对呼吸有抑制作用的药物，如吗啡等，慎用其他镇静剂，如地西泮等，以防止导致呼吸抑制的严重后果。

2. 心理护理

无论患者意识是否清醒，均应受到尊重，主动亲近患者作细致的解释、语言鼓励和精神安慰，可起到增强患者的自信心和通气效果的作用。在病情允许的情况下，让其把心理需求写出来。

3. 健康教育

（1）向患者及时讲解疾病进展及治疗护理、用药情况，取得患者及家属必要的配合。

（2）给患者讲解排痰的意义，并指导患者有效排痰的方法。

（3）指导患者缩唇呼吸、腹式呼吸和辅助呼吸肌呼吸的方法。

（4）和患者一起制订白天的活动计划，减少白天的睡眠时间和次数。

（5）增强体质，避免各种引起呼吸衰竭的诱因：

①鼓励患者进行耐寒锻炼和呼吸功能锻炼，如用冷水洗脸。

②避免吸入刺激性的气体，劝告吸烟患者戒烟。

③避免劳累、情绪激动等不良因素刺激。

【入院第 8 天至出院】

（一）护理评估路径

（1）患者的基本症状和伴随症状评估：咳嗽、咳痰、气促有无好转？呼吸困难是否减轻或进行性加重？

（2）评估动脉血气分析、血氧饱和度情况，面色是否红润？有无紫绀？能否脱机？

（3）患者对用药知识的了解情况。

（4）患者对呼吸衰竭预防知识的了解情况。

（5）患者对呼吸衰竭康复知识的了解情况。

（6）专科护理评估：

①评估生命体征。

②肺部呼吸音有无变化？

③继续关注有关实验室检查是否有异常。

（二）护理诊断/问题路径

症状体征（特征）	相关因素	判断标准	护理诊断/问题
1. 诉说想了解呼吸衰竭预防、康复的相关知识	与信息来源不足有关	符合 1	缺乏呼吸衰竭预防及康复的相关知识

（三）护理计划与措施路径

1. 治疗护理

（1）配合接受氧疗，及时调整吸氧流量或浓度，慢性呼吸衰竭患者应注意长期低流量氧疗：每天 15h 以上。

（2）注意观察用药效果。

（3）康复治疗，包括胸部理疗、运动训练、呼吸肌力、耐力锻炼、营养指导、健康教育等。

（4）密切观察患者神志、呼吸节律、频率、呼吸型态等变化。

2. 心理护理

建议患者与家庭、社会多沟通，培养广泛的兴趣、爱好，并适当参加娱乐活动，以调整心情，建立信心，以积极的态度对待生活。

3. 健康教育（出院指导）

（1）急性呼吸衰竭处理及时、恰当，患者可完全康复。慢性呼吸衰竭患者渡过危重期后，重要的是预防和及时控制呼吸道感染等诱因，以减少急性发作，尽可能延缓肺功能恶化的进程。

（2）给患者提供健康教育小册子，并介绍疾病预防和保健的相关知识。教会患者缩唇呼吸、腹式呼吸、有效咳嗽咳痰技巧。

（3）教育患者遵医嘱正确用药，熟悉药物的剂量、用法和注意事项，指导低氧血症的患者和家属学会家庭氧疗方法及注意事项。为患者联系购买家庭氧疗用具。

（4）给予营养指导，如多吃水果和蔬菜，补充富含蛋白质的食物，如肉类、鱼、鸡蛋、牛奶和大豆等；进食时感觉费力，则吃慢些；进食时尽量少讲话。

（5）与吸烟患者一起制订戒烟计划。

（6）与患者一起制订活动计划：根据患者的具体情况，本着循序渐进的原则，刚开始可试着步行20min，觉得有气促时，可以停止。

（7）教育患者避免各种引起呼吸衰竭的诱因。如进行冷水洗脸等耐寒锻炼；避免情绪激动而诱发呼吸衰竭；少到人群拥挤的地方，尽量减少与感冒者接触。

（8）学会观察痰液的量、颜色、黏稠度等变化，如痰液增多、色变黄，咳嗽加剧，气促加重或出现神志改变等应尽早就医。

第五章　慢性心功能不全的整体护理路径

慢性原发性心肌病变和心室长期压力或容量负荷过重，可分别引起原发性或继发性心肌收缩力受损。在早期，通过代偿调节，尚能使心室每搏排血量（心搏量）和每分排血量（心排血量）满足休息和活动时组织代谢的需要。在后期，即使通过充分代偿调节也不能维持足够的心搏量和心排血量。前者称为慢性心功能不全（chronic cardiac insufficiency）的代偿期，亦称潜在性或代偿性心功能不全。后者称为慢性心功能不全的失代偿期，亦称失代偿性心功能不全（心力衰竭）。护理重点：减轻心脏负荷、减少心肌耗氧量，包括稳定患者情绪、休息、氧气吸入，观察水肿的消长情况，正确观察洋地黄类药物毒性反应，避免诱发因素，以减少发作的次数，提高患者生活质量。高级责任护士应对心功能情况、洋地黄应用等护理要点进行查房。对重度水肿患者组织护理会诊。

【入院第1天】

（一）护理评估路径

1. 健康史

（1）目前健康状况：

①是否感到疲倦、乏力？

②是否有夜间睡眠中憋醒、日常生活活动或体力劳动后心慌、气短，甚至休息状态下的呼吸困难？有无端坐呼吸、劳力性呼吸困难？

> 劳力性呼吸困难：是左心衰竭最早出现的症状，因运动使回心血量增加，左心房压力升高，加重了肺瘀血所致。
>
> 端坐呼吸：肺瘀血达到一定的程度时，患者不能平卧，因平卧时回心血量增多且膈肌上抬，呼吸更为困难。高枕卧位、半卧位甚至端坐时方可使憋气好转。
>
> 夜间阵发性呼吸困难：患者已入睡后突然因憋气而惊醒，被迫采取坐位，呼吸深快，重者可有哮鸣音，称之为“心源性哮喘”。

③是否有恶心、食欲不振？

④是否有体重增加和水肿，如身体较低部位下肢、腰骶部出现水肿，甚至胸水、腹水？

⑤是否有咳嗽、咯白色痰或粉红色泡沫痰？

> 咳嗽、咳痰是肺泡和支气管黏膜瘀血所致，开始常于夜间发生，坐位或立位时咳嗽可减轻，白色浆液性泡沫状痰为其特点，偶可见痰中带血丝。

（2）过去健康状况：

①过去是否患有高血压病、冠心病、风湿性心瓣膜病、心肌炎及心包炎等？

②是否采取过药物治疗以及疗效、副作用如何？有无使用洋地黄、利尿剂等？

（3）家族史：

家族中其他人是否患有高血压、冠心病？

（4）健康管理：

①吸烟或被动吸烟的情况。每天吸烟的数量是多少？吸烟或被动吸烟的历史有多长？是否已戒烟？

②喝酒的情况。每天喝酒的量是多少？喝酒的历史有多长？是否已戒酒？

③体育锻炼的情况。是否经常参加体育锻炼？

2. 专科护理评估

（1）评估生命体征。

（2）面容：急性病容，慢性病容，正常。

（3）有无颈静脉充盈？评估皮肤颜色、湿度、弹性，有无水肿？水肿的部位及程度？有无皮肤黏膜、口唇发绀？

（4）听诊呼吸音有无异常？是否有啰音？听诊心率次数、心律是否整齐？心音是否正常？有无因右心室扩大而出现的三尖瓣关闭不全的返流性杂音，评估心尖部舒张期奔马律、瓣膜疾病的杂音等。

（5）心脏叩诊心浊音界有无扩大？评估心尖搏动的位置和范围等。

3. 心理评估

（1）评估患者是否对病情感到精神紧张、恐惧，是否对疾病的预后产生悲观失望的情绪。

（2）询问患者是否因家庭不和睦、经济状况改变或职业改变，如患者退休、工作变动、职务改变，个人心情不佳等而导致疾病的发生。

4. 社会支持状况

了解患者能否在家属处得到满意的帮助，经济上能否承受所需的费用。

5. 健康教育需求

（1）患者是否了解病情？

（2）患者是否了解如何配合？是否了解休息、维持出入量平衡及坚持服药的重要性？

（二）护理诊断/问题路径

症状体征（特征）	相关因素	判断标准	护理诊断/问题
1. 颈静脉怒张 2. 皮肤和黏膜紫绀 3. 呼吸困难或端坐呼吸 4. 烦躁不安 5. 低氧血症	与原发性心肌损害有关 与心室负荷过重有关 与心输出量减少致通气灌注不平衡有关	符合1、2、3、4中的任何两项 符合1、2、3、4中的任何两项的基础上若出现5	心输出量减少 气体交换受损

（续上表）

症状体征（特征）	相关因素	判断标准	护理诊断/问题
6. 身体较低部位如双下肢、腰骶部水肿 7. 尿少 8. 腹水	与体液入量过多或钠摄入量过多有关	出现6、7、8中的任何一项	体液过多
9. 改变体位困难	与被迫体位有关	出现6、8、9中的任何一项	有皮肤完整性受损的危险
10. 患者反复诉说有生命危险的恐慌	与病情重、生命受到威胁或对不良预后估计过度有关	符合10	恐惧
11. 日常活动后呼吸过度增快＞20次/min 12. 日常活动后3min脉搏血压改变，不能恢复活动前的水平 13. 诉说疲乏、软弱无力	与机体供氧不足有关	出现11、12、13中的任何一项	活动无耐力

（三）护理计划与措施路径

1. 治疗护理

（1）氧气吸入：对高血压病性心脏病、急性心肌梗死、尖瓣狭窄等并发的左心衰竭，可给予高流量吸氧。而对肺原性心脏病并发的心力衰竭，对伴有高碳酸血症的心力衰竭应间断给予低流量吸氧，切忌高流量吸氧，以2～4L/min为宜，至血气指标维持在正常范围，无缺氧表现。

（2）取半卧位或端坐位安静休息，鼓励患者经常自己翻身、咳嗽，尽量做缓慢的深呼吸；对于活动严重受限的患者，协助其更换体位。

（3）控制输液量和速度，注意控制输液总量，成人24h通常在1 000～1 500mL，输液速度在15滴/min左右。

（4）遵医嘱给予强心、利尿剂及扩心管药物，观察和预防药物副作用。注意观察心率、心律的变化，有无头痛、面红、血压下降等。

（5）饮食护理：控制钠摄入量，对轻度心力衰竭者，应给予低盐饮食，每日摄钠盐限制在5g以内；对重度心力衰竭者，则给予无盐饮食，每日仅供应钠盐1～2g。如大量用利尿剂则不宜限钠盐。给予易咀嚼、易消化、富含维生素的饮食，少量多餐，避免过饱。

（6）密切观察呼吸困难的程度、紫绀情况、血气分析和血氧饱和度等。

2. 心理护理

（1）随时耐心解答患者问题，满足患者对疾病信息的需求。

（2）说明准确用药及掌握其注意事项的重要性，特别是洋地黄药物应用注意事项。

（3）告知慢性心功能不全的原因和急性心功能衰竭的危险性、预防的必要性。

（4）安慰鼓励患者，帮助树立战胜疾病的信心，若家属的陪伴有助于患者更安心地休息，则应允许，以利于患者情绪稳定。

3. **健康教育**

（1）告诉患者及家属控制输液速度与输液量的重要性，以防其随意调快滴速而诱发急性肺水肿。

（2）保持大便通畅，勿用力大便。采取减少机体耗氧量、减轻心脏负担的措施，教会患者省力技巧。

【入院第2~7天】

（一）护理评估路径

（1）评估患者的休息与活动能力是否适宜，使用血管扩张药物的患者是否有直立性低血压的征象。

（2）评估患者的心率、心律、血压、呼吸等。

（3）评估患者的体重变化。

（4）询问体力活动受到限制的患者有何感受等，了解患者是否处于绝望、不安、内疚等心理状态。

（5）评估患者家属是否忽视或漠视患者的病情。

（6）心功能分级评估。

心功能分级：心功能Ⅰ级：（心功能代偿期）无症状，体力活动不受限制。心功能Ⅱ级：（一度心功能不全）较重体力活动则有症状，体力活动稍受限制。心功能Ⅲ级：（二度心功能不全）轻微体力活动即有明显症状，休息后稍减轻，体力活动大受限制。心功能Ⅳ级：（三度心功能不全）即使在安静、休息状态下亦有明显症状，体力活动完全受限。

（7）评估患者检验检查报告，分析有无低钾血症、碱中毒、水电解质平衡情况等。

（二）护理诊断/问题路径

症状体征（特征）	相关因素	判断标准	护理诊断/问题
1. 内疚、生气 2. 忧愁、压抑	与活动能力减弱导致社交量减少有关	符合1、2	社交孤立
3. 卧床时间过长后的初次离床活动 4. 使用血管扩张药物	与未掌握活动技巧有关	符合3或4	有受伤的危险
5. 腹胀、乏力 6. 肠鸣音减弱	与应用利尿药有关	符合5、6	PC：电解质紊乱、低血钾

（三）护理计划与措施路径

1. 治疗护理

（1）根据患者的心功能分级决定活动量，教会患者循序渐进的活动技巧和使用辅助设施，并为患者的活动提供必要的协助。

（2）注意观察水肿的消长情况，每日测量体重，准确记录出入量，适当控制液体摄入量。

（3）护理组长或高级责任护士查房：

①根据患者心功能分级决定活动量，与患者一起制订活动目标与计划，坚持动静结合，循序渐进地增加活动量。

根据心功能分级调整活动量：

Ⅰ级：不限制一般的体力活动，积极参加体育锻炼，但必须避免剧烈运动和重体力劳动。

Ⅱ级：适当限制体力活动，增加午睡时间，强调下午多休息，可不影响轻体力工作和家务劳动。

Ⅲ级：严格限制一般的体力活动，每天有充分的休息时间，但日常生活可以自理或在他人协助下自理。

Ⅳ级：绝对卧床休息，生活由他人照顾。可在床上做肢体被动运动，由轻微的屈伸运动和翻身，逐步过渡到坐或下床活动。鼓励患者不要延长卧床时间，当病情好转后，应尽早作适量的活动，因为长期卧床易导致静脉栓形成、肺栓塞、便秘、虚弱、体位性低血压的发生。

②观察有无洋地黄毒性反应，一旦发生洋地黄中毒，立即协助处理。必要时监测地高辛浓度。洋地黄不要与奎尼丁、普罗帕酮（心律平）、维拉帕米（异搏定）、钙剂、胺碘酮等药物合用，以免增加药物毒性。

1. 应用洋地黄时注意观察：有无厌食及恶心、呕吐，脉搏是否小于60次/min或大于100次/min，有无视力障碍及各种心律失常，多见室性期前收缩（甚至二联律）、室上心动过速伴房室传导阻滞、交界区心律、房室传导阻滞等。

2. 洋地黄毒性反应的表现：①胃肠道反应，如食欲不振、恶心、呕吐。②神经系统表现，如头痛、乏力、头晕、黄视、绿视。③心脏毒性反应，如频发室性期前收缩呈二联律或三联律、心动过缓、房室传导阻滞等各种类型的心律失常。快速性心律失常同时伴有传导阻滞是洋地黄中毒的特征性表现。

3. 洋地黄毒性反应的处理：①停用洋地黄类药物。②补充钾盐，可口服或静脉滴注氯化钾，停用排钾利尿剂。③纠正心律失常，单发期前收缩、一度房室传导阻滞、心房颤动伴缓慢心室率等，一般停药后可自行消失，如为快速心律失常，可用苯妥英纳或利多卡因，电复律一般属禁用（因易致心室颤动），心率缓慢者可用阿托品0.5～1.0mg皮下或静脉注射。

4. 利尿剂：应用利尿剂，如双氢克尿噻和速尿，应注意有无血容量减少和低血钾症。

③观察患者有无腹胀、乏力、肠鸣音减弱等，了解血电解质结果，有无低血钾。在利尿的同时，应补充含钾丰富的食物，如深色蔬菜、红枣、蘑菇等。必要时遵医嘱补充钾盐，口服补钾时间放在饭后或将水剂与果汁同饮，静脉补钾时每500mL液体中氯化钾含量不宜大于1.5g。

（4）协助患者经常变换体位，嘱患者穿质地柔软、宽松的衣服，保持床单位柔软、平整、洁净，严重水肿者可使用气垫床；保持皮肤清洁，经常按摩骨隆突处，预防压疮的发生。

2. 心理护理

（1）在不影响患者病情的情况下，鼓励患者与人交谈，帮助患者实现角色适应。

（2）动员社会支持：若家属的陪伴有助于患者更安心地休息，则应允许。

3. 健康教育

（1）教会患者自测脉搏，当脉搏 <60 次/min 或节律不规则时应停服药并告诉护士和医生。

（2）教给患者保存体力、减少耗氧的技巧。

（3）根据患者居家生活状况及家庭支持情况制订活动计划。

（4）告诉患者若活动中有呼吸困难、胸痛、心悸、疲劳等不适时应停止活动，并以此作为限制最大活动量的指征。

【入院第8天至出院】

（一）护理评估路径

（1）评估患者有无气促。

（2）评估患者水肿有无消退。

（3）评估患者对疾病的了解情况。

（4）评估患者目前的心功能状态及日常活动量。

（5）评估患者对疾病预防知识的了解情况。如能否说出低盐饮食的重要性，是否了解心功能不全的诱发因素，能否说出洋地黄使用期间的注意事项和不良反应的症状等。

（二）护理诊断/问题路径

症状体征（特征）	相关因素	判断标准	护理诊断/问题
1. 不能说出低盐饮食的重要性 2. 不了解心功能不全的诱发因素 3. 不能说出洋地黄使用期间注意事项和不良反应的症状	与信息来源不足、接受能力差、记忆力下降或对学习无兴趣有关	符合1、2、3中的任何一项	缺乏相关饮食知识 缺乏疾病预防相关知识 缺乏药物服用自我观察知识

（三）护理计划与措施路径

1. 治疗护理

（1）根据患者的心功能分级决定活动量，教会患者循序渐进的活动技巧和使用环境中的辅助设施，并为患者的活动提供必要的协助。

> 省力技巧：
>
> 1. 抬高床头，使患者容易起身。
>
> 2. 教患者使用病房中的辅助设备，如床栏杆、椅背及走廊、厕所、浴室中的扶手等，以节省体力和保证安全。
>
> 3. 将经常使用的物品放在患者容易拿到的地方。
>
> 4. 教给患者保存体力、减少氧耗的技巧，如以恒定的速度进行自理活动或其他活动，两项活动之间或一项较长活动中穿插休息，有些自理活动如刷牙、洗脸、洗衣服等可坐着进行。
>
> 5. 任何一项治疗活动、护理活动或自理活动后要安排至少5min休息，每餐饭后要安排30～60min休息。

（2）观察水肿的消长情况，每日测量体重。

（3）观察患者活动后有无气促不适，鼓励其循序渐进地增加活动量。

（4）观察有无洋地黄毒性反应，一旦发生洋地黄中毒，立即协助处理。必要时监测地高辛浓度。

（5）给予低盐饮食。

> 低盐食物：
>
> 1. 使用其他调味品，如醋、糖、蒜等代替食盐。
>
> 2. 当烹调两个菜肴时，应将食盐集中放在一个菜中以免均分后使每个菜都无味。
>
> 3. 可在烹调时不加盐，而将每日可摄入的盐交给患者，在进餐时加在菜上使咸味较明显而增加食欲。
>
> 4. 除食盐外，其他含钠多的食品、饮料，如发面食品、腌制食品、罐头、香肠、味精、啤酒、碳酸饮料等也应限制。

2. 心理护理

动员社会支持：若家属的陪伴有助于患者更安心地休息，则应允许。

3. 健康教育（出院指导）

（1）帮助患者及其家属认清心功能不全的诱发因素，避免摄入含钠高的饮食，防止便秘，避免重体力劳动及屏气用力的动作，适当改变在工作和家庭中的角色，预防感染尤其是呼吸道感染。

（2）教会患者自我观察病情和药物副作用，若出现心悸、呼吸困难、突然的体重增加、尿量减少等情况应及时就诊。

（3）教会患者及家属记录进食量、进水量、尿量。

（4）利尿剂避免在睡前服用，以免因利尿后夜间尿量增多而影响睡眠。

第六章　心律失常的整体护理路径

心律失常（cardia arrhythmia）是指由于心脏内的激动起源或者激动传导不正常，引起整个或部分心脏的活动变得过快、过慢或不规则，或者各部分的激动顺序发生紊乱，引起心脏跳动的速率或节律发生改变，严重者可引起血流动力学的改变。临床表现是一种突然发生的规律或不规律的心悸、胸痛、眩晕、心前区不适感、憋闷、气急、手足发凉和晕厥，甚至神志不清。有少部分心律失常患者可无症状，仅有心电图改变。护理重点：严密心电监护，监测心律、心率的变化，及时发现并处理心律失常的发作，及时、准确应用抗心律失常药物并严密观察用药反应，做好健康教育，指导患者配合治疗，避免导致心律失常发作的诱因。高级责任护士应对患者的休息与活动、抗心律失常用药观察等要点进行查房。

【急性发作期】

（一）护理评估路径

1. 健康史评估

（1）目前健康状况：

①是否初发病？有无出现下列状况？有无诱发因素？

心前区不适：心悸、胸痛、心前区不适感、憋闷、气急。

脑部缺氧症状：眩晕和晕厥，甚至神志不清。

外周缺氧症状：手足发凉。

②是否伴有恶心、呕吐？评估大小便的次数及量、大便的形状，是否有胃肠型感冒、腹泻、脱水导致的体液丢失？

③目前服用什么药物？疗效及副作用如何？

（2）过去健康状况：

①过去有无冠心病、心肌病、心肌炎、风湿性心瓣膜病、先天性心脏病、甲状腺功能亢进或甲状腺功能低下、慢性心功能不全等病史？

②活动情况：活动时有无不适？活动量与不适感的关系。休息情况：睡眠时间、有无憋醒。

③有无使用药物（如洋地黄）、心脏机械刺激（导管、手术）？

（3）家族史：

家族成员有无冠心病、先天性心脏病、甲状腺功能亢进或甲状腺功能低下等疾病史？

（4）健康管理：

是否有不良生活习惯，如过量喝茶、喝咖啡、吸烟、饮酒等？

2. 专科护理评估

（1）生命体征的评估：心率、心律、异常心律发生的起止时间、持续时间及其特点，血压、呼吸和意识。

（2）心电图：观察心电图的心率、心律是否异常。

（3）皮肤与黏膜评估：颜色、温度、湿度。

（4）营养状况的评估：体重的变化、尿量、水肿。

3. 心理评估

发作前是否受精神或情绪影响、有无过度疲劳？评价患者对心律失常的心理反应。

4. 社会支持状态

患者能否从家属处得到适当的身心照顾？是否可以从家庭或社会获得所需费用？

5. 健康教育需求

患者或家属是否知道心律失常的病因和诱因？患者和家属是否对目前治疗心律失常措施及如何配合治疗有所了解？家属是否掌握测量脉搏的方法？

（二）护理诊断/问题路径

症状体征（特征）	相关因素	判断标准	护理诊断/问题
1. 心律不齐 2. 心率＜60 次/min 3. 心率＞100 次/min 4. 心前区不适感或憋闷 5. 皮肤黏膜颜色改变 6. 血压改变	与心率过快、回心血量减少或心率过慢、每分输出量减少有关	符合 1、2、3 中任何一个特征及 4、5、6、7 的任何一个特征	心输出量减少
7. 眩晕或意识改变		符合 7	有受伤的危险
8. 诉说不安 9. 表现紧张 10. 失眠	与个体感觉到受威胁有关	符合 8、9 或 10	焦虑
11. 诉说对病情、病因、诱因不了解	与缺乏信息来源有关	符合 11	缺乏心律失常治疗有关知识
12. 未能掌握测量心率的方法	与缺乏信息来源有关	符合 12	缺乏心率测量方法相关知识

（三）护理计划与措施路径

1. 治疗护理

（1）休息：对于偶发、无器质性心脏病的心律失常，则不需卧床休息，注意劳逸结合；对于有血液动力学改变的轻度心律失常患者，应适当休息，避免劳累；严重心律失常者应卧床休息，直至病情好转后再逐渐起床活动。当心律失常发作时，嘱患者采取高枕卧位，尽量避免左侧卧位，因左侧卧位时患者常能感觉到心脏的搏动而使不适感加重。

（2）伴有气促、发绀等缺氧指征时，给予吸氧，2～4L/min。

（3）及时准确按医嘱应用抗心律失常药物，并观察用药后反应。口服药应按时按量服用，静脉注射药物（如普罗帕酮、维拉帕米）时速度应缓慢，用输液泵调节速度，必要时监测心电图，注意用药过程中及用药后的心律、心率、血压、脉搏、呼吸、意识等。

常用抗心律失常药物的不良反应如下：

1. 奎尼丁：对心脏的毒性反应较严重，可致心力衰竭、Q－T 间期延长、诱发室速甚至室颤而发生奎尼丁晕厥。

2. 利多卡因：其副作用与血浆浓度过高有关。中枢神经系统副作用有呆滞、嗜睡、恶心、眩晕、视物不清，严重者可有呼吸抑制、惊厥。心血管副作用有窦性心动过缓、窦性停搏、房室传导阻滞、心肌收缩力下降、低血压等。

3. 普罗帕酮：诱发或加重充血性心力衰竭或传导阻滞，恶心、呕吐及眩晕或其他神经系统表现。

4. 胺碘酮：可导致心率减慢、房室传导阻滞、恶心、呕吐、头痛、共济失调、排便习惯改变等。

（4）根据心律失常的类型和严重程度予以持续心电监护。判断心律失常的类型，观察患者有无头晕、晕厥、气促、胸痛、烦躁不安等表现以及血气分析、电解质及酸碱平衡情况。如有眩晕或意识丧失者，应加强防意外受伤措施。

当心电图或心电监护中发现以下任何一种心律失常，应及时与医师联系，并作急救处理。

1. 室性早搏“R on T”型、二联律、连发性室早、多发性多源性室早。

2. 室性心动过速。

3. 心动过缓：心率在每分钟 45 次以下。

4. Ⅱ度以上房室传导阻滞。

（5）根据心律失常类型，准备药物和抢救仪器，建立静脉通道，为用药、抢救作准备。备好药物、除颤器、临时起搏器等。

常备仪器及药品：

1. 出现室性心动过速时，备好利多卡因、除颤器。房性快速性心律失常，备好洋地黄、β 受体阻滞剂。

2. 出现心动过缓，备好阿托品、异丙肾上腺素。心率少于 45 次/min 时，准备临时起搏器。

3. 室颤患者立即进行电除颤和心肺复苏。

2. 心理护理

（1）告诉患者较轻的心律失常通常不会威胁生命，减轻不必要的心理负担。

（2）向患者介绍周围环境及仪器，减轻焦虑，稳定情绪。

（3）避免喜怒忧思等精神刺激，使之配合治疗。

（4）护理人员操作宜轻稳，在患者心律失常发作时，护理人员不能慌张、忙乱，应保持沉着，避免引起患者的情绪波动，加重病情。

3. **健康教育**

（1）向患者介绍心律失常的病因、治疗方法。

（2）告诉心动过速患者避免摄入刺激物，如咖啡、烟草、酒精等。

（3）教会心动过缓的患者排便时避免屏气，必要时提供缓泻剂。

（4）指导患者及家属学会测量脉搏的方法，告诉患者正常心率的范围及何时需要报告医护人员。

【稳定期至出院】

（一）护理评估路径

（1）患者是否能及时发现自己的心律失常，并能采取措施处理？

（2）患者服药行为是否遵照医嘱？是否有随意增减或中断治疗的行为？

（3）患者心律是否得到理想的控制？反复出现心律失常的患者是否对治疗失去信心？患者对心前区不适是否还存在恐慌心理？

（4）患者能否描述所患心律失常的病因、治疗方法及治疗配合？

（5）患者及家属是否学会了脉搏测量方法及心肺复苏知识？

（6）安装人工心脏起搏器的患者是否掌握了起搏器并发症的急救及养护方面的知识和方法？

（二）护理诊断/问题路径

症状体征（特征）	相关因素	判断标准	护理诊断/问题
1. 患者烦躁不安，害怕疾病复发 2. 缺乏自信、容易激动	与疾病疗效欠佳有关	符合 1 或 2	恐惧
3. 主诉对心律失常病因、治疗、用药、诱因缺乏了解	与缺乏支持有关	符号 3、4、5 中的任何一项	缺乏心律失常的防治知识
4. 患者出现心律失常时不知应对措施 5. 有随意增减或中断治疗的行为	与缺乏信息有关	符合 4、5 或 6	缺乏心律失常的应对技巧
6. 对就医指征不了解		符合 7	
7. 不能描述起搏器并发症的急救及养护方法			缺乏安装起搏器的并发症急救及养护知识

（三）护理计划与措施路径

1. **治疗护理**

（1）休息：对于偶发、无器质性心脏病的心律失常，则不需卧床休息，注意劳逸结合；对于有血液动力学改变的轻度心律失常患者，应适当休息，避免劳累。

（2）嘱患者及时准确应用抗心律失常药物，并观察用药后反应。

（3）观察患者有无头晕、胸痛、烦躁不安等表现以及血气分析、电解质及酸碱平衡情况。如有眩晕或意识丧失者，应加强防意外受伤措施。

（4）给予纤维素丰富的食物，避免饱餐。

2. 心理护理

（1）鼓励患者和家属表达对发生心律失常的感受。

（2）告诉患者较轻的心律失常及稳定期时通常不会威胁生命，以减轻不必要的心理负担。

（3）避免喜、怒、忧、思等精神刺激，以免诱发心律失常。

3. 健康教育（出院指导）

（1）向患者和家属介绍心律失常治疗的新进展，使其获得有关信息。

（2）告诉患者心律失常常用药物的名称、剂量、用法、副作用，并提供书面健康教育资料。告诫不可自行停药或减量。

（3）讲解心律失常诱发因素，如情绪紧张，过度劳累，急性感染，受凉、寒冷刺激等。建议进食刺激性小的食物，改变不良生活习惯，如吸烟、饮酒、饮浓茶和咖啡。心动过缓的患者，须保持大便通畅，避免排便时屏气。鼓励其正常工作、生活，建立健康的生活方式，有晕厥史的患者避免高空作业。

（4）指导患者自测脉搏的方法。每天早、晚和出现不适时测量脉搏，并做好心律失常发作日记，如心律失常发生时间，持续时间，有无心悸、头晕等。

（5）告诉患者和家属心律失常复发时，如何采取适当措施，如有头晕、眼花等，应即平卧。指导患者和家属学习简单的心肺复苏知识。

院外心脏骤停紧急处理知识：

1. 患者必须在硬床或平整的地面上进行处理。同时打电话呼叫120。

2. 气道通畅：使患者头侧向一侧，用手清除口腔内异物或呕吐物，发现假牙立即取下，之后将患者颏部提高或下颌前移使气道通畅。

3. 人工呼吸：口对口或口对鼻吹气，缓慢吹气，吹气要大要深，每次吹气时间应持续2s以上。

4. 心脏按压：心脏大致位于胸腔中央，把一只手掌放在两乳头连线与胸骨交叉点处，用另一手放在它上边加强力量，使心脏受到挤压，迫使心脏内的血液流出，恢复血液循环。手腕要挺直，慢慢地把体重加上，压迫胸骨使之下沉4～5cm，然后突然放松减压。心脏按压频率要达到每分钟100次。

5. 由两个人抢救一个人时，应该由一个人做30次心脏按摩后，另一个人做2次人工呼吸。做人工呼吸的人，应特别注意心脏按摩者手的动作，在其停止按压的间隙，立即吹气，吹气要大要深要快，每次吹气时间应持续2s以上。如果是一个人独立抢救，也要掌握心脏按摩30次、人工呼吸2次的频率。

（6）告诉患者和家属出现下列情况时应及时就诊：每分钟脉搏少于60次，并有头晕目眩感；每分钟脉搏超过100次，休息及放松后仍不减慢，脉搏节律不齐，有漏搏、早搏现象，每分钟5次以上；整齐脉搏突然出现节律不齐、强弱不等；应用抗心律失常药物后出现副作用，如慢心律引起恶心、呕吐、心动过缓。

（7）安装人工心脏起搏器的患者，出院后应随身携带诊断卡和异丙肾上腺素或阿托品药物，以防万一发生意外。并告知日常生活中起搏器受外界电磁场干扰时可被触发而引起心动过速，因此患者不宜与电子仪器接触。

【相关知识链接】

永久性心脏起搏器并发症的家庭防护

安置永久性心脏起搏器后会发生各种各样的并发症，有一些并发症是可以通过加强自我防护来避免的。因此护理人员有责任将这些知识向患者进行传授。一旦患者掌握了这些知识，一方面可以消除一些不必要的顾虑，以积极正确的心态面对今后的生活，另一方面让患者了解一些防范措施，可主动地预防意外情况的发生。即便发生异常情况，患者也可以基本辨识，从而争取治疗时间。但是应该注意的是，宣教时须因人而异，对于起搏器的并发症的专业知识不应过多宣传，应将重点放在预防保健措施方面，语言措辞应有鼓励性及安慰性，以免造成患者过度紧张，反而影响其情绪。

1. 起搏器术后常见并发症

（1）心律失常。可发生于安置起搏器的任何时期，特别是早期。由于电极移位、心内膜感染、起搏器故障及性能不同等原因造成。此外，日常生活中起搏器受外界电磁场干扰时也会被触发而引起心动过速。

（2）电极移位及导线断裂。多发生于术后一周内，24h 内尤易发生。可由于右心室过大、电极在心腔内张力过大或突然活动牵拉及体位改变造成。移位后可表现为起搏失效。此外，由于上肢经常做规则摆动（如某种锻炼），在锁骨下及第一肋处常可引起导线断裂及绝缘层破损，以致产生局部肌肉因漏电而抽动，甚至完全起搏失效。如果导管电极张力扩大，电极靠近膈面室壁，可刺激膈肌与心脏同步收缩，出现与起搏脉冲频率一致的呃逆和胸腹局部抽动，使患者肌肉跳动，无法安宁。

（3）起搏阈值增高。安置起搏器术后 1 ~ 2 周阈值可增高 2 ~ 3 倍，一月后可稳定在初始阈值的 2 倍，称生理性阈值升高。这是由于电极心内膜接触点炎症水肿所致。若在此期后阈值仍很高，则属不正常阈值升高，多是电极位置不佳或与心内膜接触不良的结果。

（4）感染及皮肤坏死。为常见的并发症，局部感染可因埋藏囊腔积血、炎症感染或脓肿形成，高龄及瘦弱患者因皮下组织菲薄，可招致起搏器磨破皮肤而感染。全身感染较少见，但由于心腔内电极易损伤心内膜，故可能引起严重的感染性心内膜炎。而皮肤坏死多发生于术后早期，消瘦的患者更容易发生。如起搏器系统埋藏过浅，皮囊张力扩大，引起局部皮肤缺血坏死，或由于外伤引起局部皮肤炎症侵犯，均可导致皮肤坏死破溃或感染。

（5）起搏系统故障。起搏线路不良、电池不足、连接故障、绝缘损害、电极移位及患者本身心脏低信号、高阈值均可引起起搏失效或心律失常。常见的系统故障有：脉冲发放故障，指脉冲不规则或无脉冲；脉冲夺获障碍，指有脉冲但不能夺获；心脏感知功能障碍，指起搏器不能感知自身心律，出现竞争心律，称感知不良；起搏频率奔放，指由于电子元件失效或电池耗竭，线路不稳，使脉冲频率突然增速而引起加速型心动过速，如引发室颤可致患者死亡。

（6）心功能减退。如果患者原来就患有缺血性心脏病、心肌病，心功能比较差，这些疾病并不随着安装起搏器而消失，反而有进一步加重的可能。安置起搏器虽然解决了患者心脏传导上的问题，但它毕竟不同于正常生理状态下的心脏兴奋收缩，因而会导致心功能减退。

（7）人工心脏起搏器综合征。见于心室起搏的患者，由于房室收缩不同步，可使心室充盈量减少，心搏量减少，血压降低，脉搏减弱，患者出现心慌、血管搏动、头胀、头昏等症状。

（8）肢体功能障碍。由于术后患者对起搏器不习惯，或是切口处疼痛的原因，使患者过度约束肢体活动，长此以往，引起肢体肌肉废用性萎缩，关节韧带粘连，影响正常的肢体功能。

2. 起搏器并发症的家庭防护对策

（1）术后24h内绝对卧床，禁止翻身。术后一周内患侧肢体制动，并要加强观察，及时发现患者异常的心律变化，在术后恢复期进行肢体功能锻炼时要遵循循序渐进的原则，避免患侧肢体做剧烈、重复的甩手动作，患侧肩部负重及从高处往下跳。如果出现肩部肌肉抽动，应引起重视，疑为导线脱离，应立即来院就诊，不应延误时机。术后早期应保持局部敷料清洁干燥，如有敷料碰湿或脱落要及时更换。同时指导患者进食富含蛋白质的食物，在拆线后仍要保持局部皮肤清洁，不穿过紧的内衣，若术后出现局部红肿痛，甚至皮肤溃破，此时不宜让患者在家中自行处理，应去医院就诊。若同时还伴有发热等全身症状，则更应考虑感染的可能，须及时处理，以免引起更严重的感染。

（2）术后教会患者自测脉搏，这是自我监测起搏器工作情况既简便又有效的方法。术后监测脉搏应该保证每天在同一种身体状态下，如每日清晨醒来或静坐15min后。监测脉搏应该坚持，尤其在安置初期及电池寿命将至时。初期探测脉搏可了解起搏情况，末期探测则可及早发现电池剩余能量。一般来说，每日正确探测脉搏，连续一周以上，如每日脉搏比以前慢了7次或以上，应及时到医院就诊。到医院检查的时间，一般一月内每2周一次，3个月内每月一次，这是因为早期起搏器阈值不稳定，需要及时调整。引起起搏阈值升高的因素有很多，除了电极位置的关系，睡眠不足、饱餐、抗心律失常药物、高血压等因素均可引起。因此术后患者应保持良好情绪，保证有规律的生活及作息制度，避免不良因素的影响。

（3）一般来说，安置起搏器术后患者原有的头晕、乏力等症状会随之改善，但如果术后持续出现上述症状，尤其是心室起搏患者，应到医院诊查，看是否发生了人工心脏起搏器综合征。此诊断必须谨慎，须与植物神经功能紊乱、更年期综合征等加以区别。一旦确诊症状明显，则需要更换心房同步或房室顺序起搏器。安置起搏器术后是否应该继续服药取决于患者原有疾病的病情发展。起搏器只是解决了心脏传导上的问题，如果原来心功能较差或伴有其他心脏疾患，仍应根据病情坚持服药，这样可以有效地维护心功能，降低起搏器本身对心功能的影响。

（4）术后早期进行肢体功能锻炼有利于局部血液循环，有利于切口愈合。应说服患者，消除其顾虑，一般在拆线后即可开始锻炼计划。早期可能会有轻微的切口疼痛，但属于正常现象，在出院回家后仍应坚持下去。锻炼应遵循循序渐进的原则，不可操之过急，逐渐加大幅度做抬臂、扩胸或“爬墙”等运动，直到手臂可举过头顶摸到对侧耳垂。尽早恢复正常肢体功能，是提高患者术后生活质量的保证。

（5）一般来说，在患者出院后起搏器的工作已趋向稳定，很少有并发症会突然危及患者的生命安全。有很多患者时常担心起搏器会突然故障或停止工作，因此必要的解释是解除其心理压力的关键，要向患者说明起搏器的能量是电池输送的，电池内的电是不可能突然用空的，它只会慢慢消耗。因此即使电力不足，起搏器也只会慢慢停止工作，患者的心率逐渐减慢，不至于突然停搏。但有时也会发生一些意外情况，当患者无意中进入了高压电磁场或不小心超越了手提电话与起搏器的安全距离时，患者就可能出现一些全身异样的感觉。严重情况下可能会引起心律失常。此时应指导患者不必惊慌，应立即移开手提电话或离开所处之地。一般情况下起搏器会很快恢复正常的。在某些意外情况下，起搏器遭到严重的撞击，或患侧肢体过度负重时，起搏器可能会出现工作异常，甚至导线断离。此时患者可有不同程度的不适感。严重的起搏器依赖患者可能会重新出现黑朦、眩晕等症状，自测脉搏发现心律减慢至正常以下，此时应立即停止活动，将患侧肢体制动，并携带好起搏器卡（内有起搏器的植入时间、类型等重要资料），争取尽快地赶到医院，接受医生的检查。

第七章　急性心肌梗死的整体护理路径

急性心肌梗死（acute myocardial infarction）是在冠状动脉粥样硬化的基础上，冠状动脉血供急剧减少或中断，使相应的心肌严重而持久地缺血而引起的。临床表现为剧烈而持久的胸骨后疼痛，血清心肌酶增高，以及心电图特征性改变，是冠心病的一种严重类型，常并发心律失常、心力衰竭或心源性休克。病情的严重程度取决于心肌梗死的部位、程度和范围。护理重点：卧床休息，吸氧，减轻疼痛，稳定患者情绪，严密观察心率、心律、血压的变化，保持大便通畅，协助溶栓和随时准备好抢救设备和药物等。高级责任护士应对心肌梗死患者的心电图、心肌酶的动态变化、活动与休息指导等要点进行查房。

【入院第1天】

（一）护理评估路径

1. 健康史评估

（1）目前健康状况：

①是否初发病？有无心前区（胸骨后）疼痛？疼痛的性质和程度、持续时间如何？有无诱发因素及缓解的方法？疼痛有无向上腹部、下颌、颈部、背部放射？

②有无恶心、呕吐、腹痛？有无便秘？有无排尿异常？

③有无伴呼吸困难、咳嗽、烦躁、发绀等？

④体重是否正常？是否肥胖？体重指数是否在正常范围内？

⑤目前服用什么药物？疗效及副作用如何？

（2）过去健康状况：

①过去有无冠心病史？

②过去有无高血压病？若有，有无规则治疗？血压控制如何？

③过去有无糖尿病？若有，有无规则治疗？血糖控制如何？

④过去有无高脂血症？若有，有无治疗？有无运动和饮食控制？

⑤过去有无脑梗塞病史？

⑥过去有无消化性溃疡、活动性出血、近期大手术或外伤史等溶栓禁忌证？

（3）家族史：

①家族中其他人有无类似症状？

②家族中其他人有无高血压、冠心病、糖尿病等疾病史？

（4）健康管理：

①吸烟或被动吸烟的情况。每天吸烟的数量是多少？吸烟或被动吸烟的历史有多长？是否已戒烟？

②饮酒的情况。每天喝酒的量是多少？喝酒的历史有多长？是否已戒酒？

③体育锻炼的情况。是否经常参加体育锻炼？

2. 专科护理评估

（1）评估生命体征。

（2）面容：急性病容，慢性病容，正常。

（3）评估患者的意识状态：嗜睡，意识模糊，昏睡，昏迷，瞻妄。

（4）叩诊心脏有无扩大？听诊心率有无增快或减慢，心律是否整齐？有无心尖区第一音减弱，有无第四心音奔马律？

（5）评估心电图有无心肌梗死的改变（如ST段呈弓背向上抬高、宽而深的Q波、T波倒置），血清心肌酶有无升高。

（6）有无面色苍白、皮肤湿冷、脉细而快、大汗淋漓、烦躁不安、尿量减少等心源性休克的症状？

（7）有无心律失常？特别注意有无室性心律失常、房室传导阻滞，有无头晕、头昏。

（8）有无心力衰竭的表现：呼吸困难，咳嗽，发绀，烦躁，水肿？

3. 心理评估

（1）患者的个性、职业以及人际关系中是否存在可引起激动的因素？

（2）观察患者有无烦躁、不安、恐惧及濒死感。

（3）陌生的环境和监护仪的使用是否会引起患者不安、失眠？

4. 社会支持状况

患病后，家人是否能够给予充分支持？

5. 健康教育需求

（1）患者对心肌梗死的了解程度如何？

（2）患者是否了解增加心脏负荷的因素？

（3）患者是否了解如何配合治疗，了解卧床休息、持续用药、保持大便通畅的重要性？

（二）护理诊断/问题路径

症状体征（特征）	相关因素	判断标准	护理诊断/问题
1. 胸骨后剧烈疼痛或伴烦躁不安、出汗、有濒死感，表情痛苦、呻吟	与心肌缺血、缺氧有关	符合1	疼痛 恐惧
2. 血压下降、收缩压＜80mmHg、皮肤湿冷 3. 尿量＜20mL/h、无尿 4. 心率＞100次/min 5. 颈静脉怒张、水肿	与心肌坏死、心排血量急剧下降有关 与血容量不足有关	符合2或4 符合2或3 符合3、4、5、6、7、8项中的任何两项	心输出量减少 体液过多 PC：心源性休克
6. 呼吸困难 7. 皮肤和黏膜紫绀 8. 烦躁不安	与心肌坏死后心脏收缩力显著减弱和顺应性降低有关	符合6、7或8	气体交换受损

（续上表）

症状体征（特征）	相关因素	判断标准	护理诊断/问题
9. 有频发室性早搏、成对室早、R on T 现象、室速 10. 房室传导阻滞 11. 缓慢性心律失常	与心肌坏死导致心电生理不稳定有关 与房室结供血受阻有关	符合 9、10、11 中任何一项	有心脏骤停的危险
12. 体温 > 37.5℃	与坏死物质吸收有关	符合 12	体温过高
13. 恶心、呕吐	与坏死物质刺激迷走神经有关	符合 13	有误吸的危险
14. 日常生活不能自理	与病情危重有关	符合 14	自理缺陷
15. 诉说不知如何配合治疗	与信息来源不足、未接受过相关教育有关	符合 15	缺乏心肌梗死治疗相关知识

（三）护理计划与措施路径

1. 治疗护理

（1）休息：收住 CCU，绝对卧床休息，取舒适的体位，限制探视，但要有必需的陪伴，保持环境安静，避免不良刺激，协助一切生活护理，包括床上排尿、排便、进食、洗漱、更衣、翻身等。

（2）吸氧：间断或持续吸氧 2～3 天。

（3）监测：持续心电监护，血压、呼吸、体温监测，血氧饱和度监测，记录 24h 出入水量，作好实时病情记录，备齐抢救药品、物品，除颤仪在应急状态。高级责任护士查房：观察心电图的动态变化，注意有无心律失常。观察血清心肌酶的变化。

> 急性心肌梗死心电图的典型改变及演变过程：
>
> 急性期可见异常深、宽的 Q 波（反映心肌坏死），ST 段呈弓背向上明显抬高（反映心肌损伤）及 T 波倒置。其心电图演变过程为抬高的 ST 段可在数日至 2 周内逐渐回到基线水平，T 波倒置加深呈冠状 T，此后逐渐变浅、平坦，部分可恢复直立。Q 波大多永久存在。）
>
> 血清心肌酶的变化规律：
>
> 血清肌酸磷酸激酶及其同工酶（CPK、CPK－MB）可在起病后 6h 以内升高，24h 达高峰，3～4 天恢复正常；谷—草转氨酶（GOT）在起病后 12h 以内升高，24～48h 达高峰，3～6 天恢复正常；乳酸脱氢酶（LDH）在起病后 10h 以内升高，2～3 天达高峰，1～2 周后恢复正常。

（4）疼痛护理：应用《临床护理文书规范（专科篇）》的“疼痛护理单”对胸痛进行护理，观察疼痛的性质和程度，及时遵医嘱给予哌替啶或吗啡等止痛药物，鼓励和安抚患者，避免患者紧张。向患者解释不良的情绪会增加心脏负荷和心肌耗氧量，不利于病情的控制。

（5）及时处理医嘱，保持两条以上静脉通道，控制输液速度，心肌梗死不足 6h 的患者，可行溶栓治疗。行溶栓、抗凝、抗血小板药物治疗时，注意有无出血倾向，静脉溶栓药物尿激酶（UK）100 万～200 万 U/30～60min 内静滴；链激酶（SK）75 万～150 万

U/30～60min 内静滴，观察溶栓后患者有无寒战、发热、皮疹等过敏反应，观察有无皮肤、黏膜及内脏出血等副作用。定时描记心电图、抽血查心肌酶，询问患者胸痛有无缓解、胸痛消失、ST 段回落、CPK 峰值前移和出现再灌注心律失常是溶栓成功的指征。

静脉溶栓治疗优先选择指征：

1. 无溶栓禁忌证，发病＜12h 的所有患者，尤其是发病＜3h 的患者。
2. 无条件行急诊经皮腔内冠状动脉介入治疗术（PCI）。
3. PCI 需延误时间者（door－to－balloon time＞90min）。

溶栓指标：从急诊室到溶栓治疗开始（door－to－needle time）＜30min。

直接 PCI（经皮冠状动脉介入治疗）优先选择指征：

1. 具备急诊 PCI 的条件，发病＜12h 的所有患者，尤其是发病时间＞3h 的患者。
2. 高危患者。如并发心源性休克，但 AMI＜36h，休克＜18h，尤其是发病时间＞3h 的患者。
3. 有溶栓禁忌证者。
4. 高度确诊为 STEMI（急性 ST 段抬高心肌梗死）者。

急诊 PCI 指标：从急诊室到血管开通（door－to－balloon time）＜90min。

（6）发生恶心、呕吐时，应有人员守候在患者的身边，让患者头偏向一侧，及时为患者清理呕吐物，保持床单位整洁。

（7）饮食护理：低盐、低脂肪、低胆固醇的流质或半流饮食，食物以易消化、少产气为宜，避免过饱。

（8）协助生活需要，每天口腔护理 2 次、床上浴一次。协助患者在床上排便时，遮挡患者，嘱勿用力排便，必要时使用开塞露。

（9）协助紧急经皮腔内冠状动脉介入治疗术（PCI）（见 PTCA 整体护理路径）。

2. **心理护理**

（1）护士工作应冷静、稳重，动作迅速、轻柔，使患者有安全感。

（2）讲解入住 CCU、使用心电监护的目的，讲解同类疾病康复的例子。

（3）耐心倾听并鼓励患者说出对心肌梗死的恐慌和担忧，了解患者对治疗、护理的需求，给予患者安慰、同情、鼓励，避免消极的暗示。

（4）与家属沟通，希望家属给予患者支持，避免在患者面前表露紧张和不安。

3. **健康教育**

（1）入院介绍：介绍主管医生、主管护士、探视制度、环境。

（2）在患者无不适、心情舒畅的情况下，讲解：

①绝对卧床休息、保持心情平静、避免紧张激动、密切配合的重要性。

②治疗方案，治疗需要的配合，病情进展情况，心肌梗死的康复程式，冠心病的诱发因素和疾病知识。

③心肌梗死治疗的新进展。

（3）指导患者正确含服硝酸甘油。

（4）向患者讲解便秘和排便用力的危害性，提高保持大便通畅、养成在床上排便习惯的重要性，尽量消除患者过度紧张和恐惧的心理，解除大脑皮层抑制排便动作的影响，可遵医嘱给予缓泻剂防止诱发心绞痛或加重心肌梗死。

（5）教会患者省力技巧。

【入院第2～7天】

（一）护理评估路径

（1）评估心电图有无心肌梗死的典型改变及演变过程，血清心肌酶的变化。

（2）有无面色苍白、皮肤湿冷、脉细而快、大汗淋漓、烦躁不安、尿量减少等心源性休克的症状？

（3）有无心律失常？特别注意有无室性心律失常、房室传导阻滞，有无头晕、头昏。

（4）有无心力衰竭的表现：呼吸困难，咳嗽，发绀，烦躁，水肿等？

（5）评估患者是否适应床上饮食或床上排便，有无因怕床上排便而拒绝进食，评估患者排便的次数、性状、排便难易程度。

（6）有无皮肤、黏膜及内脏出血等出血倾向？

（7）评估患者的情绪反应，有无心理顾虑。

（8）评估患者家属是否忽视或漠视患者的病情。

（二）护理诊断/问题路径

症状体征（特征）	相关因素	判断标准	护理诊断/问题
1. 日常生活不能自理	与病情危重需卧床休息有关	符合1	自理缺陷
2. 大便干结 3. 超过三天未解大便	与卧床、活动减少有关 与液体摄入量不足，环境影响，不习惯床上排便有关	符合2或3	便秘
4. 诉说不知如何配合治疗	与信息来源不足有关	符合4	缺乏疾病治疗知识
5. 活动中或活动3min时出现胸闷、呼吸困难、头晕、心率加快，呼吸＞24次/min，脉搏＞95次/min	与机体供氧不足有关	符合5	活动无耐力

（三）护理计划和措施路径

1. 治疗护理

（1）继续执行心肌梗死的抢救治疗措施，间断吸氧，以增加心肌氧的供应。

（2）持续监护，观察血压、脉搏、呼吸、体温的变化，有无咳嗽、咳痰、气促、夜尿增多、心律失常等，观察心电图及血清酶的变化。

（3）高级责任护士查房：

①休息与活动：对无并发症、无胸痛、病情稳定的患者，第4～6天，卧床休息，可做深呼吸运动，上、下肢的被动与主动运动。以后逐渐开始体力活动，先被动活动，继之主动活动到生活自理，活动要循序渐进（见相关链接）。

②观察抗凝用药后的反应，有无皮肤、黏膜瘀点、瘀斑及呕吐等。

③教会患者省力技巧，巡视患者，把信号灯放置在患者易取之处，防止患者受伤。

省力技巧：

1. 抬高床头，使患者容易起身，避免弯腰取物。

2. 使用病房的辅助设备，如床栏杆、椅背，走廊、厕所、浴室中的扶手等，以节省体力和保证安全。

3. 学会保存体力、减少氧耗的技巧，如以恒定的速度进行自理活动或其他活动，两项活动之间或一项较大活动中穿插休息，有些自理活动如刷牙、洗脸、洗衣服等可坐着进行。

4. 任何一项治疗活动、护理活动或自理活动后要安排至少5min休息，每餐饭后要安排30～60min休息。

2. 心理护理

（1）在溶栓或PTCA后，要防止患者过度兴奋，使其保持稳定的情绪，预防病情的反复。

（2）鼓励患者和家属表达对本病的感受，指导家属要理解患者并给患者信心。

3. 健康教育

（1）帮助患者及其家属认识心肌梗死的病因、治疗、用药、诱因、活动和康复过程。

（2）向患者解释急性期卧床休息可减轻心脏负荷，减少心肌耗氧量，利于心功能的恢复。避免一切可能加重心脏负担的因素如饱餐、用力排便、情绪烦躁等。

（3）了解饮食原则，饮食宜清淡，要吃易消化、产气少、含适量维生素的食物，如青菜、水果和豆制品等，每天保持必需的热量和营养，少食多餐，避免因过饱而加重心脏负担。不要因怕床上排便而不敢进食。

（4）告诉患者保持大便通畅、防止便秘的重要性。

【住院第8天至出院】

（一）护理评估路径

（1）是否有患者角色增强？能否自理生活，生活上需要哪方面的照顾？睡眠情况如何？活动情况如何？

（2）是否掌握了冠心病治疗原则、饮食原则，能否执行低脂、低胆固醇饮食？大便是否通畅？

（3）有无活动无耐力的表现：活动后出现胸闷、气促、心率加快？

（4）是否了解心绞痛的表现？能否正确舌下含服硝酸甘油？

（5）患者对患病后性生活知识的了解情况如何？

（6）患者有无因为疾病而引起家庭不和睦、经济紧张、职业改变、职务改变？个人心情是否受影响？

（7）了解患者是否有不安、内疚、焦虑等心理状态。

（8）评估患者家属是否忽视或漠视患者。

（9）询问患者是否了解病情，是否知道如何运动。

（10）评估患者能否说出低脂清淡饮食的重要性。

（11）评估患者是否了解冠心病的诱发因素。

（12）评估患者是否能自觉服药和有健康的生活方式。

（二）护理诊断/问题路径

症状体征（特征）	相关因素	判断标准	护理诊断/问题
1. 患者不能说出低脂饮食的重要性	与信息来源不足或接受能力有限有关	符合1	缺乏相关饮食知识
2. 诉说不知道如何预防心肌梗死的发生	与信息来源不足或患者对知识不理解有关	符合2	缺乏预防再次发生心肌梗死的相关知识
3. 表达对性功能的担心	与服用对性功能有影响的药物，如β受体阻滞剂等有关	符合3	有性功能型态改变的危险
4. 忧愁、压抑、内疚、生气	与社交量减少或不能胜任原来的角色有关	符合4	角色紊乱

（三）护理计划和措施路径

1. 治疗护理

（1）执行心肌梗死的康复措施，观察病情恢复情况，积极协助治疗高血压、高脂血症、冠心病及糖尿病。

（2）根据患者的心功能分级决定活动量，教会患者循序渐进的活动技巧，为患者的活动提供必要的协助，以患者无不适为原则，若出现心前区不适或气促等，应立即暂停康复活动并保持安静休息。

2. 心理护理

（1）在病情平稳恢复期要防止患者过度兴奋，使其保持稳定的情绪，以预防病情的反复。

（2）在不影响患者病情的情况下，鼓励患者与人交谈，帮助患者实现角色适应，避免角色增强。

（3）鼓励患者和家属表达对本病的感受，指导家属要理解患者并给患者信心，根据患者居家生活状况及家庭支持情况制订康复计划。

（4）鼓励患者说出有关性爱方面的问题，与伴侣一起寻找积极的解决方法。

3. 健康教育（出院指导）

（1）帮助患者及其家属认识心肌梗死康复过程。了解运动康复原则，避免突然改变体位的动作，如卧位时避免突然坐起。

（2）熟悉心绞痛和急性心肌梗死的典型表现，指导应急处理，如心绞痛发作时舌下含服硝酸甘油和正确求诊。

（4）警惕不典型的发病表现：有时心绞痛或心肌梗死的症状很不典型，如有的患者可出现反射性牙痛，也有的心肌梗死前发生胃痛。遇到这种情况，必须提高警惕，凡有冠心病病史的患者，均不可忽视，应尽早就医诊治。

（5）保持大便通畅，防止便秘。

【相关知识连接】

（一）冠心病的饮食原则

（1）控制总热量：维持热能平衡，防止肥胖，使体重达到并维持在理想范围内，肥胖者合并冠心病较正常体重者多。因此，控制体重是防治冠心病的重要环节之一。

（2）控制脂肪与胆固醇摄入：使脂肪摄入总量占总热量25%以下，其中动物脂肪以不超过1/3为宜，胆固醇摄入量应控制在每日300mg以下。

（3）蛋白质的质和量应适宜：适当增加植物蛋白，尤其是大豆蛋白；蛋白质占总热能的12%左右，其中优质蛋白占40%～50%。优质蛋白中，动物性蛋白和植物性蛋白各占一半。

（4）食用复合碳水化合物，控制单糖和双糖的摄入：碳水化合物主要来源以米、面、杂粮等含淀粉类食物为主。应尽量少吃纯糖食物及其制品。

（5）多吃蔬菜、水果：因为蔬菜、水果是维生素、钙、钾、镁、纤维素和果胶的丰富来源。食物纤维果胶能降低人体对胆固醇的吸收。

（6）少量多餐，避免吃得过多、过饱，不吃过于油腻和过咸的食物，每日食盐摄入应控制在3～5g。

（7）戒烟限酒，避免饮过多的浓茶。

（二）急性心肌梗死的康复程式

急性心肌梗死病后早下床、早活动和早出院已成为急性心肌梗死的康复医疗原则。

1. 急性心肌梗死康复医疗分期

一般将急性心肌梗死分成4个阶段或称时相。在每一个时相中，根据医护人员对患者的了解，作出评估和安排康复计划。

时相Ⅰ：发病后3～5天，在监护病房。

时相Ⅱ：其余住院时间，在一般病房。

时相Ⅲ：出院后前8周，在患者家里。

时相Ⅳ：8周后，恢复工作以后。

2. 实施步骤

（1）时相Ⅰ：患者刚入院，病情处于高峰，除抢救外，此阶段的重点是：

①对患者进行心理治疗，对患者及家属进行有关健康教育。

②待机会开始康复活动：对无并发症、无胸疼、病情稳定的患者，在向患者及家属详细解释后，可逐渐开始体力活动。如先被动活动肢体，继之主动活动肢体，自行喝水，床上洗脸、进餐，床边排便、床边坐椅子等。

这些活动应有医护人员在场监护，现场应有抢救设备，有下列情况出现，应立即停止：

a. 心率超过110次/min。

b. 有胸疼、呼吸困难或过度疲劳及心力衰竭等症状。

c. 有心律失常出现。

d. 心电图有心肌缺血的进一步改变。

e. 活动后收缩压下降值≥20mmHg或上升超过15~20mmHg，以及出现新的室性期前收缩、明显心博异常。

（2）时相Ⅱ：转入普通病房后，病情稳定，治疗也大为减少，体力活动可相应增多。逐步增加肢体活动及坐椅子、下床活动的时间，并可到走廊散步，乃至练习上、下楼。应注意：

①在活动前后必须有充分的休息时间，餐后应休息30min以上。

②各项活动应在医护人员指导下进行，新的活动项目开始时，应有监护。

③避免做增加心脏负担的活动，如提物、负重等。

④活动前中后以遥测方法观察心电图和心率最为理想，如条件不够，应数脉搏、测血压和做常规心电图。

⑤活动前中后送护人员均应仔细询问患者的自觉症状及对活动的反应等。

⑥认真作好康复活动记录。

此期应将健康教育作为重点。如关于冠心病常识及饮食、体力活动、性生活、戒烟、服药等方面的注意事项等。

（3）时相Ⅲ：从出院至恢复工作之前的一段时间，为恢复期。患者大病后出院，往往兴奋活动增多，对此应予以限制。指导患者逐步增加体力活动。

回家后短期内，应维持出院前活动水平，除生活自理外，可做擦桌子、洗碗筷等家务劳动。费力的劳动或紧张兴奋的文娱节目，则必须避免。

（4）时相Ⅳ：又称复原维持期。自恢复工作到生命的其余时间。

应先做运动负荷试验，确定最大心率和最大耗氧量，然后按运动处方进行康复训练。

3. 活动康复护理

这里主要介绍美国心脏学会推荐的急性心肌梗死住院患者7步康复程序。该程序内容全面，方法具体，受到各国学者的重视，在美欧各国广泛应用，并已成为急性心肌梗死康复的常规。

开始程序，医师护士/理疗师记录监护下的活动，冠心病室/病室活动，宣教、文娱活动：

（1）主动和被动活动卧床患者所有肢体的关节，患者醒时踝跖屈伸每小时1次，部分自理，自行进餐将腿垂于床边，应用床旁便桶坐椅子15min，2次/天介绍冠心病事宜，危重患者需要帮助活动。

(2) 坐床边主动活动所有肢体、关节，坐椅子15~30min，2~3次/天介绍康复医疗小组康复程序，停止吸烟，必要时给宣教材料，准备转到一般病室。

(3) 准备运动（热身），运动2METs，伸展、体操，慢步50尺（15.25m）后返回，随时坐椅子，介绍心脏的解剖、生理、冠心病和急性心肌梗死的机理。

(4) 活动关节，体操2.5METs，中等速度步行75尺（22.875m）后返回，教会数脉搏的方法，病情允许时可下床步行至浴室、病房教室，以上均需监护，讲解冠心病易患因素及其控制。

(5) 活动关节，体操3METs，检查患者自行数脉搏情况，试行走几步楼梯，步行300尺（91.5m），2次/天步行到电话间，随时在病房走廊散步。

(6) 继续上述活动，下一层楼后乘电梯再上来步行500尺（152.5m），2次/天，教会回家后活动，开始手工艺劳动。

(7) 继续上述活动，上一层楼步行500尺（152.5m），2次/天，指导在家如何活动、现况调整活动程序等，继续以前在病室的各种活动，准备出院。

4. 心理康复护理

许多学者注意到，情感反应可引起冠状动脉痉挛，心绞痛发作，甚至心肌梗死。良好的情绪亦能促进早期恢复。

(1) 急性心肌梗死患者的心理行为反应：

①发病初期：发病时剧烈心绞痛使之产生死亡恐怖感。

a. 监护室中，医护人员紧张的工作情绪，各种急救、监护设施、取血化验、输液等，会使患者感到压力，产生紧张心理。

b. 焦虑反应，由于疾病的威胁，担心预后，对未来事业的失望。表现焦躁、忧虑。

c. 疑虑，症状较轻者，对病情估计不足，对入监护室和各种检查表示怀疑和不满。不能很好配合，甚至提出不合理要求。

d. 抑郁反应：意识到重病在身，对前途、家庭、经济问题等担心，轻者表现情绪低落、表情淡漠。重者悲观、怨天尤人，甚者有自罪、厌世思想。

②恢复期：各种症状基本控制，对医院环境已能适应。表现因人而异。

a. 不安情绪，担心再发生心绞痛或心肌梗死。表现出对各种检查结果特别关心，询问心电图演变等。

b. 抑郁状态，女性较男性多。中年患者较多，因精神、经济、家庭负担重，尤其在病情恢复较慢时，易有悲观情绪。表现意志消沉、闷闷不乐、少言寡语、孤僻好静、食欲不振、失眠、倦怠，不积极进行康复训练。

c. 焦躁，急于恢复健康，喜怒无常，或对医护人员过多地感谢。见到家属或朋友兴奋、流泪。有的对医护人员刁难、挑剔，不合作。人际关系紧张。恨病吃药，求愈心切，急于要求过多的康复训练。

d. 官能症状态，对刺激的感受性增高，注意力内移，不但对疾病敏感，甚至对过去未曾察觉的正常生命活动，如心跳、呼吸、血管搏动、胃肠蠕动等皆可感知，并认为是异常状态。主诉多，如腰背疼、大小便障碍等。

e. 退行状态，依赖心理。表现为过分地谨小慎微，绝对地遵循医嘱，事事依赖他人，生活不敢自理。

f. 痴呆状态，高龄、伴有脑动脉硬化者，可出现智能下降、健忘、淡漠无欲或无端地哭笑，甚至有幻觉、错觉、妄想等。有的日间意识清醒，夜间谵妄、明显不安、出现无目的的动作等。

（2）心理治疗原则：急性心肌梗死本身对患者就是一负性生活事件，必定引起心理应激。应引导患者适当地缓冲和应对这一刺激，帮助患者顺应环境。心理变化不是始终如一的，各人之间也大不相同，同一患者在疾病的不同时期也可有不同反应。故要在日常护理工作中密切观察，仔细了解患者心理状态，因势利导。

①建立良好的医患关系，护理人员要注意自己的言谈举止、工作作风，应认真负责，关怀体贴患者。有些心理反应和精神状态呈一过性，只有和患者朝夕相处的护士才能发现。

②治疗必须有的放矢，对患者职业性质、文化素养、家庭情况、兴趣爱好等全面了解，抓住主要矛盾。

③因人、因地、因时而异，灵活地进行心理治疗。不可千篇一律。

④心理治疗必须与临床治疗和护理同步进行。在日常护理工作中，抓住时机，积极工作。

（3）心理治疗方法：

①支持性心理治疗。以解释、鼓励、安慰、保证和暗示等方法进行治疗。患者刚入监护室时，应予以安慰。在整个住院过程中要有计划地使患者了解：何谓冠心病、心肌梗死；易患因素及控制方法；早期康复训练的意义及具体计划：怎样预防复发，并使其正确认识自身当前状态，振作精神与疾病斗争，建立高质量的社会复归的信心。

②环境。病房布置舒适，减少不必要的监护措施，尽量减少各种仪器的噪音。

③正确使用镇静、安眠药物。

④家属工作。向家属交代病情、诊疗计划和预后，争取家属充分理解和合作。探视时间以次数多、每次持续时间短为好。

⑤文体活动。如病情允许应尽早地听收音机、阅读报纸杂志，以减少孤独感。病情继续好转后可根据爱好参加文体活动。

第八章　高血压病的整体护理路径

高血压病（Hypertension）是以体循环动脉压升高为主要表现的临床综合征，是最常见的、原因不明的心血管疾病。世界卫生组织和国际高血压学会（WHO/ISH）对高血压的判断标准为：未服用抗高血压药者凡收缩压≥140mmHg和/或舒张压≥90mmHg即为高血压。这个标准没有年龄、性别之分，目前正服抗高血压药者，血压虽已低于140/90mmHg，亦应诊断为高血压。它是一种临床表现，按照病因可将高血压分为原发性高血压和继发性高血压。高血压的发病与遗传、精神过度紧张、肥胖、吸烟、酗酒、嗜盐等因素有关。早期可无症状，也可有头晕、眼花、耳鸣、失眠、乏力等症状。随着病程进展，血压持久升高，可导致心、脑、肾等脏器的损害。高血压病需长期甚至终生治疗，根据具体情况使用有效而不引起明显副作用、不影响生活质量的降压药。护理重点：帮助患者建立健康的生活方式，降低心血管疾病危险因素的影响，保持血压在正常范围，防止和减少心脑血管及肾脏并发症的发生。高级责任护士对应用降压药的护理进行查房。如出现高血压危象应组织护理会诊并及时抢救。

【入院第1天】

（一）护理评估路径

1. 健康史评估

（1）目前健康状况：

①询问患者目前是否有头晕、头痛、耳鸣、烦躁、心慌、乏力、恶心、呕吐等症状。

②询问曾否服用可能升高血压的药物，如口服避孕药、非固醇类抗炎药、甘草等。

③了解有无继发性高血压的症状。如有无蛋白尿、双下肢浮肿、肌无力、周期性麻痹、烦渴、多尿或伴心动过速等症状。

④了解膳食中脂肪、盐、酒精的摄入量，体力活动量；询问成年后体重增加情况。

（2）过去健康状况：

①询问患高血压的时间、血压水平，是否接受过抗高血压治疗及其疗效、副作用等，有无坚持用药。

②询问头晕、头痛、耳鸣、烦躁、心慌、乏力、恶心、呕吐等症状的出现有无明显的诱因，症状持续多长时间，如何缓解，是否出现过心前区憋闷、疼痛、一过性失语、肢体麻木、瘫痪、晕厥、视物模糊等症状。

（3）家族史：

询问患者有无高血压、糖尿病、血脂异常、冠心病、脑卒中或肾脏病的家族史。

（4）健康管理：

①吸烟或被动吸烟的情况。每天吸烟的数量是多少？吸烟或被动吸烟的历史有多长？是否已戒烟？

②饮酒的情况。每天喝酒的量是多少？喝酒的历史有多长？是否已戒酒？

③体育锻炼的情况。是否经常参加体育锻炼？

2. 专科护理评估

（1）评估生命体征。特别要注意测量双上肢血压、平卧位血压或直立位血压，掌握测量血压的步骤。

（2）评估患者的意识状态：嗜睡，意识模糊，昏睡，昏迷，瞻妄。

（3）面容：急性病容，慢性病容，正常。

（4）有无双下肢的水肿？

（5）叩诊心脏有无向左扩大？

（6）听诊心率、心律是否整齐？心音是否正常，有无主动脉瓣第二音亢进、第四心音等？

（7）听诊呼吸音有无异常？是否有啰音？

3. 心理评估

（1）患者的个性、职业以及人际关系中是否存在可引起血压波动的应激因素？

（2）患者是否经常处于焦虑不安和抑郁、恐惧等心理状态？有没有焦虑或难以入睡的情况？

（3）观察：

①患者的情绪反应：焦虑，抑郁，恐惧，担忧。

②患者的个性特征：内向、外向等。

4. 社会支持状况

患病后，家人是否能够充分理解？

5. 健康教育需求

（1）对高血压的了解程度如何？

（2）是否遵循了高血压患者的生活方式？

（3）是否了解坚持长期服药的重要性？

（4）希望以哪种方式了解疾病相关知识？是医护人员讲解，还是自己看有关书籍？是否希望提供相关的小册子或影音资料等？

（二）护理诊断/问题路径

症状体征（特征）	相关因素	判断标准	护理诊断/问题
1. 头痛、头晕、视物模糊	与血压增高、颅内压增高、降压药物所致有关	符合 1	疼痛（头痛） 有受伤的危险
2. 入睡困难、易醒、多梦	与血压不稳定引起身体不适、紧张情绪有关。	符合 2	睡眠型态紊乱
3. 心慌、乏力、气短	与长期高血压致心功能减退有关	符合 3	活动无耐力

（续上表）

症状体征（特征）	相关因素	判断标准	护理诊断/问题
4. 头痛、血压急剧升高、烦躁、心悸、多汗、恶心、呕吐、面色苍白或潮红、视力模糊	与情绪激动、紧张、活动或休息不当有关	符合4中的任何两项	PC：高血压危象
5. 头痛、肢体麻木、暂时性失语、偏瘫	与血压长期增高、情绪激动、紧张有关	符合5中的任何两项	PC：脑血管意外

（三）护理计划与措施路径

1. 治疗护理

（1）接待患者，安排床位，嘱患者卧床休息。

（2）观察血压、脉搏、心率、体温、呼吸等生命体征以及神志、瞳孔变化。

（3）观察患者有无头晕、头痛、恶心、呕吐、心慌、乏力等症状。嘱患者头痛时卧床休息，抬高床头，改变体位时动作要缓；有头晕的患者避免独立如厕；出现心慌、乏力时应减少活动量，必要时可以给予吸氧。如发现患者血压急剧升高，并出现头痛、呕吐等症状，应考虑发生高血压危象的可能，立即通知医师并让患者卧床、吸氧，快速降压，遵医嘱选用静滴硝普钠，或选用舌下含服的降压药。患者如抽搐、躁动，则应加床栏，必要时遵医嘱给予镇静剂。老年患者降压治疗原则是逐步降压，尤其是对体质较弱的患者，注意观察患者的基础血压，避免降压过快或血压过低导致患者脑缺血。

静滴硝普钠注意事项：

1. 每次应用前需临时配制。每次配制液体使用时间不要超过4h。

2. 滴注时需用银箔或黑布包裹避光。

3. 应用输液泵进行输注，并根据血压的高低调整输注速度，浓度小于10μg/kg·min。

4. 输注过程需严密监测血压、心脏功能等，如反射消失、昏迷、心音遥远、低血压、脉搏消失、皮肤粉红、瞳孔散大、呼吸浅表，严重者可出现呼吸抑制，呼吸、心跳停止而死亡。

（4）保持病室安静，尽量减少探视，保证患者休息，必要时遵医嘱给予安眠药。

（6）完善各项检查及治疗。

（7）提供低盐、低脂饮食，并协助进餐。

2. 心理护理

（1）热情接待患者，介绍病区环境和作息、探视制度以及主管医生和管床责任护士。

（2）耐心倾听并鼓励患者说出对患高血压的担忧和对治疗护理的需求。

（3）说明预防高血压急症的重要性以及掌握其发生的诱因和先兆症状的必要性。

（4）鼓励、安慰患者，指导患者保持情绪稳定，配合治疗。

3. 健康教育

（1）向患者及家属解释引起高血压的生物、心理、社会因素及高血压对机体的危害，以引起患者足够的重视，并保持情绪稳定。

（2）告诉患者及家属有关降压药的名称、剂量、用法、作用及副作用，教育患者遵医嘱服药。

（3）教育患者低盐、低脂肪饮食的重要性，多吃蔬菜、水果以保持大便通畅。

【入院第 2 ~7 天】

（一）护理评估路径

（1）评估头痛、头晕、心慌等基本症状和伴随症状是否消失，血压是否控制平稳。

（2）评估患者是否了解疾病的情况。

（3）评估患者是否掌握降压药的使用注意事项。

（4）评估患者是否掌握饮食的基本原则。

（5）评估患者是否掌握活动与运动的原则和方式。

（6）评估患者是否掌握测量血压的方法。

（二）护理诊断/问题路径

症状体征（特征）	相关因素	判断标准	护理诊断/问题
1. 漏服降压药物或自行加减剂量 2. 对治疗方案感到困惑	与治疗的复杂性和长期性有关	符合 1 或 2	不合作
3. 患者不能说出使血压升高的诱发因素 4. 不能叙述保持血压稳定的方法 5. 不能说出有关药物的名称、用法、作用及副作用	与认知能力限制、信息来源缺乏有关	符合 3、4、5 中的任何一项	缺乏高血压防治知识 缺乏药物使用相关知识

（三）护理计划与措施路径

1. **治疗护理**

（1）护理组长/高级责任护士查房：

①观察头晕、头痛、血压等体征的变化。嘱患者头痛时卧床休息，抬高床头，改变体位时动作要缓。

②观察用药后反应，了解患者服药情况，指导和监督患者正确服用药物。使用噻嗪类利尿剂时应注意补钾，防止低钾血症；应用 β 受体阻滞剂应注意其抑制心肌收缩力、心动过缓、房室传导时间延长、支气管痉挛、低血糖、血脂升高等副作用；钙通道阻滞剂硝苯地平的副作用有头痛、面红、下肢浮肿、心动过速等。观察有无降压后可能发生的急性低血压反应：服药后如有晕厥、恶心、乏力等，应立即平卧，头低脚高位；嘱患者服药后不要站立太久，避免用过热的水洗澡或蒸汽浴，防止周围血管扩张导致晕厥。

③根据患者实际情况制订运动锻炼计划并督促落实。避免剧烈运动以及迅速改变体位的动作。避免活动场所光线暗、病室内有障碍物、地面湿滑、场所无扶手等易致跌倒的潜在的危险因素。

（2）准确处理医嘱，继续完善各项检查及治疗。

（3）帮助患者和家属认清高血压的诱发因素，避免情绪激动和摄入含钠高的饮食，防止便秘。

2. 心理护理

（1）随时耐心解答患者的问题，满足患者对疾病信息的需求。

（2）说明准确用药及掌握其注意事项的重要性。

（3）说明发生高血压急症的原因和危险性、及时处理的必要性。

3. 健康教育（出院指导）

（1）向患者及时讲解疾病进展及治疗护理、用药情况，取得患者及家属必要的配合。

（2）详细讲解降压药的服用方法与注意事项。教会患者和家属识别常用降压药物，强调坚持长期、规律服药的重要性。

（3）改变不良的生活方式，劝其戒烟，限饮酒、劳逸结合，保证充分的睡眠。学会自我心理平衡调整，保持乐观情绪。家属也应给予理解、宽容与支持。

（4）根据病情选择慢跑、骑车、健身操、太极拳等有氧运动。当运动中出现头晕、心慌、气急等症状时应就地休息，避免竞技性运动和力量型运动，如球类比赛、举重、俯卧撑等。

（5）教育患者定时复诊。

①药物治疗开始后患者的复诊流程。

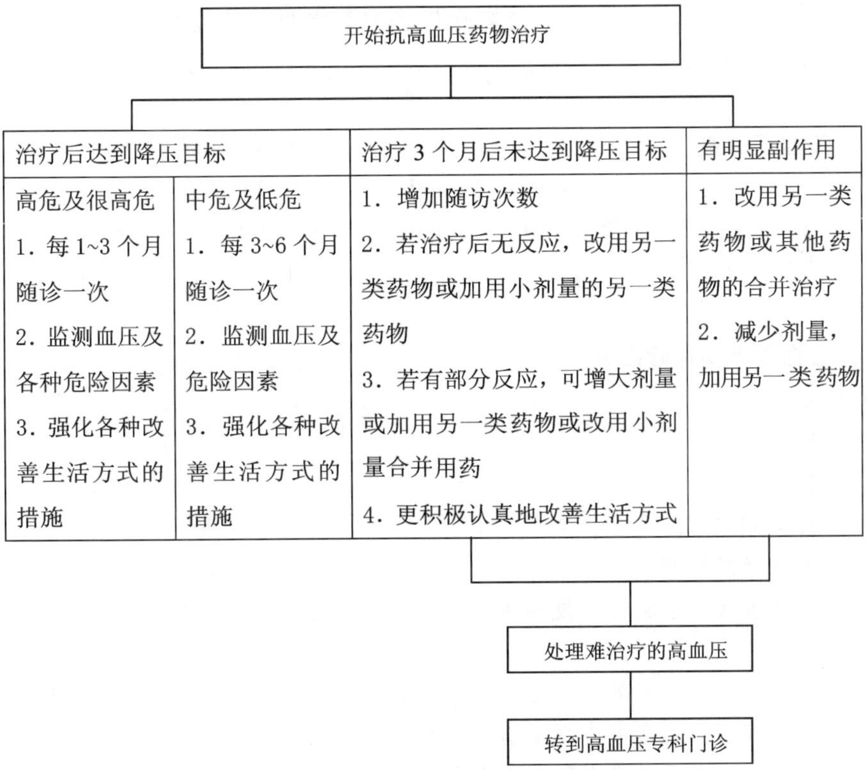

图8－1　药物治疗开始后患者的复诊流程图

②减药：高血压患者一般须终生治疗。患者一经确认为高血压后若自行停药，其血压（或迟或早）终将回复到治疗前水平。但患者的血压若长期控制，可在医生指导下试图小心、逐步地减少服药数或剂量。患者在试行这种“逐步减药”时，应十分仔细地监测血压。并建议患者详细记录其用过的药物及其疗效。

【相关知识链接】

（一）科学评估高血压危险度

临床上，常根据高血压病的危险度分级评估患者的病情，治疗目标、治疗方法及预后判断也以此为基础。高血压病的危险度分级实际上是对患者血压升高的水平、有无心血管疾病危险因素和有无靶器官损害及相关临床疾病的综合评价。以下是高血压病的危险度分级，患者可据此评估一下自己的病情。

低度危险组 1 级高血压，无心血管疾病危险因素者，治疗以改善生活方式为主，如 6 个月后无效，再给予药物治疗。

中度危险组 1 级高血压伴 1 ~ 2 个危险因素，或 2 级高血压不伴或伴有不超过 2 个危险因素者，治疗除改善生活方式外，应给予药物治疗。

高度危险组 1 ~ 2 级高血压伴至少 3 个危险因素者，必须进行药物治疗。

极高危险组 3 级高血压或 1 ~ 2 级高血压伴靶器官损害及相关临床疾病（包括糖尿病）者，必须尽快强化治疗。

（二）高血压分级

1 级高血压（轻度）：收缩压 140 ~ 159mmHg，舒张压 90 ~ 99mmHg。

2 级高血压（中度）：收缩压 160 ~ 179mmHg，舒张压 100 ~ 109mmHg。

3 级高血压（重度）：收缩压 ≥180mmHg，舒张压 ≥110mmHg。

（三）心血管疾病危险因素

（1）吸烟。

（2）高脂血症。

（3）糖尿病。

（4）年龄 >60 岁。

（5）男性或绝经期妇女。

（6）有心血管疾病家族史（发病年龄为女性 <65 岁、男性 <55 岁，靶器官损害及临床疾病）。

（7）心脏疾病：左心室肥大、心绞痛、心肌梗死、心力衰竭、有冠脉重建史。

（8）脑血管疾病：脑卒中或短暂脑缺血发作。

（9）肾脏疾病：蛋白尿或血肌酐升高。

（10）周围血管病。

（11）视网膜病变（≥Ⅲ级）。

（四）高血压常识（非药物治疗）

非药物治疗包括改善生活方式，消除不利于心理和身体健康的行为和习惯，减少高血压以及其他心血管病的发病危险，具体内容包括：

1. 减重

建议体重指数应控制在24以下。减重对健康的益处是巨大的，如在人群中平均体重下降5kg，高血压患者体重减少10%，则可使胰岛素低抗、糖尿病、高脂血症和左心室肥厚改善。减重的方法一方面是减少总热量的摄入，强调少脂肪并限制过多碳水化合物的摄入，另一方面则需增加体育锻炼如跑步、太极拳、健美操等。在减重过程中还需积极控制其他危险因素，饮酒的超重者要戒酒，老年高血压则需严格限盐等。减重的速度可因人而异，但首次减重最好达到减轻5kg以增强减重信心，以后再根据自己的症状和有关指标决定进一步的减重速度和目标。

2. 采用合理膳食

根据我国情况，对改善膳食结构预防高血压提出以下建议：

（1）减少钠盐：WHO建议每人每日食量不超过6g。我国膳食中约80%的钠来自烹调或含盐高的腌制品，因此限盐首先要减少烹调用盐及含盐高的调料，少食各种咸菜及盐腌食品。

（2）减少膳食脂肪：补充适量蛋白质。有的流行病学资料显示，即使不减少膳食中的钠和不减重，如能将膳食脂肪控制在总热量25%以下，食物中的不饱和脂肪与饱和脂肪酸比值（P/S）维持在1，连续40天可使男性SBP和DBP下降12%，女性下降5%。中国一组北京与广州流行病学的资料对比，广州男女工人血压均值、患病率、发病率明显低于北京，除北京摄取高钠高脂肪外，可能与广州多食蛋白质特别是鱼蛋白有关。建议改善动物性食物结构，减少含脂肪高的猪肉，增加含蛋白质较高而脂肪较少的禽类及鱼类。蛋白质摄入占总热量15%左右，动物蛋白占总蛋白质的20%。

（3）注意补充钾和钙：MRFIT（multiple risk factor intervention trial）资料表明，钾与血压呈明显负相关，这一相关在INTERSALT研究中被证实。但在近期TOHP（trials of hypertension prevention）第一阶段只发现很少作用，中国膳食低钾、低钙，应增加含钾多含钙高的食物，如绿叶菜、鲜奶、豆类制品等。

（4）多吃蔬菜和水果：研究证明增加蔬菜或水果摄入，减少脂肪摄入可使SBP和DBP有所下降。素食者比肉食者有较低的血压，其降压的作用可能基于水果、蔬菜、食物纤维和低脂肪的综合作用。

（5）限制饮酒：尽管有证据表明非常少量饮酒可能减少冠心病发病的危险，但是饮酒和血压水平以及高血压患病率之间却呈线性关系，因此不提倡用少量饮酒预防冠心病，提倡高血压患者应戒酒，因饮酒可增加服用降压药物的抗性。建议男性如饮酒则每日饮酒的酒精量应少于30g，女性则应少于15g。

3. 增加体力活动

每个参加运动者特别是中老年人和高血压患者在运动前最好了解一下自己的身体状况，以决定自己的运动种类、强度、频度和持续运动时间。中老年人应包括有氧、伸展及增强肌力练习三类，具体项目可选择步行、慢跑、太极拳、门球、气功、迪斯科等。运动强度须因人而异，按科学锻炼的要求，常用运动强度指标可用运动时的最大心率（或170）减去年龄，如要求精确则采用最大心率的60%～85%作为运动适宜心率，需在医师指导下进行。运动频度一般要求每周3～5次，每次持续20～60min即可，可根据运动者身体状况和所选择的运动种类以及气候条件等而定。

4. 减轻精神压力，保持平衡心理

长期精神压力和心情抑郁是引起高血压和其他一些慢性病的重要原因之一。对于高血压患者，这种精神状态常使他们较少采用健康的生活方式，如酗酒、吸烟等，并降低对抗高血压治疗的顺应性。对有精神压力和心理不平衡的人，改变他们的精神面貌需做长期细致的工作，一方面靠政府与政策的力量改善大环境，另一方面则靠家属与社区医师作耐心劝导，帮助这些人参与社交活动，如参加体育锻炼、绘画等，在社团活动中倾诉心中的困惑，得到同龄人的劝导和理解。

5. 其他方面

对高血压患者来说戒烟也是很重要的，虽然尼古丁只使血压一过性地升高，但它降低服药的顺应性并增加降压药物的剂量。根据上述建议，防治高血压非药物措施归纳于下表。

表8－1　防治高血压非药物措施

措施	目标
减重	减少热量，膳食平衡，增加运动，BMI保持20～24
膳食限盐	北方首先将每人每日平均食盐量降至8g，以后再降至6g；南方可控制在6g以下。
减少膳食脂肪	总脂肪＜总热量的30%，饱和脂肪＜10%，增加新鲜蔬菜每日400～500g；水果100g，肉类50～100g，鱼虾类50g，蛋类每周3～4个，奶类每日250g，每日食油20～25g，少吃糖类和甜食。
增加及保持适当体力活动	如运动后自我感觉良好，且保持理想体重，则表明运动量和运动方式合适。
保持乐观心态，提高应激能力	通过宣教和咨询，提高人群自我防病能力，提倡选择适合个体的体育、绘画等文化活动，增加老年人社交机会，提高生活质量。
戒烟、限酒	不吸烟，男性每日饮酒量＜30g，女性＜20g，孕妇不饮酒

第九章　冠状动脉造影术的整体护理路径

冠状动脉造影术（CAG）是向冠状动脉注入造影剂，使心脏表浅的冠状动脉显影的方法。主要用于了解冠状动脉有无狭窄及其狭窄程度，是诊断冠心病的可靠手段，为医生选择正确的治疗方案提供可靠依据。护理重点：病情观察，皮肤护理以及正确的动脉按压，术前术后用药指导，床上排尿方法及心理指导，避免术后并发症的发生。

【术前日】

（一）护理评估路径

1. 健康史评估

（1）目前健康状况：

①有无心前区不适感？

②有无心、肺、肝、肾功能障碍？有无电解质紊乱？

③有无凝血功能障碍？有无出血性疾病？

④有无感染性疾病，如感染性心内膜炎、败血症、肺部感染等？

⑤有无外周静脉血栓性静脉炎？

⑥女性患者月经史。

（2）过去健康状况：

①有无药物过敏史？

②过去有无伤口愈合不良、经常感染等情况发生？

2. 专科护理评估

（1）评估心率，有无心律异常；评估血压是否正常并平稳。

（2）测量体温、体重。

（3）评估皮肤和黏膜：有无皮下出血和瘀斑，局部皮肤有无紫绀。

3. 心理评估

（1）是否对检查感到害怕？

（2）是否感到心跳得厉害？

（3）是否感到无法入睡？

4. 社会支持状况

（1）询问患者：

①家庭经济能力是否能承受所需费用？

②能否从家属处得到满意的帮助？

（2）询问家属：

①对患者即将接受检查有何想法？

②能否给予患者支持？

5. **健康教育需求**

是否想了解冠状动脉造影术的方法？

（二）护理诊断/问题路径

症状体征（特征）	相关因素	判断标准	护理诊断/问题
1. 紧张不安	与不了解冠状动脉造影有关	符合1或2	恐惧
2. 入睡困难	与担心手术有关	符合2	睡眠型态紊乱：入睡困难
3. 主诉不了解有关心脏介入检查知识	与信息来源不足有关	符合3	缺乏冠状动脉造影术相关知识

（三）护理计划与措施路径

1. **治疗护理**

（1）清晨或入院时抽血。

（2）训练床上排便方法。

（3）术前皮肤准备。桡动脉穿刺：双上肢（手毛多的患者）、会阴部（预防桡动脉穿刺失败改股动脉穿刺）。股动脉穿刺：会阴部。

（4）检查各种检验及检查报告单是否齐全，手术同意书签字。

（5）术前晚关注患者睡眠情况，对紧张不安、影响夜间睡眠的患者按医嘱给予安定口服。

2. **心理护理**

（1）主动详细介绍病区情况，消除患者陌生感，介绍介入检查的医生、护士，加强护患沟通，增加信赖感。

（2）介绍术前的各项准备工作及目的，解释冠状动脉造影对指导治疗和诊断的必要性，使其清楚应如何配合。

（3）鼓励患者说出恐惧的感觉及其原因，消除紧张情绪。

3. **健康教育**

（1）病情允许时可淋浴，更换病服。

（2）术前2h可进食，胃肠道症状严重者禁食4～6h。

（3）进入介入室前排空膀胱。

【造影术日至术后6小时】

（一）护理评估路径

（1）评估患者术前晚上是否睡好，患者是否诉恐惧感消失。

（2）穿刺部位敷料是否渗血？局部是否有瘀斑、血肿？有无加压包扎？患者是否自述穿刺部位疼痛？

（3）术侧肢体远端血液循环是否良好？皮肤颜色是否变苍白、紫绀？皮肤温度有无下降？动脉搏动是否减弱？

（4）能否在床上顺利排小便？

（5）是否按照治疗计划保持术侧肢体制动？

（二）护理诊断/问题路径

症状体征（特征）	相关因素	判断标准	护理诊断/问题
1. 自述腰痛、术侧肢体疲乏	与术后肢体制动、卧床有关	符合1	疼痛
2. 紧张、害怕、入睡困难	担心入睡后术侧肢体移动导致出血	符合2	睡眠障碍
3. 局部血肿	与压迫止血不当或过早活动有关	符合3	潜在并发症：出血
4. 不了解术侧肢制动的重要性	与缺乏信息有关	符合4	缺乏术后康复知识

（三）护理计划与措施路径

1. **治疗护理**

（1）指导患者术晨进食少量食物（平时食量的1/3饱）。

（2）术晨停服β受体阻滞剂，测量体温、血压。

（3）指导更衣、贵重物品保管。进入介入室前指导患者排空大小便。

（4）术前核对：备齐各种检查单、术中用物及药品。

（5）平车送入介入室。

（6）术毕回室，协助过床。取平卧位。

（7）监测生命体征，了解术中情况，检查术口情况。心电监护6h，术后即可进食，指导正确活动，协助进餐，嘱患者多饮温开水，督促排尿，有助造影剂排出。

（8）股动脉穿刺的患者：

①弹性绷带包扎穿刺口，平卧体位休息6h，术侧肢体制动，保持伸直并制动6～12h，必要时砂袋压迫穿刺部位。术后6h内一切活动都要采取平卧体位，包括进餐、饮水、大小便。

②监测生命体征：每小时测量BP、P、R共5～6次。血压有异常者每小时测量血压，正常后至少测量5次。

③观察术肢血运和足背动脉搏动，术肢皮温、颜色是否正常，是否能摸到正常的足背动脉搏动。

④平卧休息6～12h，观察穿刺口情况，如无渗血或血肿形成，生命体征正常，可下床活动，24h后可拆除弹性绷带。

（9）桡动脉穿刺患者：

①术肢腕关节勿弯曲4h，其他活动和采取的体位不受限制。

②指导患者做对指运动。

③观察术肢末梢血运，术肢皮温、颜色是否正常。

④监测生命体征：每小时测量BP、P、R共5次。

⑤观察止血带松紧度，若是充气止血带则在术后2h、4h各放气一次，每次放2mL，6h后解除止血带。

(10) 用绷带适当约束患者术侧的肢体，避免患者因害怕术侧肢体移动导致出血而不敢入睡。

(11) 观察伤口敷料有无渗血，注意足背动脉搏动、皮肤颜色与温度情况。

2. 心理护理

(1) 了解夜间睡眠情况。

(2) 术前深呼吸放松疗法10～15min。

(3) 鼓励家属陪伴送到介入室门口。

(4) 术后支持性心理治疗，倾听患者对手术的体验，指导患者保持情绪稳定的良好状态，促进康复，注意休息，调节饮食。

3. 健康教育

(1) 教会患者术侧肢体保持制动，可利用非术侧肢体作支撑移动身体。

(2) 进行术侧肢体与腰部的被动按摩，以减轻疼痛、疲乏。

(3) 出现胸部疼痛时报告医护人员。

(4) 告知患者术侧肢体制动的重要性及制动时间。

(5) 饮食指导：给予易消化饮食，鼓励患者多饮水，以促进造影剂排出体外。

【相关知识链接】

(一) 冠状动脉造影术中注意事项和护理

(1) 建立静脉输液通道，将急救药品抽好备用，如阿托品1mg，利多卡因50mg，多巴胺20mg。

(2) 股动脉穿刺成功后，立即由导管鞘内注射肝素3 000u，防止血栓并发症。

(3) 压力换能器、三通接头和心导管应连成一个完整的密闭系统，注意排气彻底，切勿混入气泡。注意压力调至零点。

(4) 电击除颤器的电极板涂以导电糊，以备紧急应用。

(5) 检查过程中保持心电监测，必要时提醒操作者，监测内容包括：①QRS波幅。②ST段及T波。③心律，如有心动过缓或窦性停搏，立即静脉注射硫酸阿托品0.5～1mg或安置临时心脏起搏；如有室早、室速，立即静脉注射2%利多卡因50～100mg，发生室颤时立即予以电除颤。

(6) 严密监测压力，压力下降2.67kPa (20mmHg) 以上或压力波形有改变，怀疑导管顶端堵住冠状动脉时，提醒操作者立即撤离导管。

(7) 病情严重或原有心动过缓者，造影前可安置临时起搏器。

(8) 操作过程中患者心绞痛发作时，应予硝酸甘油0.5mg含服，或从导管内注射稀释后的硝酸甘油100~200μg，必要时重复应用，并予以氧气吸入。

(二) 冠状动脉造影并发症观察与处理

1. 心律失常

在检查过程中常见心动过缓以及不同程度的房室传导阻滞，个别患者可现心室颤动。

(1) 心电监护，严密观察心率、心律变化。

(2) 根据不同类型的心律失常予以对症处理。

2. 心绞痛、急性心肌梗死

(1) 安慰患者，缓解患者紧张情绪。

(2) 给予患者舌下含服硝酸甘油0.5mg或从导管注入硝酸甘油100~200μg。

(3) 紧急进行冠状动脉介入治疗。

3. 栓塞，以脑栓塞和周围动脉栓塞常见

(1) 观察患者神志变化。

(2) 观察患者肢体的血液循环情况，如皮肤颜色、温度，动脉搏动情况。发现异常及时报告医生并协助处理。

4. 穿刺部位出血、血肿

(1) 观察患者术口周围及敷料情况，有无出现渗血、瘀斑，穿刺局部有无肿胀、疼痛，是否有波动感。

(2) 观察患者血压的变化，测量大腿周径，注意术侧肢体与非术侧肢体的比较。

5. 感染

(1) 观察患者体温变化，每天测量体温4次。

(2) 观察穿刺局部有无红、肿、热、痛等症状。

(3) 必要时复查血常规。

6. 造影剂反应

(1) 观察患者神志、血压、脉搏、心率、心律、呼吸、尿量情况。

(2) 注意倾听患者的主诉，评估其症状是否与造影剂有关。

(3) 观察患者皮肤有无皮疹，是否红、肿等。

第十章　冠状动脉腔内成形术的整体护理路径

经皮冠状动脉腔内成形术（percutaneous transluminal coronary angioplasty，PTCA）是用一特定大小的球囊扩张冠状动脉内径，解除其狭窄，使相应心肌供血增加，缓解症状，改善心肌缺血及心功能的一种非外科手术方法，是冠状动脉介入治疗的最基本手段。PTCA 具有低创、高效、低风险的治疗魅力，能延长冠心病患者寿命，改善心功能及生活质量，越来越为众多患者所接受。护理重点：术前术后用药指导、病情观察、皮肤护理以及正确的动脉按压、床上排尿方法及心理指导，避免术后并发症的发生。高级责任护士应对 PTCA 术后应用封堵器堵闭穿刺口或留置血管鞘的患者进行护理查房，指导正确的观察以及协助拔鞘的方法，保证拔管顺利。

【术前日】

（一）护理评估路径

1. 健康史评估

（1）目前健康状况：

①有无心前区不适感？

②有无心、肺、肝、肾功能障碍？有无电解质紊乱？

③有无凝血功能障碍？

④身体有无严重感染的情况？

⑤女性患者月经史。

⑥有无外周静脉血栓性静脉炎？

（2）过去健康状况：

①有无药物过敏史？

②有无伤口愈合不良或经常感染等情况发生？

2. 专科护理评估

（1）评估心率，有无心律异常，评估血压。

（2）测量体温、体重。

（3）皮肤和黏膜：有无皮下出血和瘀斑？局部皮肤有无紫绀？

3. 心理评估

（1）是否对检查感到害怕？

（2）是否感到心跳得厉害？

4. 社会支持状况

询问患者：

①家庭经济能力是否能承受所需费用？

②能否从家属处得到满意的帮助？

询问家属：

①对患者即将接受检查有何想法？

②能否给予患者支持？

5. 健康教育需求

（1）患者是否想了解病情？

（2）患者是否想了解检查方案？

（二）护理诊断/问题路径

症状体征（特征）	相关因素	判断标准	护理诊断/问题
1. 紧张不安	与对 PTCA 缺少了解有关	符合 1 或 2	恐惧
2. 入睡困难	与担心手术有关	符合 2	睡眠型态紊乱：入睡困难
3. 主诉缺少有关心脏介入检查知识	与信息来源不足有关	符合 3	缺乏有关心脏介入检查知识

（三）护理计划与措施路径

1. 治疗护理

（1）清晨或入院时抽血。

（2）术前皮肤准备：桡动脉穿刺：双上肢（手毛多的患者）、会阴部（预防桡动脉穿刺失败改股动脉穿刺）。股动脉穿刺：会阴部。

（4）各种检查及检验报告单是否齐全，手术同意书签字。

（5）通知患者术晨禁食或术前 4h 禁食（急诊手术除外）。

（6）指导患者术前按时服波力维、阿司匹林药物，择期患者术前 3 天开始服波力维 75mg（QD），阿司匹林或拜阿司匹林 300mg（QD）。急诊患者术前服波力维 300～600mg（负荷量）、阿司匹林或拜阿司匹林 300mg，若患者服药后发生呕吐，要求患者重新服用。

（7）术前晚关注患者睡眠情况，对紧张不安、影响夜间睡眠的患者按医嘱予安定口服。

2. 心理护理

（1）主动详细介绍病区情况，消除患者陌生感，介绍介入检查的医生、护士，加强护患沟通，增加信赖感。

（2）介绍术前的各项准备工作及目的，解释冠状动脉腔内成形术对治疗的必要性，使其清楚应如何配合。

（3）鼓励患者说出恐惧的感觉及其原因，适当进行心理疏导，让其通过诉述宣泄感情，消除紧张情绪。紧张不安、影响夜间睡眠的患者予安定口服。

3. **健康教育**

（1）术前日训练床上大小便。

（2）病情允许时可淋浴，更换病服。

（3）术前2h前可进食，胃肠道症状严重者禁食4～6h。

（4）进入介入室前排空膀胱。

（5）与家属沟通，取得合作。

【手术日～术后1日】

（一）护理评估路径

（1）术前准备是否完善？如有无按时足量服用抗凝药等？

（2）患者是否自述术口疼痛？

（3）术口敷料是否渗血？

（4）穿刺局部是否有瘀斑、血肿？

（5）术侧肢体远端血液循环是否良好？皮肤颜色是否变苍白、紫绀？皮肤温度有无下降？动脉搏动是否减弱？

（6）能否在床上顺利排便？

（7）是否按照治疗计划保持术侧肢体制动？

（二）护理诊断/问题路径

症状体征（特征）	相关因素	判断标准	护理诊断/问题
1. 自述腰痛、术侧肢体疲乏	与术后肢体制动、卧床有关	符合1	疼痛
2. 紧张、害怕、入睡困难	与担心入睡后术侧肢体移动导致出血有关	符合2	睡眠障碍
3. 局部血肿	与压迫止血不当或过早活动或应用抗凝药有关	符合3	潜在并发症：出血
4. 不了解术侧肢制动的重要性	与缺乏信息有关	符合4	缺乏术后康复知识

（三）护理计划与措施路径

1. **治疗护理**

（1）术晨测量生命体征。术晨停服β受体阻滞剂，术前30～60min口服氯吡格雷150mg、阿司匹林0.5g。

（2）术晨进食少量食物（平时的1/3饱）。

（3）通知禁食、更衣、贵重物品保管。备齐各种检查单、术中用物及药品。

（4）进入介入室前指导患者排清大小便，平车送入介入室。

（5）介入治疗术中填写《临床护理文书规范（专科篇）》之“介入、导管治疗术后首次护理记录单”，术后起用“危重症患者转运护理单”把患者转入 CCU，心电监护 24h，血压正常或偏高的患者静滴血管扩张药物 24h，监测生命体征变化，观察是否有迷走神经反射症状。

（6）监测生命体征，了解术中情况，检查术口情况。观察穿刺口情况，有无渗血、皮下血肿、腹膜后血肿。

识别穿刺部位出血、血肿、假性动脉瘤、动脉穿孔、动—静脉瘘原因或危险因素：

1. 术前使用溶栓剂。
2. 术前、术中、术后使用抗凝抗血小板药物。
3. 老年人，女性，高血压患者，糖尿病患者，外周血管硬化者，延迟拔除鞘管者。
4. 反复穿刺引起局部渗血，动静脉损伤。
5. 穿刺口过高（在腹股沟韧带以上）致压迫困难。
6. 穿透动脉后壁、血液渗出或形成血肿。
7. 拔管时压迫不当或压迫时间过短。
8. 肝素用量过大或过长。
9. 拔管后患者过早下床活动。

处理：再次压迫穿刺部位止血。

1. 假性动脉瘤/动脉穿孔可在超声定向指引下压迫止血。
2. 止血后加压包扎 24～48h。
3. 扩容，必要时输血。
4. 压迫无效、出血量大、瘤体快速增长者应考虑外科修补或介入性治疗。
5. 机械化动脉压迫系统和血管穿刺闭合器可减轻操作者的负荷和患者的痛苦，并可能有助于减少血管并发症。

识别腹膜后出血危险因素：

穿刺部位过高（腹股沟韧带上方），穿透动脉后壁，血液渗出上延至腹膜后。如不能及时发现和处理，可致患者死亡。临床表现：低血压、腹股沟上方压痛、背部及下腹部疼痛、恶心呕吐等；血色素降低、红细胞压积降低 >5%；腹部 CT 和超声波有助于确诊。

处理：

1. 可尝试超声指引下压迫止血，但较困难。
2. 停用抗凝药物。
3. 输液扩容，必要时输红细胞和/或血小板。
4. 80% 以上患者可以内科方法治愈，但需密切监测。
5. 内科治疗无效时应及时进行外科修补止血/介入治疗。

（7）生活护理：术后即可进食，协助进餐，指导正确活动，督促排尿。

（8）护理组长或高级责任护士查房：

对股动脉穿刺并行封堵器堵闭穿刺口的患者：

①平卧体位休息 2～4h、术肢伸直 2～4h。无特别 4h 后可正常活动。

②观察术肢末梢血运和足背动脉搏动。

③每小时测量 BP、P、R 共 5 ~ 6 次，心电监护 24h，并注意观察神态变化。

对股动脉穿刺并留置血管鞘的患者：

①平卧休息，术肢伸直勿弯曲至拔鞘后 6 ~ 12h，所有活动都要采取平卧体位，包括进餐、饮水、大小便。一般情况下术后 4 ~ 6h 拔鞘。

②指导患者术后正确体位，观察穿刺鞘和穿刺口情况，防止血管鞘脱出，若血管鞘脱出至 2cm，要马上告诉医生，作好拔鞘的准备。

③每小时测量 BP、P、R 至拔鞘后 6h，血压有异常者每小时测量血压，正常后至少测量 5 次，心电监护 24h。

④保持两条静脉通道通畅，协助拔鞘。拔血管鞘时护士守候在床旁协助，告诉患者放松勿紧张。

识别拔管综合征：

多发生于股动脉穿刺及术后拔除鞘管时，发生率 3% ~ 5%。与精神紧张、疼痛、血容量低、压迫不当致下肢缺血、迷走神经反射亢进有关。

临床表现：低血压、心率缓慢、面色苍白、大汗、恶心、呕吐；多为良性过程，可迅速恢复；但亦有后果严重甚至于死亡者。

处理：

拔管前充分镇静、麻醉止痛，建立静脉通道，扩充血容量；拔管时动作轻柔，注意监测心率和血压；一旦发生，快速补液，静脉注射阿托品（1mg/次）、多巴胺（3 ~ 5mg 静脉注射，5 ~ 10μg/kg 静脉滴注）。

⑤备好抢救药，拔鞘用利多卡因局麻（防疼痛引起迷走神经反射），阿托品 1mg + 0.9% NS10mL、多巴胺 20mg + NS20mL 备用，备好抗心律失常的药物和除颤仪等抢救用物。

（9）桡动脉穿刺行 PTCA 护理路径同冠状动脉造影术。

（10）护理组长或高级责任护士查房：

①观察抗凝、抗血小板治疗的副作用。用药指导，术后用抗血小板药如速避凝 0.4mL 皮下注射 Q12h ×3 ~ 5d，口服波立维 75mgQd 连续 9 ~ 12 个月，阿司匹林 300mgQd 按医嘱服、100mgQd 终身服，按时服调脂药、降压药等。

②观察有无出血倾向：皮肤、黏膜、消化道、痔疮及尿液颜色等。

③指导患者服用防止支架再狭窄的药物。

（11）观察伤口敷料有无渗血，注意足背动脉搏动、皮肤颜色与温度情况。

（12）用绷带适当约束患者术侧的肢体，避免患者因害怕术侧肢体移动导致出血而不敢入睡。

2. 心理护理

（1）了解夜间睡眠情况。

（2）术前深呼吸放松疗法 10 ~ 15min。

（3）鼓励家属陪伴送到介入室门口。

（4）术后支持性心理治疗，倾听患者对手术的体验，指导患者保持情绪稳定的良好状态，促进康复，注意休息，调节饮食。

3. 健康教育（出院指导）

（1）教会患者术侧肢体保持制动，可利用非术侧肢体作支撑移动身体。

（2）进行术侧肢体与腰部的被动按摩，以减轻疼痛、疲乏。

（3）指导并协助患者在床上使用便器排便，必要时给予导尿。

（4）告知患者术侧肢体制动的重要性及制动时间。

（5）饮食指导：予易消化饮食，鼓励患者多饮水，以促进造影剂排出体外。

【相关知识链接】

（一）冠状动脉腔内成形术加支架术中注意事项及护理

参照冠状动脉造影术中注意事项和护理。

（二）冠状动脉腔内成形术加支架术后并发症的处理及危险因素预防

1. 栓塞：为最严重的并发症

（1）栓塞的分类。

①急性闭塞。

②亚急性闭塞、缺血。

③穿刺动脉栓塞。

④栓塞性脑卒中。

⑤深静脉血栓形成朋市栓塞。

（2）危险因素：

①冠脉病变：完全性闭塞、长病变、小血管、严重钙化、扭曲成角、血栓性病变等。

②内膜撕裂、夹层。

③冠脉内血栓、无复流。

④扩张不足、冠脉穿孔。

（3）处理：

①首先加强药物治疗（β受体阻滞剂、硝酸甘油），同时抗凝（肝素或低分子肝素）。

②如血流动力学不稳定，给以主动脉内球囊反搏（IABP）。

③纠正缺血的继发原因（感染、心力衰竭、心律失常、活动等）。

④如心电图有ST段抬高则首选介入治疗。

⑤不能及时介入者给以溶栓治疗。

⑥心电图如无ST段抬高，试用药物控制，无效者，冠脉造影，考虑血运重建。

2. 造影剂过敏反应

（1）过敏反应的程度：

①轻度：感觉异常、皮疹、红斑、搔痒、恶心、呕吐。

②中度：寒战、气促、气管痉挛、喉头水肿、心动过速、低血压。

③重度：过敏性休克、心搏骤停、呼吸停止。

（2）过敏反应的高危患者：

①本人或家族有过敏史者。

②对海产品过敏者的发生率是一般患者的3倍。

③30～40岁人群的发生率高于其他人群。

④心血管病患者的发生率比一般人高4～5倍，且更严重。

（3）处理：

①静脉注射激素（地塞米松5～10mg；氢化可的松50～100mg）。

②静脉或肌肉注射抗组织胺剂（非那根25～50mg）。

③气管痉挛者静脉注射肾上腺素1～2mg、氨茶碱25～50mg静脉滴注，必要时气管插管。

④休克者可采用生理盐水扩容、分次静脉注射阿托品0.5～2mg。

⑤升压药（多巴胺、阿拉明）因可促使组织胺及慢反应物质释放，仅在休克时考虑。

3. 术后感染

（1）PTCA术后感染发生率低，国外报道为1%～2%。

（2）严格无菌操作是最好的预防措施。

（3）术前可预防性给一次抗生素，术后不需常规给抗生素预防。

（4）手术时间长、停留鞘管时间长、IABP、气管插管、心功能不全、原有肺部疾病者，术后应密切观察，可短期预防性给以抗生素。

（5）一旦发生感染，应积极使用有效抗生素尽快控制。

第十一章　上消化道大出血的整体护理路径

消化道出血（upper gastrointestinal hemorrhage）是指 Treitz 韧带以上的消化道，包括食管、胃、十二指肠或胰胆等病变引起的出血以及胃空肠吻合术后的空肠病变出血。上消化道大出血一般指在数小时内失血量超过 1 000mL 或循环血容量的 20%，主要临床表现为呕血和（或）黑便，常伴有血容量减少而引起急性周围循环衰竭，严重者导致失血性休克而危及患者生命。护理重点：及早识别出血征象，严密观察病情变化，迅速准确的抢救，康复期饮食护理。高级责任护士应对出血量、出血程度等病情观察要点进行查房。重症患者应组织护理会诊并及时抢救。

【入院第 1 天】

（一）护理评估路径

1. 健康史评估

（1）目前健康状况：

①最近有无上呼吸道感染？有无服用含有消炎镇痛类的感冒药？

②有无头晕、心悸、面色苍白等症状？

③最近有无大手术、创伤严重感染等应激史？

④有无恶心、呕吐、腹泻、黑便？

（2）过去健康状况：

①有无胃痛史？胃痛的节律性：饥饿痛、空腹痛、半夜痛、饱胀痛还是饭后痛？

②有无腹部手术史？有无食道炎、食道肿瘤史？

③有无肝病史，如慢性肝炎、肝硬化病史？

④有无肿瘤家族史、肾功能衰竭病史、血友病史以及白血病？

⑤询问其职业、工作性质。

（3）家族史：

家族中其他人有无肝病、消化性溃疡等疾病史？

（4）健康管理：

是否有不良生活习惯，如饮食不规律、过量喝茶、喝咖啡、吸烟、饮酒等？

2. 专科护理评估

（1）评估呕血和黑便的发生时间、次数、量及性状。

（2）评估患者的心率、脉搏、血压、脉压差、呼吸，有无发热。

（3）评估患者意识状态，有无精神疲倦、烦躁不安、嗜睡、表情淡漠等。

（4）评估患者的面色、口唇色泽、指甲颜色、肢体温度，有无头晕、心悸、晕厥，有无出冷汗以及颈静脉充盈情况等。

（5）腹部检查：有无肝肿大、腹肌紧张、腹压痛、反跳痛，有无腹水征、腹部肿块，肠鸣音是否异常。

（6）评估血象、血电解质及血尿素氮的结果，尤其注意红细胞、血红蛋白及网织红细胞的变化以及大便潜血实验结果。

3. 心理评估

（1）有无紧张、恐惧或悲观？

（2）对出现上消化道大出血有无担忧情绪？对治疗有无信心？

4. 社会支持状况

（1）家属对治疗的支持程度。

（2）住院费用来源有无困难？

5. 健康教育需求

患者及家属对疾病和治疗的认识程度。患者及家属是否知道绝对卧床对抢救上消化道大出血的重要性？

（二）护理诊断/问题路径

症状体征（特征）	相关因素	判断标准	护理诊断/问题
1. 脉率增快、血压下降 2. 尿少 3. 呕血与黑便	与上消化道大出血有关	符合1+3或2+3	体液不足
4. 血红蛋白下降 5. 自诉疲乏或无力	与失血性周围循环衰竭有关	符合1、4或5	活动无耐力
6. 大量呕出黏稠度高的血液或伴大量胃内容物 7. 全身虚脱、无力或意识水平下降	与呕血量大、患者无力呕出有关	符合6或7	有窒息、误吸的危险

（三）护理计划与措施路径

1. 治疗护理

（1）马上安排床位，绝对卧床休息至出血停止，头偏向一侧，注意保暖。

（2）给予吸氧，抽血配血及送检，开通至少两条通畅的静脉通道，快速补充血容量，进行各种止血治疗及抢救，用5%葡萄糖生理盐水或血浆代用品。

（3）烦躁者上床栏，必要时给予镇静剂，胃底、食道静脉曲张破裂出血患者烦躁时慎用吗啡、巴比妥类镇静剂。

（4）禁食，协助急诊胃镜检查。

（5）密切观察血压、体温、脉搏、呼吸的变化，心电血压监护仪监测。

（6）观察神志、末梢循环、尿量，呕血及便血的色、质、量，准确记录出入量。

（7）及时清除呼吸道内分泌物、血液或呕吐物，保持呼吸道通畅，并给予口腔清洁。

（8）每次便血后应给予擦净，保持臀部清洁、干燥，以防发生湿疹和压疮。

（9）使用特殊药物，如施他宁、垂体后叶素时，严格掌握滴速，不可随意停止使用，如出现腹痛、腹泻、心律失常等副作用，及时报告医师处理。

2. **心理护理**

（1）耐心细致地做好解释工作，在大出血时，尽可能有医护人员在旁陪伴，给予患者信心，消除紧张、恐惧心理。

（2）污染被服应随时更换，以避免不良刺激。

3. **健康教育**

告诉患者安静情绪利于止血，让患者配合绝对卧床。

【入院第 2 ~4 天】

（一）护理评估路径

（1）评估实验室检查结果：

①评估血生化结果、胃镜结果、肝功能情况。

②评估血象，尤其注意网织红细胞的变化，大便潜血实验结果。

（2）评估患者呕血及便血的色、质、量，肠鸣音的变化。

（3）评估周围循环情况，如中心静脉压、体温、脉搏、血压、神志、末梢温度、尿量等。

（4）询问患者是否还有头晕。

（5）评估患者面色是否苍白。

（6）健康教育需求：患者或家属是否知道上消化道大出血的病因和诱因？是否知道预防再出血的方法？

（二）护理诊断/问题路径

症状体征（特征）	相关因素	判断标准	护理诊断/问题
1. 反复呕血，呕吐物由咖啡色转为鲜红色 2. 黑便次数多且转为暗红色 3. 周围循环表现未改善、血压波动 4. 网织红细胞、血红蛋白继续下降	与病情反复有关	符合 1、2 或 3 +4	潜在并发症：消化道再出血
5. 黄疸加重 6. 意识变化，昼夜颠倒 7. 行为异常、扑翼样震颤	与出血量大有关	符合 5 + 6 或 7	潜在并发症：肝性脑病

（三）护理计划与措施路径

1. 治疗护理

（1）护理组长或高级责任护士查房：

①继续观察患者的生命体征，如血压、脉搏、中心静脉压、尿量、意识、行为等。密切观察呕血与黑便的次数、量、颜色、性状变化以及肠鸣音的变化。

②正确估计出血量、出血程度。

出血量的评估：

1. 一般来说，大便潜血试验阳性提示每日出血量 > 5mL；出现黑便表明出血量在 50～70 mL以上，一次出血后黑便持续时间取决于患者排便次数，如每日排便一次，粪便色泽约在3天后恢复正常；胃内积血量达250～300 mL时可引起呕血；一次出血量在400mL以下时，一般不引起全身症状，如超过1 000mL，临床即出现急性周围循环衰竭的表现。

2. 可采取改变体位测量脉搏、血压并观察症状和体征来估计出血量：先测平卧时的脉搏与血压，然后测由平卧位改为半卧位的脉搏与血压，如改为半卧位即出现脉搏增快、血压下降、头晕、出汗甚至晕厥，则表示出血量大。

出血程度的评估：

1. 轻度：出血量少于500mL，表现为怕冷，皮肤苍白，头晕等，脉搏加快，血压可无变化。

2. 中度：出血量在800～1 000mL，表现为眩晕，口渴，尿少，脉搏加快，血压下降。

3. 重度：出血量大于1 500mL，表现为烦躁不安，出冷汗，四肢厥冷，尿少，血压下降，脉搏细弱，呼吸加深等失血性休克症状 。

③评估有无活动性出血。

下列迹象提示活动性出血或再次出血：

1. 反复呕血，甚至呕吐物由咖啡色转为鲜红色。

2. 黑便次数多且转为暗红色，伴肠鸣音亢进。

3. 周围循环衰竭的表现经补液、输血而未改善，或好转后又恶化，血压波动，中心静脉压不稳定。

4. 红细胞计数、血细胞比容、血红蛋白测定不断下降，网积红细胞计数持续增高。

5. 在补液足够、尿量正常的情况下，血尿素氮持续或再次增高。

6. 门静脉高压的患者原有脾大，在出血后常暂时缩小，如不见脾恢复肿大则提示出血未止。

④暂禁食，出血停止后可少量进食温凉的全流。出现肝性脑病前期应避免蛋白质饮食。观察电解质的变化，补充足够的液体，记录出入液量。

⑤嘱患者继续卧床休息，出血停止时患者可起床稍事活动，但应注意有活动性出血时，患者常因有便意而上厕所，在排便时或便后起立时会晕厥。故应嘱患者：先坐起，站立时动作要缓慢；出现头晕、心慌、出汗时立即卧床休息。必要时有人陪同如厕或改

为床上排泄。做好生活护理，保暖。

（2）继续应用扩容液体及药物，应用止血药。使用特殊药物，如施他宁、垂体后叶素时，严格掌握滴速不宜过快，若出现腹痛、腹泻、心律失常等副作用，及时报告医师处理。若需要输血，按《临床护理规范（专科篇）》的“输血护理单”进行护理。

（3）对上消化道大出血保守治疗效果不理想时，应作好术前准备，考虑手术治疗。

2. **心理护理**

（1）耐心细致地做好解释工作，使患者保持心情舒畅，解除心理压力。

（2）解释各项检查、治疗措施的必要性，减轻患者的疑虑。

3. **健康教育**

（1）告诉患者继续卧床休息的重要性，出血停止后可作适当的床上活动或床边活动。

（2）出现心慌、心悸、出汗时立即卧床并告诉医生及护士。起床时动作宜慢。急性期尽可能在床上大小便。

【第5天至出院日】

（一）护理评估路径

（1）评估患者进食全流后是否适应。

（2）评估患者上消化道出血的症状、体征有无改善，呕血与黑便的变化。

（3）评估患者对治疗的了解程度。

（4）对健康教育新的需求，如出院后饮食调理方法。

（5）实验室检查：

①血常规检查结果：血红蛋白值、网织红细胞值是否正常？

②大便潜血试验是否转阴？

（二）护理诊断/问题路径

症状体征（特征）	相关因素	判断标准	护理诊断/问题
1. 自诉不知道有关上消化道出血的原因 2. 过早起床活动	与认知上的限制、未受过相关教育有关	符合1或2	缺乏上消化道出血相关防护知识
3. 过早进食或进食食物过热或过冷、过油腻	与信息来源受限有关	符合3	缺乏饮食调护知识

（三）护理计划与措施路径

1. **治疗与护理**

（1）观察生命体征，尤其是大便颜色的变化。

（2）继续协助患者生活护理。

（3）出血停止后可作适当床边活动，注意有无活动后头晕、心悸、出汗等不适。

（4）出血停止后可给予无刺激的温凉全流质，从少量开始。进食过程中密切观察患者的反应，若进食后出现恶心、呕吐等，即停止进食。以后逐渐由全流改为半流、软食。胃底静脉曲张破裂出血的患者，止血后 1～2 天渐进高热量、高维生素质，限制钠和蛋白质摄入，避免粗糙、坚硬、刺激性食物，且应细嚼慢咽，防止损伤曲张静脉而再次出血。

2. 健康教育（出院指导）

（1）告诉患者开始进食的注意事项。少量出血无呕血者，可进食温凉、清淡流质；出血停止后可给予无刺激的温凉全流质，从少量开始，无不适时改无刺激性半流质、软食，少量多餐。

（2）注意饮食卫生和饮食规律，进营养丰富、易消化食物，从软食逐步过渡到正常饮食。避免进食过热、过冷、刺激性食物，或过硬食物。避免牛奶类产气食物。定时进食，避免饥饿或暴饮暴食。

（3）讲解引起上消化道出血的病因和诱因，帮助患者和家属掌握有关疾病的预防知识，避免不良诱因。

（4）生活要有规律，劳逸结合，保证充足的睡眠，保持乐观情绪，戒烟、酒、浓茶、咖啡等对胃有刺激的食物。

（5）学会早期识别出血征象及应急措施：出现头晕、心悸等不适，或呕血、黑便时，立即卧床休息，保持安静，减少身体活动；呕吐时取侧卧位，以免误吸，立即送院治疗。

（6）讲解引起上消化道出血的临床过程和预后，以及有关治疗与护理知识。掌握发病的规律性，防止复发和出现并发症。

（7）在定期复诊中遵医生或护士的指导用药。如果是溃疡性出血，要按疗程服药。

（8）慎用各种含有解热镇痛药物的感冒药。对一些可诱发或加重溃疡病症状，甚至引起并发症的药物应忌用，如水杨酸类、利血平、保泰松等。

【相关知识链接】

表 11－1　如何鉴别呕血与咯血

	常见病因	出血方式	出血先兆	性质及颜色
呕血	消化性溃疡、肝硬化、食管胃底静脉破裂、出血性糜烂性胃炎	呕出	恶心、上腹部不适、呕吐	咖啡渣样、棕褐色、有时混有食物
咯血	肺结核、支气管扩张、支气管肺癌、二尖瓣狭窄	咯血	咳嗽、胸闷、喉痒	常呈酸性鲜红色、混有气泡与痰液

第十二章　肝硬化（失代偿期）的整体护理路径

肝硬化（cirrhosis of liver）是一种以肝组织弥漫性纤维化、假小叶和再生结节形成为特征的慢性肝病。临床上有多系统受累，主要表现为肝功能损害和门静脉高压，晚期常出现消化道出血、肝性脑病、继发感染、肝肾综合征等严重并发症。护理重点是密切观察病情变化，饮食指导，长期用药指导，做好皮肤护理、安全护理以及并发症的预防和抢救护理。高级责任护士应对肝硬化的饮食护理、用药观察等护理要点进行查房，对出现肝性脑病先兆者做好安全护理并组织会诊。

【入院第 1 天】

（一）护理评估路径

1. 健康史评估

（1）目前健康状况：

①有无头晕、恶心、呕吐？呕吐物的颜色、性质、量、次数如何？

②大便的颜色、性质、量、次数如何？小便的颜色、次数、量如何？

③是否有右上腹胀痛及身体其他部位的疼痛？有疼痛者使用《临床护理文书规范（专科篇）》的“疼痛护理单”进行护理。

④最近有无咽喉不适、咳嗽、咳痰等上呼吸道感染？

⑤有无食欲减退或厌食、进食后上腹部饱胀不适，或稍进食油腻食物，则引起腹泻、疲乏无力、懒言？

（2）过去健康状况：

①有无肝炎病史？如有，为何种类型？

②有无嗜酒的习惯？白酒还是其他酒？每天量多少？嗜酒持续多少年？

③有无胆囊炎、胆囊结石病史？年内胆囊炎发病频率如何？

④过去有无经常使用某一类型的药物？

（3）家族史：家族中有无肝病史？

2. 专科护理评估

（1）评估生命体征，体重，腹围。

（2）体形：消瘦？肥胖？腹部膨隆？营养状况是否较差？有无水肿，特别是有无腹水？

（3）面色是否黝黯无光泽（肝病面容）？巩膜和皮肤有无黄染？有无肝掌、蜘蛛痣和（或）毛细血管扩张？有无腹壁静脉显露？水肿程度如何？有无皮肤干枯、皮肤瘙痒症状？皮肤有无破损？有无皮下出血点或瘀斑？有无牙龈出血、鼻出血？

（4）面容：急性病容，慢性病容，肝病面容。

（5）精神状况：有无表情淡漠、性格改变、行为异常、对答不切题？对人物、时间、地点的定向力怎样？

（6）有无呼吸困难、心悸？能否平卧？

（7）腹部检查可有脾大、腹水、腹壁静脉曲张？检查阴囊有无水肿及水肿的程度。

（8）评估血常规、肝功能、肾功能、血电解质、尿常规、B超、腹部MR、胃镜等报告结果。

3. 心理评估

（1）了解患者是否为肝硬化住院而感到害怕和担心。

（2）了解患者是否适应医院的环境，是否为住院费用而担心。

（3）了解患者对治疗肝硬化的信心。

（4）患者是否担心因生病而影响工作？

（5）患者是否介意生病后体形、皮肤颜色的变化？

（6）评估患者有无焦虑、抑郁、易怒、悲观等情绪，注意鉴别是心理问题还是并发肝性脑病时的精神障碍表现。

4. 社会支持状况

（1）了解家人对患者生病的态度以及支持程度。

（2）了解患者的家庭经济状况。

5. 健康教育需求

患者是否知道肝硬化的原因、诱发因素？

（二）护理诊断/问题路径

症状体征（特征）	相关因素	判断标准	护理诊断/问题
1. 恶心、呕吐 2. 消瘦、食欲减退 3. 疲乏无力	与肝功能减退有关 与肝功能减退、门静脉高压有关	符合1或2+3	营养失调：低于机体需要量
4. 小便量少 5. 水肿 6. 腹部膨隆	与肝功能减退、大量腹水有关	符合4、5或6	体液过多
7. 不能平卧 8. 懒言		符合3、7或8	活动无耐力
9. 皮肤黄染、瘙痒	与营养不良、水肿、皮肤干燥、长期卧床有关	符合5、7、9任一项	有皮肤完整性受损的危险
10. 行为及语言异常 11. 计算及定向力障碍	与肝功能衰竭、血氨升高有关	符合10、11	感知改变

（三）护理计划与措施路径

1. 治疗护理

（1）热情接待患者，根据患者的需求和病情安排床位。

（2）协助患者订餐，有消化道出血者禁食，挂禁食牌，并告知患者禁食的重要性；水肿严重者给予限水和低钠饮食；有肝性脑病先兆者禁蛋白饮食。

（3）嘱患者卧床休息，一般取平卧位，大量腹水时取半卧位并抬高下肢。阴囊水肿者用托带托起阴囊，以利水肿消退。嘱患者注意翻身，以免受压部位出现压疮。

（4）肝性脑病先兆患者留陪人，护理组长/高级责任护士查房，指导安全护理。

> 肝性脑病患者的安全护理：
>
> 1. 严密观察患者思维、认知变化。
> 2. 安慰患者，切忌伤害患者，更不能嘲笑患者的异常行为。
> 3. 当患者清醒时向其讲解意识模糊的原因，训练患者的定向力，告诉患者现在所在位置。
> 4. 在患者身上系上手腕带识别标志。
> 5. 当患者烦躁不安时，应加床栏，必要时约束。

（5）配合完善各种检查，如有抽血急查的项目，宜与补液同时执行，以免反复穿刺，增加患者痛苦。

（6）观察患者病情，包括生命体征的变化、水肿的消失及呕血、血便，每天测量腹围（用软皮尺平脐水平绕腹一周）和体重。记录24h出入水量。

（7）输液速度宜慢。

（8）协助腹腔穿刺放腹水。

> 腹腔穿刺放腹水护理：
>
> 1. 术前说明注意事项，测量体重、腹围、生命体征，嘱患者排空膀胱。
> 2. 术中及术后观察有无不适反应。
> 3. 术后用无菌敷料覆盖穿刺部位，上腹带。
> 4. 记录腹水的量、性质和颜色，标本及时送检。

2. 健康教育

耐心倾听患者的诉说，了解患者的心理及需求。

3. 健康教育

（1）告知患者饮食治疗的重要性，特别是限水和低钠饮食（见相关知识链接）。

（2）告知患者卧床休息的重要性。平卧位利于增加肝肾血流量；大量腹水时取半卧位并抬高下肢利于呼吸和减轻水肿。

（3）告知患者准确记录24h出入量的重要性，教会患者准确记录出入量、测量腹围的方法，告知患者测腹围的目的、意义。

【入院第 2 ~7 天】

（一）护理评估路径

（1）精神状况：表情淡漠、性格改变、行为异常情况有无改善？对答是否切题？对人物、时间、地点的定向力如何？

（2）呼吸困难、心悸等症状有无改善？能否平卧？

（3）巩膜与皮肤的黄染程度有无减轻？肝掌、蜘蛛痣有无消退？有无新的出血点？有无腹壁静脉显露？水肿程度有无改变？皮肤瘙痒症状有无减轻？有无压疮或红斑？体形：腹围有无变化？

（4）评估实验室检查结果，如血尿常规、电解质、乙肝两对半、肝功能、胃镜、腹部 MR 的情况。

（5）评估腹痛与腹胀情况，注意与肝癌疼痛的区别。

> 肝癌的疼痛是以肝区持续钝痛为主，伴有胎甲球的升高。而肝硬化是以右上腹闷胀不适为主。

（6）小便的量、颜色有无改善？评估大便的性质、颜色、次及量。

（7）腹腔穿刺放液后有无不适？穿刺点有无渗血渗液？敷料有无及时更换？

（8）观察有无用药后的不良反应。

（9）饮食是否按医嘱？

（10）评估患者是否适应了医院的环境，晚上能否入睡，睡眠质量如何。

（11）家人有无来陪伴患者？了解家属对患者的支持程度。

（12）健康教育需求：患者是否知道如何减轻皮肤瘙痒症状？询问患者是否知道观察大小便的方法。

（二）护理诊断/问题路径

症状体征（特征）	相关因素	判断标准	护理诊断/问题
1. 表情淡漠 2. 尿量增多	与利尿、缺乏含钾或钙的食物有关	符合 1、2 中的任何一项	潜在并发症：低钾、低钙
3. 患者想知道治疗方案 4. 诉说不知道应该何时服药	与信息来源受限有关	符合 3、4 中的任何一项	缺乏肝硬化相关知识
5. 诉说病情未见好转 6. 担心经济问题	与病情迁延、慢性有关	符合 5、6 中的任何一项	焦虑

（三）护理计划与措施路径

1. 治疗护理

（1）卧床休息，可做轻体力活动。对腹水明显、活动困难的患者，给予协助翻身，预防压疮。

（2）护理组长或高级责任护士查房：

①给予高蛋白、易消化、不粗糙的软食。血氨升高者、肝性脑病先兆者限制或禁蛋白质饮食；有腹水者低盐饮食或无盐饮食，钠限制在每日 500～800mg（氯化钠 1.2～2.0g），进水量限制在 1 000mL 左右。可进食新鲜蔬菜（短而碎），保持大便通畅。

②观察使用利尿剂有无电解质紊乱的表现。利尿药一般在白天使用，避免晚上应用，以免患者夜尿增加而影响睡眠。

③每日测量腹围、体重，记录出入水量。

24h 摄水量包括当日饮水量、输液量、输血量、透析治疗药液量、食物含水量等。24h 出水量应排除正常成人经皮肤和呼吸道黏膜的不感性蒸发约 850mL/天，包括当日粪便水量、尿量、胃肠减压引流液、胸腹胆汁引流液、呕吐液、痰液、伤口渗出液、手术失水失血量，还应有特殊治疗失水（如血液和腹膜透析治疗出超液）。

（3）腹腔穿刺放腹水术中、术后严密观察生命体征的变化，注意有无不良反应。大量放腹水时，应避免使腹压突然剧增的因素，如剧烈咳嗽、打喷嚏、用力排便等。

（4）补液中多巡视，速度不宜过快，注意补液顺序问题，一般补液顺序应为：止血、抗炎、扩容。有消化道出血者，按消化道出血护理与抢救。

（5）观察患者的服药行为，发药到口。

2. 心理护理

（1）关心患者，多与患者沟通，热情解答患者的问题。

（2）耐心倾听患者的诉说，告诉患者肝硬化是一种慢性病，需要患者有良好的心理承受能力去应对。

3. 健康教育

（1）鼓励并协助患者翻身、活动。

（2）告知患者用药目的，腹腔穿刺放液前排空膀胱以免误伤。

（3）告知患者保持个人卫生对预防感染有非常重要的意义。

（4）指导患者及家属每日温水擦身，避免用碱性洗澡液，保持皮肤清洁可减轻皮肤瘙痒症状。天气寒冷时使用油性较强的润肤露。

（5）保持口腔清洁有利于增进食欲。

【入院第 8 天至出院】

（一）护理评估路径

（1）精神状况怎样？对答是否切题？

（2）血便是否停止？血色素是否正常？

（3）皮肤巩膜黄染有无消退？肝掌、蜘蛛痣、出血点有无消退？水肿程度如何？皮肤瘙痒症状有无缓解？有无压疮或红斑？体形：腹围有无变化？

（4）评估实验室检查结果，如血尿常规、电解质、乙肝两对半、肝功能、胃镜、腹部 MR 的情况。

（5）小便的量、颜色有无改善？评估大便的性质、颜色、次及量。

（6）对用药知识是否了解？
（7）是否明白饮食注意事项？食欲有无好转？
（8）健康教育需求：
①患者是否掌握了低盐饮食的要点？
②患者是否知道每日喝水量？
③患者是否能准确记录24h出入量？
④患者是否知道出院后什么时候来复诊？
⑤患者是否知道出院后如何预防疾病复发？

（二）护理诊断/问题路径

症状体征（特征）	相关因素	判断标准	护理诊断/问题
1. 诉说不知道如何防止疾病复发	与信息来源受限有关	符合1	缺乏防止疾病复发的相关知识
2. 诉说担心经济问题	与治疗费用有关	符合2	焦虑
3. 诉说长期患病不能正常工作，不能照顾家人	与长期生病有关	符合3	角色紊乱

（三）护理计划与措施路径

1. 治疗护理

（1）观察有无电解质紊乱的表现。
（2）观察小便量的变化与使用利尿剂的关系。
（3）指导患者进食营养丰富、易消化的食物。
（4）经常巡视患者，做好患者的皮肤护理工作。

2. 心理护理

安慰患者，使患者正确对待生病的事实。鼓励患者与其他病友沟通，调整好心情，以乐观的态度对待生活。

3. 健康教育（出院指导）

（1）告知患者肝掌、蜘蛛痣不可能短期内消失，让其在出院后有心理准备。
（2）指导患者每天少吃多餐，以营养丰富、易消化、清淡软食为佳，忌进食刺激性、粗糙的食物，忌暴饮暴食，补充多种维生素，尤以B族维生素类为佳。
（3）告知患者酒精是肝脏的“克星”，应禁止喝酒。
（4）教会患者记录24h出入量，学会观察每天尿量的变化。
（5）指导家属注意观察患者的意识、定向力与计算能力，如有异常及时送院治疗。
（6）嘱患者及家属出院后门诊随诊并告知专科门诊时间。

【相关知识链接】

肝硬化患者基本饮食知识

（1）蛋白质：以植物蛋白为主，血氨升高时应限制或禁食蛋白质。

（2）维生素：新鲜蔬菜和水果含有丰富的维生素，如西红柿、柑橘等。

（3）腹水明显时应低盐或无盐饮食（1.2～2.0g/天），进水量在1 000mL/天左右。

（4）含钾较高的食物：硬壳果、马铃薯、干豆、肉类、水果等。

（5）含钠较高的食物：咸肉、酱菜、酱油、罐头食品、含钠味精等。

（6）含钠较低的食物：粮谷类、瓜茄类、水果等。

（7）低盐饮食常使人感到食物淡而无味，可适量添加柠檬汁、食醋等。

（8）伴有食管胃底静脉曲张的患者应食菜泥、肉末、软食，进食时细嚼慢咽，咽下的食团宜小且外表光滑，切勿混入糠皮、硬屑、鱼刺、甲壳等，药物应磨成粉末，以防损伤曲张的静脉导致出血。

（9）各种食物含水量：

表12－1　常见食物含水量

食物	单位	原料重量（g）	含水量（g）	食物	单位	原料重量（g）	含水量（g）
米饭	1中碗	100	240	松花蛋	1个	60	34
大米粥	1大碗	50	400	藕粉	1大碗	50	210
大米粥	1小碗	25	200	鸭蛋		100	72
面条	1大碗（2两）	100	250	馄饨	1大碗	100	350
馒头	1个	50	25	牛奶	1大杯	250	217
花卷	1个	50	25	豆浆	1大杯	250	230
烧饼	1个	50	20	蒸鸡蛋	1大碗	60	260
油饼	1个	100	25	牛肉		100	69
豆沙包	1个	50	34	猪肉		100	29
菜包	1个	150	80	羊肉		100	59
水饺	1个	10	20	青菜		100	92
蛋糕	1块	50	25	大白菜		100	96
饼干	1块	7	2	冬瓜		100	97
油条		50	12	豆腐		100	90
煮鸡蛋	1个	40	30	带鱼		100	50

（10）各种水果含水量：

表 12-2　常见水果含水量

名称	重量（g）	含水量（g）	名称	重量（g）	含水量（g）
西瓜	100	79	葡萄	100	65
甜瓜	100	66	桃子	100	82
西红柿	100	90	杏子	100	80
萝卜	100	73	柿子	100	58
李子	100	68	香蕉	100	60
樱桃	100	67	橘子	100	54
黄瓜	100	83	菠萝	100	86
苹果	100	68	柚子	100	85
梨子	100	71	广柑	100	88

第十三章　肾病综合征的整体护理路径

肾病综合征（nephrotic syndrome，NS）是由各种肾脏疾病所致的大量蛋白尿（24h 尿蛋白超过 3.5g/天）、低蛋白血症（血清白蛋白低于 30g/L）、高度水肿和高脂血症为特点的临床综合征。临床上可分为原发性肾病综合征和继发性肾病综合征。其病因不明，可能与机体免疫功能紊乱有关。本病的护理重点是：卧床休息，合理的饮食护理，密切观察血压、尿量、水肿的消长、药物疗效与副作用及并发症等，感染的预防和肾活检术前后的宣教，长期的自我管理教育。高级责任护士应对患者的输液护理、饮食护理以及用药观察等护理要点进行查房。当出现高度水肿时，应组织护理会诊。

【入院第 1 天】

（一）护理评估路径

1. 健康史

（1）目前健康状况：

①什么时候开始出现水肿？水肿发生时间、诱因、部位、程度及特点、进展情况？是否久卧或清晨以眼睑、头枕部或骶尾部等部位的水肿为主，或起床活动后以下肢的水肿明显？

②是否有咳嗽、发热及皮肤感染？

③是否站立时或体位由卧位变成立位时，易感头晕？

④排尿时尿中有无气泡？尿量有无减少？有无内眼血尿？

⑤有无呼吸困难、头晕、乏力？体重有无改变？用药治疗情况如何？

（2）过去健康状况：

①有无肾炎病史？如有，为何种类型？有无使用肾毒性药物？

②有无红斑狼疮、糖尿病、过敏性紫癜等疾病史？

③过去有无经常使用某一类型的药物？

（3）家族史：

家族中有无肾病史？

（4）健康管理：

有无经常性运动？

2. 专科护理评估

（1）评估生命体征，体重，腹围。

（2）体形：消瘦？肥胖？营养状况是否较差？

（3）有无水肿？水肿是否为凹陷性？眼睑是否浮肿？下肢及其他部位，如阴囊、腹部是否水肿？高度水肿患者使用压疮风险护理单进行评估。

（3）皮肤黏膜：有无皮肤紫癜、出血点、皮肤感染？

（4）有无高血压？

（5）评估尿液的颜色、气味，有无气泡？

（6）评估实验室报告，包括 24h 尿蛋白定量、血浆清蛋白的浓度、尿量、肾功能、血脂、血电解质、凝血功能等。

3. **心理状况**

（1）是否对患病感到害怕？

（2）对肾病综合征的治疗有无信心？

4. **社会支持状况评估**

（1）家属是否重视或漠视患者的病情？

（2）家庭经济能力是否能承受所需的费用？

5. **健康教育要求**

（1）询问患者是否了解病情。

（2）评估患者是否需要了解导致水肿的原因。

（二）护理诊断/问题路径

症状体征（特征）	相关因素	判断标准	护理诊断/问题
1. 浮肿 2. 尿少 3. 腹胀、气促	与肾脏滤过功能下降、低蛋白血症有关	符合 1、2、3 任何一项	体液过多
4. 面色苍白 5. 尿蛋白 >3.5g/天	与大量蛋白尿、食欲下降有关	符合 4 或 5	营养失调：低于机体需要量
6. 阴囊水肿 7. 全身水肿	与皮肤高度水肿及缺乏皮肤护理知识有关	符合 6 或 7	有皮肤完整性受损的危险

（三）护理计划与措施路径

1. **治疗与护理**

（1）卧床休息，气促者取半坐卧位，必要时给予吸氧。

（2）完善各项检查。协助留取 24h 尿蛋白定量标本等。

（3）给予高热量、高维生素、优质低蛋白、低盐饮食（见相关知识链接）。水肿患者限制进水量。

（4）观察生命体征变化，记录 24h 出入水量，注意观察血压的波动情况。每天测量体重、腹围的变化。

（5）观察患者水肿消长情况。用手指在水肿部位（如下肢、骶尾部）按压，检查是否为凹陷性水肿。

（6）按医嘱准确应用各种免疫抑制剂类药物，并观察用药反应。

（7）做好口腔护理工作。

2. **心理护理**

（1）耐心聆听并鼓励患者说出对疾病和治疗的担忧以及对治疗护理的需求。

（2）介绍本病的治疗效果，举成功的病例。

（3）与家属沟通，希望家属给患者以支持、陪伴。

3. **健康教育**

（1）介绍各种检查项目和留取尿标本的方法与目的。

（2）教会患者自己观察尿中气泡有无增多或减少。

（3）讲述饮食治疗、卧床休息的重要性，如卧床休息可以增加肾的血流，促进恢复。

（4）指导患者穿宽松衣服，特别注意口腔卫生，不宜用力擦洗皮肤。

（5）教会患者记录尿量及测量体重的方法。

【入院第2～7天】

（一）护理评估路径

（1）评估实验室检查结果。

（2）评估用药的效果及副作用。

（3）评估患者是否掌握尿量记录及体重测量的方法。

（4）评估患者是否注意皮肤、口腔卫生情况。

（5）评估患者对肾活检术的目的及意义的认识。

（6）评估患者及家属是否掌握应用免疫抑制剂的注意事项。

（二）护理诊断/问题路径

症状体征（特征）	相关因素	判断标准	护理诊断/问题
1. 营养不良 2. 应用免疫抑制剂	与抵抗力下降有关	符合1或2	有感染的危险
3. 紧张、失眠 4. 心跳加快	与担心疾病预后有关	符合3或4	焦虑
5. 诉说不了解肾活检	与信息来源缺乏有关	符合5	缺乏肾活检相关知识

（三）护理计划与措施路径

1. **治疗与护理**

（1）继续卧床休息，安排与非感染性疾病的患者同住一室，做好保护性隔离措施，避免与上呼吸道感染者接触。预防交叉感染，注意保暖，避免受凉。

（2）预防口腔、皮肤感染，晨起、睡前及每次餐后要漱口。

（3）为重度水肿的患者抬高肢体，增加静脉回流，减轻水肿，并协助患者翻身，并注意活动下肢，避免下肢血栓形成。应用抗凝剂时，注意出凝血时间的监测，观察有无皮下出血点、瘀斑等。

（4）准确记录24h出入量，测量体重和腹围。

（5）护理组长或高级责任护士查房：

①控制输液量和速度。低血蛋白血症患者在应用白蛋白与血浆时，应注意输液速度，并及时静脉注射袢利尿剂（如呋塞米），这样既可获得满意的利尿效果而又不至于因为急性扩容引起心功能衰竭。

②给予高热量、高维生素、低脂、优质低蛋白、低盐饮食，蛋白质进食量为0.8～1g/kg·d；观察尿量并根据尿量调整每日饮水量，并注意补充含钾丰富的水果等食物。

③按时准确给予免疫抑制剂，包括激素、细胞毒药物、环孢素A等，观察用药效果和副作用。采用细胞毒如环磷酸胺治疗时，要加强水化，减轻副作用，应用环孢素A时注意测血药浓度。

激素应用注意事项：

1. 起始量要足，如泼尼松始量为每日每千克体重1mg，共服8～12周。

2. 按时、按量服药，不可随意停药或减量，以免引起复发。

3. 减药时要慢，对于有效病例每2～3周减少原用量的10%，当减至20mg/天时，疾病易反跳，应特别注意。

4. 维持用药要久，最后以最小有效剂量（10～15mg/天）作为维持量，再服半年至1年或更久。

5. 选择在早饭后服药，以免刺激、损害胃黏膜。激素在人体内早上6时～8时点分泌达到最高峰，这一时间口服可提高疗效，减轻副作用。

（6）协助进行肾穿刺活检术，以确认肾病的病理类型，术前测量血压、脉搏、体温，观察尿液颜色及腰痛、血尿、感染等并发症，术前日训练患者习惯床上大小便。

（7）肾穿刺活检术后嘱患者绝对卧床休息24h。多饮水，以达到冲洗尿路的目的。协助做好生活护理。严密观察血压、尿的颜色等变化。

2. 心理护理

（1）向患者介绍肾穿刺活检术的目的、意义和方法。

（2）介绍曾做肾穿刺活检的患者与其直接交谈，使其增强信心，消除恐惧心理。

3. 健康教育

（1）向患者介绍用药的目的及如何观察药物的副作用。

（2）肾穿刺活检前指导患者练习屏气的动作及俯卧位、床上使用大小便器。

（3）向患者讲述肾活检后卧床休息、测量血压、留取尿标本的意义。

【入院第8天至出院】

（一）护理评估路径

（1）评估患者能否主动配合用药。

（2）了解患者对疾病知识的掌握程度。

（3）患者是否了解应用激素等药物治疗的要领及副作用的观察？

（4）评估患者能否掌握皮肤护理、留尿化验及自测尿中蛋白含量的技能。

（5）评估患者能否简述休息、活动、饮食、预防感染对疾病预后的重要性。

（6）评估患者的脸形、体形的变化，有无脱发、向心性肥胖、水牛背等。患者是否对体形改变有所顾虑？

（7）评估患者的情绪变化，有无悲观、焦虑、失望等，必要时应用焦虑或抑郁评估表进行评估。

（8）评估患者出院后能否继续坚持治疗。

（二）护理诊断/问题路径

症状体征（特征）	相关因素	判断标准	护理诊断/问题
1. 表达对饮食指导的知识需求	与信息来源缺乏有关	符合 1	缺乏饮食相关知识
2. 患者未能准时服用激素 3. 自行减少激素的用量	与对激素类药物的重要性或使用方法缺乏认识有关	符合 2 或 3	缺乏激素治疗相关知识
4. 说话少，不与人交往 5. 烦躁	与应用大量激素类药物有关	符合 4 或 5	焦虑
6. 经常照镜子	与体形改变、脱发有关	符合 6	自我形象紊乱

（三）护理计划与措施路径

1. 治疗与护理

（1）水肿消失、一般情况好者可每日定时起床活动，预防血管栓塞，但不适宜做剧烈运动。

（2）指导患者正确服用激素，选择在饭后服用。

（3）观察利尿剂、免疫抑制剂、抗凝剂、激素的副作用。

1. 环磷酰胺的副作用：骨髓抑制、中毒性肝炎、性腺抑制（尤其是男性）、脱发及出血性膀胱炎。使用注意点：应嘱患者多喝水，注意观察有无肉眼血尿、脱发。

2. 环胞素 A 的副作用：肝肾毒性、高血压、高尿酸血症、多毛和牙龈增生等。用药期间需检测血药浓度及监测肝肾功能。

3. 激素的副作用：抵抗力下降并发感染、药物性糖尿、骨质疏松、满月脸、向心性肥胖、水牛背、水钠潴留、低血钾、兴奋失眠、骨质疏松并发骨折、诱发消化溃疡及出血、毛细血管脆性增加致皮下瘀斑、多毛、痤疮以及精神症状等。

4. 利尿剂的副作用：氢氯噻可致低钠低钾血症、血尿酸和血糖增高等不良反应。

5. 应用利尿剂期间，应观察尿量、尿比重和体重变化；在多尿期间要注意有无低钾、低钠血症，如精神萎靡、无力、腹胀，以及有无有效循环血量不足和血压下降等表现。

（4）向患者演示观察尿量及自测尿中蛋白含量的技能。

2. 心理护理

（1）多与患者交谈，耐心解答患者提出的问题。

（2）给予患者关怀与鼓励，指导患者用平静的心态对待体形的变化．避免不良刺激，安慰患者，培养患者的乐观情绪。

3. 健康教育（出院指导）

（1）解释规范治疗的重要性和必要性。切忌自行增减或停服药物。突然停药可致反跳现象，加重病情。

（2）讲解常用药物的作用、不良反应及服药的方法。如激素以清晨顿服为好，环磷酰胺则不宜在下午6点后使用。

（3）预防感染，注意个人卫生，避免到公共场所，同时注意防止着凉感冒。

（4）定期到医院复查血常规、尿常规、肾功能，出现异常及时就诊。

（5）学会自测尿蛋白。

（6）育龄妇女坚持避孕。

【相关知识链接】

（一）肾病综合征的饮食指导

肾病综合征患者存在着低蛋白血症及高度水肿等临床症状，因此，有些患者在饮食调节上存在着一些错误的认识。有的患者认为尿中丢失的蛋白质过多，必须进食大量的蛋白质以补充身体内的损失；有的患者则惧怕进食蛋白质，每餐只吃一些蔬菜，以为这样可以减少尿蛋白的漏出量，其实这两种观点都是片面的。过多地摄入蛋白质会加重肾脏负担，而蛋白质量摄入不足又不能维持正常的生理需要。合理膳食对于肾病综合征的康复具有重要意义。

（1）进食高热量、高维生素、优质蛋白食物。

（2）少进食含胆固醇及脂肪的食物，如动物内脏、肥肉、某些海产品等。多吃富含多聚不饱和脂肪酸的食物，如芝麻油、鱼油、植物油。

（3）热量要充分，每日不少于126～147kJ/kg。蛋白质的摄入量根据肾功能而定，肾功能正常者可给予正常量每日1.0g/kg，但不可过高，以免加重肾脏负荷；肾功能不全者，应摄入低蛋白饮食，且蛋白为富含必需氨基酸的动物蛋白即优质蛋白（如肉、鸡蛋、牛奶、鱼类）。但处在生长发育时期的青少年不宜过分控制蛋白质饮食，可按1.2g/kg·d，以保证生长发育的需要。

（4）浮肿及高血压者食盐限制在3g/天以下，禁用腌制食物，少用味精及食用碱；但避免长期不合理忌盐。

（5）在激素治疗过程中，应调整饭量，勿暴饮暴食。

（6）少尿时限制含钾、含磷食物。尿少、血钾高者应禁食含钾高的水果和蔬菜，如香蕉、橙子、柑、西瓜、桃子、冬菇、紫菜、马铃薯、冬笋等。但当出现尿量增多时，需要补充以上含钾高的食物。

（7）注意饮食卫生，避免过夜、不洁的食物，以免发生胃肠疾病，影响康复。

（8）注意补充微量元素，如钙、铁等以及维生素 A、D、B_2、C 等。可进食新鲜蔬菜、水果等。

（9）少吃海腥、虾、蟹类易过敏的食物，少吃酱菜、甜面酱、腐乳、咸肉、香肠、腊肉等肥咸食物，避免烟、酒等，每日以清淡膳食为好。

（二）肾病综合征患者并发感染的预防

肾病综合征以大量蛋白尿、低蛋白血症、水肿、高血压为主要临床特征，病情迁延不愈，常因感染而加重病情及反复发作。因此，注意预防各种感染尤为重要。

（1）预防口腔感染：晨起、睡前及每次饭后都要进行口腔护理。

（2）预防皮肤感染：每天用温水擦洗皮肤，保持皮肤清洁，以免痱、疖感染使疾病复发或加重。衣物要勤洗勤换，以宽松、棉软为宜，勿穿紧身衣服；卧床患者应该经常变换体位，加用软垫，以防止褥疮。抬高水肿的肢体，以增加静脉回流，减轻水肿。

（3）预防呼吸道感染：保持室内空气清新，居室宜布置得宽敞、明亮、通风、通气，要保持一定的温度。夏季空调不宜调得太低，以低于室外气温 5°C～6°C 左右为宜，否则极易因冷热的急骤变化而导致感冒；避免与患感冒的人接触，少到公共场所，以防呼吸道感染而加重病情。

（三）肾病综合征的休息与活动

（1）急性期应以卧床休息为主。卧床可增加肾血流量、利尿，并有利于减少与外界的接触以防交叉感染。但应保持适度的床上及床旁活动，以防止肢体静脉血栓形成。

（2）缓解期可逐步增加活动，这有利于减少合并症，降低血脂，但应尽量到空气清新之处，避免到空气污浊的公共场合。同时，在活动时要避免皮肤损伤，以免引起感染而加重病情或使病情发生变化。如活动后尿蛋白增加则应酌情减少活动。

（3）康复期进行适当的体育运动（如散步、打太极拳、练气功等）对疾病的恢复有益。但应注意锻炼的时间，以早晨及傍晚为宜，切不可在中午或阳光强烈时锻炼。游泳虽是夏季运动的好项目，但由于游泳需要消耗大量的体力，并且游泳场地的卫生得不到保证，建议肾病综合征患者不要游泳。

（四）留尿标本化验应注意的问题

（1）收集尿液的时间：一般情况下，任何时间排出尿都可以做常规化验检查。对于肾病患者，为观察前后结果，则规定一律采用清晨起床第一次尿液送检。尿液在膀胱停留时间最好为 6h 以上。

（2）送检尿量：一般 5～10mL，如要测尿比重则不能少于 50mL。

（3）留尿标本应取中段尿，即先排出一部分尿弃去，以冲掉留在尿道口及前尿道的细菌，然后将中段尿留取送检。

（4）应注意不要把非尿成分带入尿内，如女性患者不要混入白带及月经血，男性患者不要混入前列腺液等。

（五）肾病综合征的常规检查及其意义

（1）尿常规检查：通过尿蛋白定性、尿沉渣镜检，可以初步判断是否有肾小球病变存在。

（2）24h 尿蛋白定量：肾病综合征患者24h 尿蛋白定量超过3.5g 是诊断之必备条件。

（3）血浆蛋白测定：肾病综合征患者血浆白蛋白低于30g 是诊断必备条件。

（4）血脂测定：肾病综合征患者常有脂质代谢紊乱，血脂升高的情况。

（5）肾功能检查：常做的项目为尿素氮（BUN）、肌酐（Scr），了解肾功能是否受损及其程度。

（6）电解质及 CO_2 结合力（CO_2 - CP）测定：了解是否有电解质紊乱及酸碱平衡失调现象，以便及时纠正。

（7）血液流变学检查：肾病综合征患者血液经常处于高凝状态，血液黏稠度增加。此项检查有助于对该情况的了解。

（8）以下检查项目可根据需要被选用：血清补体、血清免疫球蛋白、选择性蛋白尿指数、尿蛋白聚丙烯胺凝胶电泳、尿 C_3、尿纤维蛋白降解产物（FDP）、尿酶、血清抗肾抗体及肾穿刺活体组织检查等。

（六）肾病综合征患者可结合中医药治疗

（1）肾病综合征患者多被辨证为脾肾阳虚，可给予健脾温肾的方剂治疗。

（2）久用大剂量激素常出现阴虚内热，可给予滋阴降火的方剂，以减轻激素的副作用；激素减量过程中辅以中药补肾温阳及补益气血方剂，可减少病情反跳、巩固疗效；应用细胞毒药物时配合给予补益气血中药，可减轻骨髓抑制的副作用。

（3）雷公藤总甙20mg，每日3次口服，有降尿蛋白作用，可配合激素应用。国内研究显示，该药具有抑制免疫、抑制肾小球系膜细胞增生的作用，并能改善肾小球滤过膜的通透性。主要副作用为性腺抑制、肝功能损害及外周血白细胞减少等，及时停药可恢复。本药毒副作用较大，甚至可引起急性肾衰竭，用时要小心监护。

（4）中药黄芪（30～60g/天煎服）可明显促进肝的白蛋白合成，并可能兼有减轻高脂血症的作用。

第十四章　白血病的整体护理路径

白血病（leukemia）是一种造血系统的恶性疾病。其特点是白血病细胞在骨髓及其他造血组织中弥漫性恶性增生，并浸润破坏体内脏器和组织，产生各种症状和体征，而正常造血功能受抑制，外周血液中可出现幼稚细胞。临床上常有贫血、发热、出血和肝、脾、淋巴结不同程度肿大等表现。根据白血病细胞成熟程度和白血病自然病程，可分为急性和慢性白血病两类。按细胞形态学分类，可将急性白血病分为急性淋巴细胞白血病和急性非淋巴细胞白血病。护理重点是保证休息和睡眠，严密观察病情，做好心理护理、营养支持治疗、发热护理、化疗护理，预防感染，预防出血及做好出血护理等。高级责任护士应对实施化疗的患者进行护理查房，对留置 PICC 导管者应组织护理会诊。

【入院第 1 天】

（一）护理评估路径

1. 健康史评估

（1）目前健康状况：

①有无发热、咽痛、咳嗽、咳痰？

> 半数的患者以发热为早期表现。可低热，亦可高热，伴畏寒、出汗等。白血病本身可以发热，但较高发热往往是继发感染。感染可发生在各个部位，口腔炎、牙龈炎、咽喉炎最常见。

②是否疲乏无力、头晕、心悸、贫血？

> 贫血往往是首起表现，呈进行性发展。

③有无恶心、呕吐、呕血、便血？

④有无牙龈、鼻腔出血？皮肤黏膜有无出血点、瘀斑？女性患者月经量是否过多？

> 急性白血病以出血为早期表现者近 40%。出血可发生在全身各部，以皮肤瘀点、瘀斑、鼻出血、牙龈出血、月经过多为多见。

⑤有无骨、关节疼痛？疼痛的持续时间多长？钝痛还是刺痛？特别是有无胸骨压痛。

> 患者常有胸骨下端局部压痛，也可出现关节、骨骼疼痛，尤以儿童多见。

⑥最近体重有无变化？

⑦患病后是否已化疗过？使用什么药？用了多长时间，疗效如何？用药后有何副反应？

（2）过去健康状况：

①有无精神心理疾病等疾病史？

②有无病毒感染史？

③是否在工作及居住环境中长期接触放射物质或化学毒物（如苯类、放射线）？

④近1年内家里是否装修过？

⑤对食物、药物是否有过敏史？

（3）家族史：

家族成员中有无血液病患者？

（4）健康管理：

有无经常进行体育活动？

2. 专科护理评估

（1）评估生命体征。

（2）有无触及浅表淋巴结？淋巴结的个数、大小以及软硬度如何？

（3）全身皮肤出血点分布范围如何？牙龈、鼻腔有无渗血？渗血部位在何处？有无皮肤疖肿？

（4）眼结膜、甲床、口唇、皮肤苍白程度如何？

（5）咽部扁桃体大小如何，表面有无分泌物？

（6）肺部有无啰音，分布范围如何？

（7）胸骨有无压痛？肝脾有无肿大？

（8）各种检验检查报告，包括血红蛋白、白细胞、血小板是否在正常范围？白细胞分类有无大量幼稚细胞？

（9）有无行骨髓穿刺检查？骨髓象是否增生极度活跃，且主要为原始、幼稚细胞？

3. 心理状况

（1）患者是否知道自己的诊断结果？

（2）当知道白血病诊断后有无足够的心理承受能力？

（3）是否恐惧、震惊或否认？

（4）是否对疾病治疗无信心，甚至绝望？

4. 社会支持状况

（1）患病后能否从家属处得到满意的帮助？

（2）家庭经济能力是否能承受治疗所需费用？

（3）工作是否稳定？

5. 健康教育需求

患者是否了解急性期卧床休息、限制活动的重要性？

（二）护理诊断/问题路径

症状体征（特征）	相关因素	判断标准	护理诊断/问题
1. 头晕、乏力 2. 活动后心悸气促 3. 血红蛋白低于正常	与贫血、组织缺氧有关	符合1、2或3的其中一项以上	活动无耐力
4. 皮肤出血点、瘀斑 5. 口黏膜出血 6. 鼻腔黏膜出血	与血小板减少有关	符合4、5或6	组织完整性受损：皮肤、黏膜出血
7. T>37.5℃	与感染及白血病细胞异常增生有关	符合7	体温过高
8. 头痛、恶心呕吐、精神烦躁 9. 血小板低于 $50\times10^9/L$	与血小板过低有关	符合8、9	潜在并发症：颅内出血
10. 骨骼疼痛	与白血病细胞浸润骨骼有关	符合10	疼痛
11. 焦虑、抑郁、悲观、绝望	与患白血病有关	符合11	预感性悲哀

（三）护理计划与措施路径

1. **治疗与护理**

（1）卧床休息：休息可以减少消耗。

（2）提供高热量、高蛋白、高维生素、少渣软食。（有消化道出血者暂禁食，并按消化道出血给予护理）

（3）密切观察病情，监测生命体征、神志、瞳孔的变化，如患者出现头痛、意识模糊、烦躁不安等症状，注意有无颅内出血，并按颅内出血给予护理。

（4）贫血明显、有头晕者，注意卧床休息，限制活动，预防外伤，床头挂预防外伤警示牌，并予以低流量吸氧。

（5）高热时，予以冰敷或药物降温，但不能给予酒精擦浴，以免加重出血。

（6）加强口腔、鼻腔、皮肤和肛周护理，剪短指甲，避免抓搔而损伤皮肤，淋浴时水温以37℃～40℃为宜，以防水温过高促进血管扩张，加重皮下出血。骨骼痛时，予局部按摩，变换体位，必要时予止痛镇静剂。

2. **心理护理**

（1）耐心倾听并鼓励患者说出对患病的担忧和对治疗护理的需求。如果是初诊患者，根据患者心理承受能力可暂时隐瞒或告诉家属处理。

（2）通过讲解疾病的治疗方案及效果，让患者有信心对待疾病，减轻患者的心理负担。

（3）与家属沟通，希望家属给患者以支持。

3. **健康教育**

告知患者急性期卧床休息、限制活动的重要性。

【入院第 2 ~7 天】

（一）护理评估路径

（1）评估实验室检查报告：

①血红蛋白、白细胞、血小板的变化情况，外周血幼稚细胞比例。

②骨髓象显示是急淋还是急非淋？

（2）患者活动耐受力是否有改变？

（3）皮肤有无新的出血点或瘀斑？

（4）有无发热、咳嗽、咽痛、排尿疼痛症状，或症状有无加重？

（5）评估患者对治疗方案有无担忧，特别是进行化学治疗前患者的心理状态，是否接受化疗。

（6）新的健康教育需求：

①不了解骨髓穿刺的目的。

②是否能配合化疗？

（二）护理诊断/问题路径

症状体征（特征）	相关因素	判断标准	护理诊断/问题
1. 诉说不知道为什么需做骨髓穿刺 2. 诉说不知道如何应对化疗	与缺乏信息来源有关	符合 1 或 2	缺乏白血病检查及治疗知识
3. 诉说应对困难，需要帮助	与疾病的复杂性和治疗时间长、费用高有关	符合 3	个人应对无效

（三）护理计划与措施路径

1. **治疗护理**

（1）关注各项检查结果报告单，发现异常，及时与医生沟通。

（2）化疗前置管准备。化疗患者应尽可能避免选用浅静脉，应给予深静脉插管，包括锁骨下静脉穿刺置管、植入式静脉输液港或经外周穿刺中心静脉导管置入术（PICC），请 PICC 导管专科会诊。

> 锁骨下静脉穿刺置管术后护理：
>
> 1. 导管固定要牢固：用缝线固定导管，防止导管受压或扭曲，每次更换敷贴时应注意避免将导管脱出，昏迷、躁动患者适当约束双手。
>
> 2. 防止感染：因导管局部感染的发生率随留置时间的延长而增加。采用置管输液者每日必须更换输液装置，每次注药、输液应严格执行无菌操作，每 2 ~3 天用安尔碘消毒导管入口处并更换敷贴和肝素帽，保持局部干燥，如发现有不明原因的发热应拔管。

3. 定期观察有无渗血及导管是否通畅，当出现输液不畅或导管阻塞时，应先检查输液管及导管是否打折或导管部分脱出，否则可用抽有生理盐水的注射器回抽血液，通畅后输注，切忌过分用力冲洗导管而导致导管内血栓被注入右心循环，致肺栓塞、脑梗塞而危及生命。

4. 注意患者一般情况和主诉：置管后要观察全身情况和治疗效果，如发生胸闷、呼吸困难或穿刺侧呼吸音降低，及时报告医生。

PICC 护理要点：

1. 进行静脉输液前均应抽回血。
2. 穿刺部位以无菌透明敷料覆盖，便于观察穿刺部位的情况。
3. 严格执行无菌技术操作原则。
4. 输液完毕，以 0.9% NS 10～20mL 脉冲式冲管，然后用肝素稀释液正压封管。
5. 治疗结束后每周冲管及封管一次。
6. 更换肝素帽。

（3）继续卧床休息，给予高热量、高蛋白、高维生素、少渣软食，注意卧床休息。

（4）密切观察病情，监测生命体征、神志、瞳孔的变化，如患者是否出现头痛、意识模糊、烦躁不安等症状，注意有无颅内出血。

（5）协助完善各项检查，包括骨髓穿刺等。

2. **心理护理**

（1）告知骨髓穿刺是血液系统疾病诊断的基本方法，也是确定分型的重要手段。

（2）倾听患者对化疗的担忧和对治疗护理的需求。

（3）给予患者心理疏导，向患者及家属介绍治疗效果好的病友，让患者树立战胜疾病的信心，配合治疗。

（4）与患者工作单位联系，尽可能支持患者。

（5）经济条件差的可予协助联系新闻媒介，尽可能呼吁社会募捐等。

3. **健康教育**

（1）及时向家属讲解疾病的严重性及即将进行化疗可能出现的副作用。

（2）向患者及家属讲解白血病的相关知识，虽然难治，但目前治疗科技进步快、效果好，使他们树立信心。

（3）指导患者避免各种可能引起出血的活动，如用手指挖鼻孔，用力搔抓皮肤等。

（4）向家属讲解易感染部位的防护措施，减少探视人次，做好保护性的隔离措施，如送来的饮食需经微波炉消毒等。

【化疗期】

（一）护理评估路径

（1）患者对化疗是否恐惧？

（2）化疗期间是否有恶心、呕吐、食欲不振症状？

（3）患者是否胸闷、心悸，有无心率、心律的改变？

（4）化疗药物是否渗出血管外？局部有无红、肿、热、痛甚至皮肤黑的现象？

（5）口腔黏膜有无糜烂、溃疡？

（6）有无尿频、尿急、尿痛及肉眼血尿症状？

（二）护理诊断/问题路径

症状体征（特征）	相关因素	判断标准	护理诊断/问题
1. 恶心、呕吐、食欲不振 2. 疲乏无力	与化疗毒副作用有关	符合1、2	营养失调：低于机体需要量
3. 胸闷、心悸、口腔疼痛 4. 尿频、尿急、尿痛 5. 肢端麻木或疼痛	与化疗毒副作用有关	符合3、4、5	舒适改变
6. 口腔糜烂、溃疡	与化疗毒副作用有关	符合6	口腔黏膜改变
7. 注射部位肿胀、疼痛、坏死 8. 沿静脉走向皮肤发红、疼痛	与化疗药物对局部刺激有关	符合7、8	组织完整性受损
9. 血尿尿酸增高，肾绞痛	与化疗白血病细胞破坏有关	符合9	潜在并发症：出血性膀胱炎、尿酸性肾病
10. T≥38℃	与粒细胞减少、机体抵抗力低下有关	符合10	体温过高
11. 头痛、恶心呕吐或视物模糊，精神烦躁 12. 血小板低于$50\times10^9/L$	与血小板过低有关	符合11、12	潜在并发症：颅内出血
13. 脱发	与化疗毒副作用有关	符合13	自我形象紊乱

（三）护理计划与措施路径

1. 治疗护理

（1）护理组长/高级责任护士查房：

①采取保护性的隔离措施，告诉患者家属减少探视，条件许可宜住单间。室内定期通风、紫外线消毒或应用空气净化器，保持室内空气流通、温湿度适宜。

②使用细胞毒性药物、高渗药物时，床边应挂“防外渗安全警示”标志。

③化疗期间予清淡、高热量、高蛋白、高维生素、易消化的饮食，提高机体免疫力。

④视病情合理安排患者休息，有高热、颅内出血先兆者要绝对卧床休息，防止外伤，贫血严重者予以吸氧。

⑤化疗前遵医嘱给予止吐镇静药。

⑥化疗期间要加强口腔、皮肤护理，每日早晚、餐后用0.05%洗必泰、4%碳酸氢钠交替漱口。出现口腔溃疡时更需保持口腔清洁，避免食入刺激性食物，局部涂西瓜霜、2%碘甘油或喉风散。

⑦使用对心肌有损害的化疗药时，要注意观察心率、心律变化，监测心电图，出现

异常立即处理。

⑧化疗过程中要加强巡视，监测血象、尿常规的变化，严密观察化疗药的毒副作用。

常见化疗药物的副作用及防护知识：

1. 局部反应：大多数化疗药物对组织刺激性大，多次注射或药液渗漏常会引起静脉周围组织炎症或坏死。应注意保护好血管。如果先用浅静脉，一定要注意尽可能选择较大的血管，每次更换注射部位，避免穿破血管，注毕轻压血管数分钟。静脉注射前先用生理盐水冲洗，确定针头在静脉内而且没有外漏方可注入化疗药。输注时如发生外渗，立即停止输注，并由原部位抽取3～5mL血液以除去一部分药液，局部滴入8.4%碳酸氢钠5mL，拔掉注射针，局部立即冷敷或用0.5%普鲁卡因局部封闭，50%硫酸镁湿敷，如局部苍白或紫红时，用0.25%酚妥拉明皮下浸润封闭。

2. 骨髓的副作用：注意白细胞、血小板和红细胞计数，并应从化疗开始到停止化疗2周内加强预防感染和出血的措施。

3. 消化道反应：化疗用药后可引起患者恶心、呕吐、食欲下降等。化疗期间应给患者清淡、可口，以半流为主的食物，少量多餐，没有恶心时就尽可能吃。必要时在化疗前给予止吐药物。

4. 毛发的副作用：毛发对化疗药很敏感。故化疗时头发和体毛常常脱落。这种反应大多是暂时的。停药后毛发常重新生长，有的甚至在治疗期间就长出来，不必作特殊处理。

（2）鼓励患者多饮水，使尿量每日在1 500mL以上，并按医嘱予水化、碱化尿液，或口服别嘌醇。

（3）有末梢神经炎时可给维生素B_1，并向患者解释停药后症状会减轻或消失。

（4）肛周护理：睡前、便后用1∶5 000高锰酸钾溶液坐浴，每次15～20min。保持大便通畅，防肛裂。

（5）化疗期间要预防尿酸性肾病的发生，注意患者尿量及尿沉渣检查结果，鼓励患者多饮水，每天饮水2 000～3 000mL，注射药液后，最好半小时排尿一次，持续5小时，就寝前排尿一次。每次小便后检查是否有血尿。

（6）鞘内注射化疗药物时，推注药物宜慢，注毕去枕平卧4～6h，注意观察有无头痛、发热等症状。

2. 心理护理

（1）由于严重的化疗反应，大多数患者对化疗产生恐惧心理，因此要鼓励患者表达自己的感受，对患者的恐惧要表示理解。

（2）由于骨髓抑制期患者多有出血、感染、全身衰竭等症状，势必会使患者产生各种不良的心理反应，因此，护理人员应多向患者介绍治疗成功的病例，并传递一些国内外治疗白血病的新进展信息。

（3）给予患者减轻恐惧状态的言语性和非言语性安慰。

（4）家属要充分理解患者的心情和痛苦，给以精神支持，使患者能在心灵上得到安慰。

3. 健康教育

（1）向患者及家属介绍化疗期间的注意事项、可能出现的副作用，使他们能正确对待，并积极配合治疗。

（2）指导患者及家属学会化疗药物不良反应的观察。

（3）向患者及家属解释坚持化疗全程与预后的直接关系，也向家属说明给予患者精神、物质支持的重要性。

（4）当出现脱发时，告诉患者脱发是暂时的，停止化疗后毛发常重新生长。鼓励患者适当修饰，如戴修饰帽或假发，并给予患者心理疏导，增强其自信心。

【入院第8天至出院】

（一）护理评估路径

1. 患者及家属对白血病的治疗是否有信心？是否害怕复发？
2. 是否掌握安排适宜的生活方式、休息和活动量的方法？
3. 患者及家属对预防感染和出血的知识掌握程度如何？
4. 是否掌握监测体温的方法？
5. 是否掌握预防体位性低血压的方法？
6. 是否了解坚持化疗全程与预后的重要性？
7. 对今后坚持巩固治疗的承受能力如何？

（二）护理诊断/问题路径

症状体征（特征）	相关因素	判断标准	护理诊断/问题
1. 自述对治疗的疗效不了解，害怕复发	与缺乏信息来源有关	符合1	缺乏白血病治疗相关知识
2. 自述治疗费用高，无力承担而不能坚持巩固治疗	与治疗长期性及高额医疗费用无力支付有关	符合2	有个人应对能力失调的危险

（三）护理计划及护理措施

1. 治疗护理

（1）观察患者的情绪反应。

（2）定期监测血象、骨髓象。

（3）做好口腔、皮肤、肛周护理。

（4）注意卧床休息与活动的关系，可做一些不增加消耗的活动，进食高蛋白、高热量、高维生素的高营养食物，加强营养支持治疗，为下一疗程作准备。

2. 心理护理

（1）告知患者及家属白血病缓解后坚持全程巩固治疗与预后有直接关系，目前治疗白血病的方法较多，如全程巩固化疗、自体或异体骨髓移植、脐血移植、外周血干细胞移植，治愈率达60%以上。

（2）消除患者的顾虑和不良信息的干扰，使他们树立信心。

3. **健康教育**

（1）向患者及家属介绍病情，安排适宜的生活方式，注意个人卫生及饮食卫生。

（2）对长期接触放射性或化学物质的工作者，必须调换工作。

（3）教会患者及家属预防感染，避免到人群集中的地方，出入戴口罩等。

【相关知识链接】

急性白血病的疗效观察

1. 完全缓解

（1）白血病的症状和体征消失。

（2）血象：血红蛋白大于或等于 90～100g/L，中性粒细胞绝对值大于或等于 1.5×10^9/L，血小板大于或等于 100×10^9/L，周围血分类中无白血病细胞。

（3）骨髓象基本正常，白血病细胞从 $5\times10^{12\sim13}$/L 降至 $5\times10^{8\sim9}$/L 以下，原始细胞和幼稚细胞小于或等于5%，红细胞和巨核细胞系正常。

（4）脑脊液化验正常。

2. 部分缓解

骨髓原始细胞和幼稚细胞大于5%但小于或等于20%，或临床、血象2项中有1项未达完全缓解标准。

3. 未缓解

骨髓象、血象、临床3项均未达上述标准者。

第十五章　糖尿病的整体护理路径

糖尿病（diabetes mellitus，DM）是一种常见的内分泌—代谢疾病，是由多种原因引起的胰岛素分泌或作用的缺陷，或者两者同时存在而引起的以慢性高血糖为特征的代谢紊乱，包括碳水化合物、脂肪、蛋白质等物质的代谢紊乱。多见于中老年，有遗传倾向。临床表现为多尿、多饮、多食和消瘦，即典型的“三多一少”症状，久病常伴有心、脑、肾、眼、神经以及大血管等病变。护理重点是做好营养治疗与护理，制订并落实运动锻炼计划，教会患者自我监测血糖，正确服用降糖药物或自我注射胰岛素，预防皮肤破损，强化健康教育，提高患者的治疗与自我护理的依从性。高级责任护士应对胰岛素注射、低血糖护理以及足部护理等临床护理重点进行查房。

【入院第1天】

（一）护理评估路径

1. 健康史评估

（1）目前健康状况：

①有无疲乏无力、口渴、多饮等症状？评估患者目前空腹血糖和餐后血糖值。

②最近体重有无变化？

③每天尿量多少？

④有无恶心、呕吐？有无食量大增、饥饿感？

⑤有无心前区不适感？有无视觉模糊、视力减退现象？

⑥肢体感觉是否异常？如双下肢踩棉花感、蚁爬感、麻木感。

⑦有无皮肤瘙痒，趾缝或皮肤有无并发真菌感染？

⑧目前用药情况：口服降糖药的名称、剂量，是否注射胰岛素，有无应用降血脂、降血压或降低血液黏稠度的药物如阿司匹林等。

（2）过去健康状况：

①糖尿病病史多少年？有无高血压、冠心病、肾病、眼部疾病史？

②有无精神心理疾病或睡眠障碍等疾病史？

③有无病毒感染及诱发因素？

④过去有无伤口愈合不良、经常感染等情况的发生？

⑤妇女的妊娠次数多少？有无巨大儿生育史？有无妊娠糖尿病？

（3）家族史：

父母、兄弟姐妹有无糖尿病发病者？

（4）健康管理：

①有无经常性运动？

②有无经常大饮大食、经常应酬、经常饮酒的生活方式？是否喜爱甜食？每天饮水量多少？

③每天睡眠多少小时？

2. 专科护理评估

（1）体形是消瘦还是肥胖？有无中央性肥胖？测量身高、体重、腹围、皮下脂肪厚度，计算患者BMI，判断患者的营养状况。

（2）皮肤和黏膜：有无排汗异常？有无皮下出血和瘀斑？局部皮肤有无紫绀？足部有无潮湿、脚气、胝胼、溃疡、坏疽？

（3）眼睛：有无视力减退、视力模糊？是否白内障或白内障术后？有无进行年度眼底检查？

（4）评估心率；有无心律异常？有无感觉早搏？有无体位性低血压？有无高血压或诊断高血压多少年？

（5）泌尿系统：有无浮肿或尿量增多？

（6）神经和肌肉系统：是否肢端感觉异常、肌张力减退、腱反射异常？

3. 心理评估

（1）患者是否接受糖尿病的诊断？是否不相信自己患糖尿病？

（2）对糖尿病治疗有无信心？

4. 社会支持状况

（1）工作是否稳定？

（2）家属对患者患病后的想法，能否给患者支持，是否支持患者实施营养治疗？

5. 健康教育需求

（1）患者是否知道糖尿病是怎么回事？

（2）患者是否了解糖尿病的治疗方案？希望以哪种方式了解疾病相关知识？是医护人员讲解，还是自己看有关书籍，希望提供相关的小册子或影音资料等。

（二）护理诊断/问题路径

症状体征（特征）	相关因素	判断标准	护理诊断/问题
1. 消瘦 2. 多尿 3. 多食、多饮 4. 肥胖 5. 高脂肪血症	与糖、蛋白质、脂肪代谢紊乱有关	符合1或2 符合2、3、4或5	营养失调：低于机体需要量 营养失调：高于机体需要量
6. 日常活动过多或过少	与缺乏教育有关	符合6	健康维护能力改变
7. 局部皮肤紫绀 8. 皮肤有感染灶	与血糖增高、蛋白合成、利用障碍有关	符合7、8	有感染的危险
9. 认为自己没有病 10. 诉说对将要进行的治疗不了解	与不接受糖尿病诊断有关	符合9或10	缺乏糖尿病相关知识
11. 呼吸深、快，有烂苹果味 12. 恶心、呕吐 13. 头痛、嗜睡或烦躁	与糖、蛋白质、脂肪代谢紊乱有关	符合11、12、13	潜在并发症：酮症酸中毒

（三）护理计划与措施路径

1. 治疗护理

（1）协助患者进行葡萄糖耐量试验、留取各种检验检查标本，包括糖化血红蛋白、血脂、肝功能、肾功能、血尿酸、餐前和餐后的血浆胰岛素及血浆 C 肽、尿微量白蛋白等。

葡萄糖耐量试验方法：

1. WHO 推荐成人口服无水葡萄糖粉 75g，儿童为每千克体重 1.75g，总量不超过 75g。
2. 试验前三天正常饮食，每日进食碳水化合物量不少于 200g。停用避孕药物 1 周。其他影响糖耐量药物如利尿剂、β 肾上腺素能阻滞剂等应停用 3 ~ 4 天。服用糖皮质激素者不作葡萄糖耐量试验。
3. 试验日清晨进行：无能量进食 8h 以上。可饮水，不吸烟，不喝咖啡，可做日常活动。
4. 空腹抽取静脉血后，将 75g 葡萄糖溶于 250 ~ 300mL 温水中，于 5min 内服完。
5. 服后 30min、60min、120min 和 180min 抽静脉血测血糖。第一口开始计时。
6. 每次采血后立即或尽早测定血糖（不应超过 3h）。
7. 葡萄糖氧化酶法是测定静脉血浆葡萄糖浓度的金标准。

糖尿病诊断标准：

1. 有糖尿病症状并且随机血糖 > 11.1mmol/L 或者空腹血糖 > 7.0mmol/L 或者 OGTT 2h血糖 > 11.1mmol/L。
2. 需要在另一天对上述结果进行核实。两次以上的空腹血糖 > 7.0mmol/L 或餐后 2h 血糖 > 11.1mmol/L 可以确诊。

（2）给予糖尿病饮食，按患者年龄、身高推算标准体重，根据标准体重和劳动强度计算每日所需总热量，分配好食物中碳水化合物、蛋白质、脂肪的含量，按照患者的生活习惯、病情及配合治疗的需要来分配好每餐的热量。（见相关知识链接）

（3）按照 7 点法或 8 点法观察血糖值，以及血尿酮体变化。

表 15-1　血糖监测的时间点

监测时间	2 点法	4 点法	7 点法	8 点法
空腹	√	√	√	√
早餐后 2h	√	√	√	√
午餐前			√	√
午餐后 2h			√	√
晚餐前		√	√	√
晚餐后 2h			√	√
睡前		√	√	√
半夜 2 时				√

（4）观察患者有无皮肤瘙痒、感染及破损，特别注意检查足部。保持口腔、皮肤卫生，预防感染发生的可能性，一旦发现损伤或感染，积极处理。

（5）准确应用各种降糖药物治疗。

口服降糖药分类及用药注意事项：

1．磺脲类降糖药（Sulfonylureas，SUs）：餐前30min服，其副作用有低血糖反应、肝功能损害等。剂型有美吡达、瑞易宁、达美康、糖适平、亚莫利、格列苯脲等。

2．非磺脲类胰岛素促分泌剂：进餐时服用，不进餐不服用（亦称血糖即时调节剂），剂型有诺和龙、糖力等。

3．双胍类（Biguanides）：从小剂量开始，于主餐时服用（可减少胃肠不适），其毒副作用有消化道反应（口干苦、金属味、厌食、恶心、呕吐、腹泻等）、诱发乳酸性酸中毒。剂型有二甲双胍（美迪康、格华止）等。开始用药前检查肝、肾功能。

4．α葡萄糖苷酶抑制剂：与第一口主餐同服（嚼碎），可有胃肠道副作用（腹胀、腹泻、肠鸣音亢进、排气量增多），以及乏力、头晕、皮肤反应等，单用不会引起低血糖，与磺脲类合用引起低血糖时，应用葡萄糖解救，进食双糖或淀粉类食物不能纠正低血糖。剂型有阿卡波糖（拜糖苹，Acarbose）、伏格列波糖（倍欣，Voglibose）、米格列醇等。

5．噻唑烷二酮（Thiazolidinedione，TZD）：每天一次。剂型有匹格列酮（Pioglitazone，Actos）（爱丁、卡博平）、罗格列酮（Rosiglitazone，Avandia）（文迪雅）。用药前查肝功能，用药后第一年内每两个月、以后每3个月复查一次肝功能，注意观察有无贫血、体重增加及水肿（心功能不全时慎用）。

（6）观察下肢感觉有无异常，做好足部护理，避免赤脚走路。冬天避免用热水泡脚，可穿透气性能好、散热好的棉毛袜保暖。避免在下肢穿刺输液。如有足部慢性伤口，可请伤口专科护士会诊。应用《临床护理文书规范（专科篇）》的“糖尿病足护理单”进行护理。

（7）对重症患者严密观察有无烦躁、嗜睡、呼吸深快伴有烂苹果味等症状，监测血糖、血压、呼吸、脉搏、心率及24h出入量、动脉血气分析及血电解质的变化。及时准确抢救酮症酸中毒。

2．心理护理

（1）耐心倾听并鼓励患者说出对疾病的感受，对不愿意接受糖尿病诊断的患者，要耐心解释什么是糖尿病，告知糖尿病早期诊断、早期治疗的重要性。

（2）通过讲解疾病的原因、表现及治疗方案，减轻患者的心理负担。

（3）与家属沟通，希望家属给患者以支持。

3．健康教育

（1）讲解保持血糖稳定的重要性及容易引起血糖增高的因素。

（2）讲解饮食治疗的重要性及具体做法。

（3）掌握监测血糖、尿糖的方法。

（4）了解低血糖的临床表现、预防方法及出现低血糖时的处理。

【入院第 2 ~7 天】

（一）护理评估路径

（1）评估实验室检查结果：尿糖是否阴性？血糖是否回复正常？葡萄糖耐量试验是否正常？糖化血红蛋白是否正常？血脂是否正常？尿微量白蛋白是否正常？

（2）询问患者活动耐力有无改变。

（3）评估患者对糖尿病饮食知识是否掌握。

（4）评估患者对糖尿病运动治疗的了解程度。

（5）评估用药的准确性，特别是胰岛素注射的准确性。

（二）护理诊断/问题路径

症状体征（特征）	相关因素	判断标准	护理诊断/问题
1. 乏力 2. 心慌或活动后心慌	与糖代谢障碍、蛋白质过多分解、消耗有关	符合 1 或 2	活动无耐力
3. 诉说不了解口服降糖药的使用或注意事项 4. 诉说不了解注射胰岛素的技术或注意事项 5. 诉说不知道应如何运动 6. 对糖尿病饮食知识了解不足	与信息来源缺乏有关	符合 3、4、5 或 6	缺乏糖尿病治疗相关知识

（三）护理计划与措施路径

1. 治疗护理

（1）关注各种检查结果报告。

（2）观察血糖变化及口服降糖药的用药效果与副作用。

（3）请营养师会诊：按患者年龄、身高推算标准体重，根据标准体重和劳动强度计算每日所需总热量，分配好食物中碳水化合物、蛋白质、脂肪的含量，按照患者的生活习惯、病情及配合治疗的需要来分配好每餐的热量。

（4）根据患者实际情况制订运动锻炼的方式和计划，并督促落实。（见相关知识链接）

（5）护理组长/高级责任护士查房：

①胰岛素注射技巧教育，观察胰岛素注射后的不良反应，密切监测血糖，及时发现低血糖，观察胰岛素注射部位有无瘀血、瘀斑、出血点或硬结，注射部位选择与轮换是否正确。应用《临床护理文书规范（专科篇）》的“低血糖风险评估单”及“胰岛素注射护理单”进行护理。

胰岛素注射部位的选择：

1．优先选择腹部：腹部的皮下组织较肥厚，可减少注射至肌肉层的风险，捏起腹部皮肤最容易，它是身体吸收胰岛素最快的部位，是短效胰岛素或与中效混合搭配使用最适合的注射部位。

2．大腿外侧：只能由前面或外侧面进行大腿皮下注射，内侧有较多的血管和神经分布，应避开，注射时一定要捏起皮肤或使用超细超短型笔用针头。

3．臀部：适合注射中长效胰岛素，臀部的皮下层较厚，无须捏起皮肤，也无注射至肌肉层的风险。

4．上臂外侧 1/4 部分：最不适合自我注射的部位是上臂，上臂皮下组织较薄，易注射至肌肉层，自我注射时无法自己捏起皮肤。行上臂外侧注射时，建议使用超细超短型笔用针头（5mm），由医护人员或家人协助注射。

5．对中长效胰岛素（例如睡前注射的中效胰岛素），最适合的注射部位是大腿外侧或臀部。

6．部位轮换：部位对称轮换即左边腹部注射一周，右边腹部注射一周或一次左边腹部注射，一次右边腹部注射。同一注射部位内的区域轮换应从上次的注射点移开约 1 手指宽度的距离进行下一次注射，尽量避免在一个月内重复使用同一个注射点。如果经常在同一点注射，会令皮下出现硬块。在硬块上注射，胰岛素无法发挥效应。

7．注射后，停留 15 ~ 20s 才拔出针头。如注射部位有少量出血，切勿摩擦该注射点，应用消毒棉按在注射点上 15 ~ 20s，避免皮下形成瘀血。瘀血消失前，不应再在该部位进行注射。

8．经常检查注射部位。如感觉有肿块、硬块、表皮凹陷或疼痛，甚至皮肤颜色改变，应请教医生或护士，在这些情况消除之前，避免再在该部位进行注射。

②做好皮肤护理，鼓励患者勤洗澡、勤换衣服，保持皮肤清洁，指导患者选择柔软、宽松的衣服。保持口腔卫生，每天早起、睡前刷牙，饭后漱口。

③做好泌尿道护理，患者因尿糖的刺激，使阴部皮肤常有瘙痒现象，尤其是女性，每次小便后，最好用温水清洗外阴，洗后擦干，如有自主神经紊乱造成的尿潴留，尽量避免插导尿管，以免感染，可采用诱导排尿、膀胱区热敷或按摩等方法。以上方法无效时，应在严格无菌操作下行间歇导尿术。

2．心理护理

鼓励患者坚持糖尿病规范治疗。

3．健康教育

（1）详细讲解运动锻炼的重要性、具体安排和注意事项。

（2）讲授活动时保存能量的方法。

【入院第 8 天至出院】

（一）护理评估路径

（1）评估患者是否掌握口服降糖药的使用方法。

（2）评估患者是否掌握注射胰岛素的技术。

（3）评估患者是否掌握自我监测技术及自我管理措施。

（4）评估患者是否掌握饮食的基本原则，是否了解饮食的注意事项。

（5）评估患者是否掌握运动的原则和方式，是否了解运动的注意事项。

（6）评估患者是否知道低血糖的表现及处理方法，是否知道急性并发症的预防方法，是否知道糖尿病酮症酸中毒的诱因及提示发生酮症酸中毒的先兆症状。

（7）评估家属是否掌握低血糖的表现及处理方法。

（8）了解患者对性知识的掌握程度。

（9）评估患者及家属对糖尿病足部护理知识是否掌握。

（10）评估患者出院后能否应对糖尿病并做好自我管理、定期系统复诊管理。

（二）护理诊断/问题路径

症状体征（特征）	相关因素	判断标准	护理诊断/问题
1. 诉说不了解口服降糖药的使用或注意事项 2. 诉说不了解注射胰岛素的技术或注意事项 3. 家属诉说不了解注射胰岛素的技术或注意事项	与信息来源缺乏有关	符合 1、2 或 3	缺乏糖尿病治疗相关知识
4. 患者表达出对性功能的担心 5. 患者陈述性欲减退	与糖尿病影响性欲有关	符合 4 或 5	有性生活型态改变的危险
6. 自述应对困难，需要帮助 7. 长期担忧，焦虑	与疾病的慢性过程、复杂的自我管理计划相关	符合 6 或 7	有个人应对能力失调的危险
8. 漏服降糖药物或漏注射胰岛素 9. 对治疗方案感到困惑	与治疗的复杂性和长期性有关	符合 8 或 9	有不合作的危险
10. 表达有执行治疗计划的意向，但难以将计划融入生活常规	与知识缺乏及治疗的复杂性和长期性有关	符合 10	有处理治疗方案不当/无效的危险
11. 肢端感觉异常 12. 视力下降 13. 曾出现低血糖症状	与感觉功能受损有关 与降糖药物相关	符合 11、12 或 13	有受伤的危险

（三）护理计划与措施路径

1. 治疗护理

（1）观察血糖、尿糖、血脂、体重、腹围等变化。

（2）护理组长/高级责任护士查房：

①观察用药后反应，有无低血糖症状，当出现低血糖症状时需立即为患者测量即时血糖，以鉴别是低血糖反应还是真正的低血糖，对低血糖患者需立即处理，并注意观察患者的神志变化。曾有低血糖症状的患者，特别要注意测量夜间2时~3时的血糖，避免夜间低血糖的发生。当老年人长时间睡眠时，应定时叫醒，避免老年人无症状性低血糖的发生。

低血糖的表现、处理及预防方法：

1. 低血糖的临床表现：①低血糖反应：又称“假性”低血糖，是指因血糖的迅速下降，如从240 mg/dL（13.3mmol/L）下降到90mg/dL（5mmol/L），而90mg/dL（5mmol/L）是正常血糖值，但大脑觉察到血糖的迅速下降，并启动保护性反应，释放对抗激素，使机体产生低血糖症状。②低血糖表现：心慌、头晕、出汗多、饥饿、全身软弱无力、颤抖、视力模糊、反应迟钝、注意力不集中等。2005年，ADA（美国糖尿病协会）将血浆血糖浓度≤70mg/dL（3.9mmol/L）定义为低血糖，可伴或不伴有症状。③未觉察性低血糖：即无意识性低血糖，是指患者血糖下降时没有表现出症状，但血糖值已经下降到3.9mmol/L或以下。患者可能会在清醒状态下突然发生昏迷。

2. 低血糖处理：①有条件者立即测量血糖。②补充碳水化合物：2~4片葡萄糖片或1杯脱脂奶或半杯橙汁（苹果汁）或5~6块硬糖。③15分钟内复测血糖，如血糖仍低于3.9mmol/L（70 mg/dL），再补充以上的食物。④如仍未缓解，送医院抢救。⑤随身携带糖尿病身份卡，以便于发生意外时提醒他人及时给予抢救措施。⑥当α糖苷酶抑制剂与胰岛素或其他降糖药物同时应用发生低血糖时，必须应用葡萄糖进行解救。

3. 低血糖预防：①教会患者识别低血糖反应、夜间低血糖、无症状性低血糖的特征。②经常测血糖，血糖不稳定时，每天测4~8点法的血糖。③遵循饮食计划。避免延迟进餐或漏餐。如不能按时进餐，应在正常进餐时间吃一点碳水化合物。④呕吐、进食延迟者调整胰岛素及降糖药物的剂量。⑤餐后1h运动，运动时间不超过1h。⑥其他时间进行的运动，运动前应测血糖，如血糖低于5.6mmol/L（100mg/dL），运动前要进餐。⑦外出时随身携带糖尿病身份卡、食物或含糖饮料。⑧预混或中效胰岛素注射前摇匀；餐后运动者避免在四肢注射胰岛素；避免把胰岛素注射到肌肉层；注射胰岛素后避免搓揉注射部位。⑨空腹检查、治疗时，暂停服用降糖药或注射胰岛素。老人、儿童、自我管理能力低下者，协助服药到口。

②观察口渴、尿多、软弱无力等症状有无改善。

③观察患者的运动量有无增加，运动量是否足够，运动方式是否合适。

1. 运动的适应证与禁忌证：①适应证：2 型糖尿病肥胖者和血糖 11.1 ~ 16.7mmol/L（200 ~ 300mg/dL）以下者，以及 1 型糖尿病稳定期患者。②禁忌证：并发急性感染，活动性肺结核患者；严重急慢性并发症患者，如心、肾并发症，酮症酸中毒者；重症糖尿病患者。

2. 运动原则：根据年龄、性别、体力、病情及有无并发症、胰岛素治疗、饮食治疗等情况决定，循序渐进，逐步增加运动量，持之以恒，切忌随意中断。

3. 运动的方式：最好做有氧运动，如散步、慢跑、广播操、太极拳、球类活动等，至少每周 3 次。运动的步骤：①热身（运动前的低强度活动和伸展运动）：目的是放松肌肉，避免损伤。时间持续 5 ~ 10min。②运动：全身运动，持续 20 ~ 45min。③整理（运动强度减低，舒展、放松）：帮助恢复正常的心率和呼吸，持续 5 ~ 10min。

4. 运动的注意事项：①选择在平整的地面上运动，避免恶劣天气时运动，穿好的运动鞋，随身携带糖尿病身份卡片及糖片或含糖物。②餐后 1 ~ 1.5h 开始运动，运动应使患者达到的心率：(200 - 年龄) × (60% ~ 75%)（即相同年龄正常人的最大心率的 60% ~ 75%）。③运动须逐渐增加活动量及活动时间，以不感到疲劳为度。④未注射胰岛素或口服降糖药的 2 型糖尿病患者，在运动前不需要补充食物。如使用胰岛素，且剂量不变，当运动量比平时多时，患者必须在运动前进食，分量相当于点心量即可预防低血糖。⑤如果在运动中出现饥饿感、心慌、出冷汗、头晕及四肢无力或颤抖等症状，表明已出现低血糖，应立即停止运动，并进食物，一般休息 10min 左右可缓解，若不能缓解，应即送医院治疗。运动中如出现胸痛或胸闷，应立即停止运动，并尽早去医院就诊。⑥运动前、中、后大量饮水。运动前、中、后不喝含酒精的饮料。

④做好皮肤护理，特别是足部护理。

糖尿病患者足部护理：

1. 观察与检查：每天检查足部一次，评估足部神经感觉，足部动脉搏动情况，皮肤颜色，温度改变等。检查时特别注意趾甲、趾间及足底部位有无胼胝、鸡眼、红肿、甲癣、破损等。如发现异常，及时处理。

2. 促进肢体的血液循环：①每天进行适度的运动，以促进血液循环；②经常按摩足部，按摩方向由趾端往上；③积极戒烟；④冬天注意足部的保暖。

3. 选择合适的鞋袜，避免足部受压：应选择轻柔、前头宽大的鞋子，袜子以弹性好、透气、散热性好的棉毛质地为佳。新鞋不可一次穿得太久，应逐渐增加穿着时间。外出时不可穿拖鞋，以免受伤。

4. 保持足部清洁，避免感染：每天用中性肥皂和温水清洁足部，洗净后用清洁、柔软的毛巾擦干，勤换鞋袜，趾甲不要剪得太短，应与脚趾平齐。

5. 预防外伤：教育患者不要赤脚走路，以防刺伤。冬天使用热水袋、电毯或烤灯时谨防烫伤。

（3）观察胰岛素注射部位有无异常。观察患者用药是否正确，有无漏服药或漏注射胰岛素现象。

（4）观察患者饮食是否正常，能否接受糖尿病饮食治疗。

2. **心理护理**

（1）向患者及家属解释糖尿病是一种终身性疾病，患者需接受终身治疗，要正确对待糖尿病，可过正常的工作与生活。鼓励、安慰患者，指导患者保持情绪稳定，配合治疗，可获得满意的控制效果。

（2）鼓励说出有关性爱方面的问题，与伴侣一起寻找积极的办法，选择适合的性生活方式。

3. **健康教育**

（1）详细讲解口服降糖药的使用与注意事项。

（2）教会患者注射胰岛素的技术，掌握注意事项。

（3）教会家属注射胰岛素的技术，掌握注意事项。

（4）教会患者和家属掌握低血糖的表现和处理方法。

（5）教育患者出院后必须要按照糖尿病管理，做好饮食控制、加强运动、规范自我监测与自我管理。

（6）告诉有性功能障碍的患者，只要把血糖控制好，性功能可能恢复，必要时可到泌尿外科就诊。

（7）教育患者做好家庭足部自我护理，预防足部的损伤。

【相关知识链接】

（一）糖尿病与饮食

健康的糖尿病饮食需要蛋白质、脂肪和碳水化合物的均衡。这三种营养成分提供身体需要的热量。

1. 计算每日所需热量

（1）标准体重的计算方法：

标准体重（kg）＝身高（cm）－105

（2）根据标准体重及工作性质，计算每日所需总热量：

表 15－2　成人糖尿病能量供给量（kcal/kg・d）

劳动强度				
体形	卧床	轻	中	重
肥胖	15	20～25	30	35
正常	15～20	25～30	35	40
消瘦	20～25	35	40	40～45

2. 食物中碳水化合物、蛋白质、脂肪的分配

碳水化合物约占食物总热量的 50%～60%；蛋白质约占 12%～15%，按成人每日每千克标准体重 0.8～1.2g 计算，儿童、孕妇、乳母、营养不良者可增加至 1.5～2.0g；脂肪占总热量的 30%～35%。

3. 热量分布

三餐热量分布大概为1/5、2/5、2/5或1/3、1/3、1/3，或分成四餐为1/7、2/7、2/7、2/7，也可按患者的生活习惯、病情及配合治疗的需要来调整。

4. 糖尿病患者饮食注意事项

（1）严格按照医师或营养师制定的食谱饮食，避免随意增减。

（2）吃多种碳水化合物：所有的谷类食品，如土豆、蔬菜、豆类。多吃纤维类：干豆、豌豆、蔬菜、谷类食品。少吃糖类：糖、糖浆/蜜、果酱、果冻、软饮料、蛋糕、馅饼、曲奇等。少吃脂肪：特别是黄油、人造奶油、起酥油、猪油、熏肉/腌肉、香肠、肉汁、调味汁/酱。少吃盐：罐头食品。少吃水果：选择新鲜含糖分低的水果。糖尿患者吃水果六原则：①时机：血糖控制比较"理想"时；②数量：全日不超过200g；③时间：两餐之间；④种类：多选择血糖指数低和糖分低的水果。多选：桃、柠檬、李、梨、苹果、柚、橘、橙；少选：椰子、菠萝、香蕉、西瓜；避免：大枣、甘蔗、荔枝、龙眼、提子、榴莲；⑤监测进食水果后的血糖情况，选择适宜水果；⑥热量：水果的热量应计算在全日总热量之内。

（3）每天喝6~8杯水，如果饮酒，只能少量，并在就餐时饮用，切勿空腹饮酒。

（4）定时进食，如果进餐时间延后，应在餐前先喝一杯牛奶或吃一点饼干；每餐应将计划饮食吃完，如果不能吃完全餐，须当天补足未吃完食物的热量与营养素；长时间的运动应根据需要增加热量摄入。

（5）早晨进行体育锻炼时不宜空腹，平日如劳动强度有较大的变化，也应增加少量食物。

（6）若生活不规律，经常出差，注意随身携带一些方便食品，如奶粉、方便面、咸饼干等。

（7）若偶然发生低血糖，可立即饮用易于吸收的果汁、糖水或吃少量糖果予以缓解。若经常出现低血糖症状，要及时就诊，调整饮食或药物。

（8）每周定期测量一次体重，衣服重量要相同，且用同一磅秤。如果体重改变超过2kg，应报告医师。

5. 某糖尿病患者一天饮食食谱举例

某男性，56岁，身高170cm，体重85kg，职业：会计；患糖尿病多年，采用口服药+饮食治疗，未出现明显并发症。

（1）计算标准体重：170 - 105 = 65（kg）。

（2）判断患者体形：实际体重85kg，比标准体重超30%，属肥胖。

（3）判断体力劳动程度：会计属轻体力劳动。

（4）计算每日所需总热量：

每日应摄入热能标准为每千克体重20~25kcal

全天所需总热量：65×（20~25）=1 300~1 625kcal

（5）根据饮食习惯和嗜好选择并轮换食物，安排好各餐次，制定平衡膳食食谱：

①早餐：牛奶（鲜牛奶250g）、咸面包（标准粉25g）、拌芹菜熏干（芹菜100g，熏豆腐干25g）、煮鸡蛋（鸡蛋50g）。

②午餐：米饭（大米100g）、炒肉片豆角（瘦猪肉50g，豆角150g）、素炒圆白菜（圆白菜100g）、西红柿鸡蛋汤（西红柿50g，鸡蛋50g，香菜10g）。

③下午加餐：猕猴桃100g。

④晚餐：米饭（大米100g）、酸菜鱼（酸菜100g，鲤鱼75g）、素炒豆芽（绿豆芽100g）。

⑤睡前加餐：橙子100g。

（二）胰岛素的保存与保管

（1）未开启的胰岛素保存于4℃～6℃冰箱中，不能冷冻。已开启并使用的各类胰岛素笔芯无须放冰箱，阴凉室温（25℃以下）下保存即可。

（2）要避免直接日照，远离放射源。

（3）在冰箱内保存一支备用胰岛素笔芯。

（4）如胰岛素内有悬浮物或变色，则不能使用。

（5）开启后的胰岛素的保存方法参照说明书。

（6）开瓶时请在瓶上标明开、止日期。

（三）糖尿病酮症酸中毒的诱因及预防方法

1. 诱因

常见的诱因有感染、胰岛素治疗中断或不适当减量、饮食不当、创伤、手术、妊娠和分娩等。

2. 预防方法

（1）遵循住院期间的管理指导。

（2）永远不要擅自停用胰岛素。

（3）当血糖连续2次超过13.3mmol/L（240mg/dL）时，检查尿酮，到医院就诊。

（4）一旦出现酮体，应及时采取措施。

第十六章　脑卒中的整体护理路径

脑卒中（stroke），又称中风或脑血管意外，是一组突然起病、以局灶性神经功能缺失为共同特征的急性脑血管疾病。脑血管疾病是由各种血管性病因引起的脑部疾病的总称，分为出血和缺血两类。脑卒中患者致残率高，不仅在于脑卒中本身病变导致的肢体运动功能、语言、认知等功能障碍，还在于脑血管病是重症，又是病程长的慢性疾病。护理重点：尽快改善大脑血液循环，增进缺血区的血流量和氧的供应，消除脑水肿，卧床休息，观察生命体征、瞳孔、意识的变化，预防脑疝，镇静，减轻头痛护理，预防并发症，做好生活护理及康复指导。高级责任护士应对紧急介入术后、注射尼莫地平以及偏瘫肢体功能位的护理等临床护理要点进行查房指导。

【入院第 1 天】

（一）护理评估路径

1. 健康史

（1）目前健康状况：

①起病前有无头晕、肢体麻木？意识有无改变？

②有无出现头痛、恶心呕吐？头痛的剧烈程度？持续时间？伴随症状？

③呕吐的性质、量及呕吐方式（喷射状）？

④有无出现失语？有无吞咽困难？

⑤有无出现肢体不能活动？有无感觉障碍？

（2）过去健康状况：

①是否患过脑卒中？脑出血还是脑梗塞？

②是否患过心脏病？是否曾患心绞痛或心肌梗死？

③有无高血压病史？是否长期服药？

④有无糖尿病史？是否长期坚持治疗？

（3）家族史：

家族成员中是否有人患脑卒中？

（4）健康管理：

①是否有吸烟、酗酒史？

②是否喜爱高脂、高盐、低钙饮食？有无高脂血症？

③平时的生活习惯如何？有无熬夜的习惯？

2. 专科护理评估

（1）评估生命体征。

（2）意识状态：清醒、嗜睡、意识模糊、昏睡、昏迷。

（3）瞳孔：等大、等圆、对光反射（直接反射和间接反射）。

（4）有无失语：口语表达、听理解、复述？

（5）是否有吞咽困难、饮水呛咳、口角歪斜、鼓腮漏气症状？

（6）肌力：0 级、Ⅰ级、Ⅱ级、Ⅲ级、Ⅳ级、Ⅴ级。

肌力评估方法：检查时让被检查者做肢体关节的部分伸展动作，观察其肢体肌肉的收缩力量、活动幅度和速度。检查者也可以从相反的方向测试被检查者对阻力的拮抗力量。检查者应注意两侧肢体的对比。临床肌力记录可分为 0 ~ Ⅴ级：

0 级：完全瘫痪。

Ⅰ级：仅见肌肉收缩，无肢体运动。

Ⅱ级：肢体可在桌面水平移动，但不能抬起。

Ⅲ级：肢体能抬离桌面，但不能拮抗阻力。

Ⅳ级：能作拮抗运动，但肌力有不同程度的减弱。

Ⅴ级：正常肌力。

（7）浅感觉：触觉、痛觉、温度觉。

浅感觉的检查方法：

触觉：可用棉签轻触被检查者皮肤或黏膜，嘱患者闭目，正常人对轻触敏感。

痛觉：用大头针尖部以均匀的力量轻刺被检查者皮肤，倾听患者陈述其具体感觉。

温度觉：用盛有热水（40℃ ~50℃）或冷水（5℃ ~10℃）的试管测试，让被检查者回答自己的冷或热的感觉。

3. **心理评估**

对神志清醒的患者进行心理评估。

是否担心偏瘫后对生活质量有影响？

4. **社会支持状况**

（1）患病后能否从亲人处得到满意的帮助？

（2）家庭经济能力是否能承受所需费用？

5. **健康教育需求**

（1）患者或家属是否想了解脑卒中的诊断？

（2）家属是否想了解急诊溶栓治疗的相关知识？

（二）护理诊断/问题路径

症状体征（特征）	相关因素	判断标准	护理诊断/问题
1. 意识模糊、昏迷	与出血后形成血肿压迫脑组织，引起颅内压增高有关	符合 1	急性意识障碍 PC：脑疝
2. 皮肤黏膜出血、瘀斑	与溶栓治疗有关	符合 2 或 3	PC：出血
3. 局部血肿、瘀斑	与介入术后压迫止血不当，介入操作中动脉损伤有关		潜在并发症：出血
4. 偏瘫	与脑组织缺血、缺氧致锥体束受损有关	符合 4	生活自理缺陷
5. 头痛	与蛛网膜下腔出血致颅内高压相关	符合 5	疼痛

（三）护理计划与措施路径

1. 治疗护理

（1）卧床休息，接心电监护仪、吸氧，迅速建立静脉通道，躁动者加床栏，适当约束。

（2）观察生命体征，包括体温、脉搏、呼吸、血压、神志、瞳孔等。判断卒中的类型。

表 16－1　几种脑血管疾病的鉴别

项目	缺血性		出血性	
	脑血栓形成	脑栓塞	脑出血	蛛网膜下腔出血
发病年龄	中老年	青壮年多	中老年	青年、中年、老年
常见病因	动脉粥样硬化	风心病	高血压	动脉瘤、血管畸形、高血压动脉硬化
TIA 病史	有	可有	多无	无
发病时状况	多在安静时	不定	多在活动及情绪激动时	多在活动及情绪激动时
发病急缓	较缓(时、日)	急骤(秒、分)	急(分、时)	急(分)
昏迷	多无	多无	多有	少
头痛	无	无	有	剧烈
呕吐	无	无	有	多见
血压	正常	正常	明显高	正常或增高
眼底	动脉硬化	可见动脉栓塞	可有视网膜出血	可见玻璃体膜下出血
偏瘫	多见	多见	多见	无
颈强直	无	无	可有	明显
脑脊液	多正常	多正常	压力高、含血	压力高、血性
CT 检查	脑内低密度灶	脑内低密度灶	脑内高密灶	蛛网膜下腔高密度影

（3）对超早期即脑梗塞在 6h 以内的患者，经 CT 证实无出血灶、患者无出血情况，抽血查出凝血时间、凝血酶原时间等，紧急进行溶栓。

常用溶栓药物：

1. 尿激酶：半衰期为 10～16min，常用量 5 万～20 万 U。
2. 链激酶：半衰期为 10～18min，常用量 5 万～50 万 U。
3. 组织型纤溶酶激活剂（t-PA）：半衰期为 3～5min，常用量 10～30mg。
4. 乙酰化纤溶酶激活剂复合物（APSAC）：作用时间长，注射后去乙酰化半衰期为 40min，溶栓作用能维持数小时，常用量 10～20mg，静脉推注 2～3min。

溶栓护理：

1. 术前准备：备皮、抽血、导尿、溶栓药物的准备。

2. 术后护理：2h内每15min监测双侧足背动脉搏动情况1次，如动脉鞘未拔除，应严格制动，防止出血，待4～6h后拔鞘再用绷带加压包扎。如拔鞘后返回病房应嘱患者患肢制动8h，平卧穿刺侧下肢制动24h，穿刺部位以“8”字交叉压迫。

3. 观察有无渗血、出血及血肿。注意穿刺侧下肢的皮肤温度、颜色和足背动脉搏动情况，如下肢肿胀、颜色变紫，提示微循环回流受阻，如发现下肢发凉，足背动脉搏动不清等症状，提示有动脉血栓，应立即通知医生，采取抢救措施。

4. 常规溶栓后根据患者凝血情况，给予抗凝、降纤、改善循环等治疗。

5. 鼓励患者大量饮水，以促进造影剂及时经肾脏排除。注意用药后反应，密切观察皮肤黏膜、牙龈有无出血。

6. 注意有无血尿、咯血、呕血，若发生出血，及时通知医生给予处理。

（4）对脑出血患者，根据CT报告，确定出血量及是否需要紧急手术清除血肿或微创穿刺，按急诊手术患者整体护理路径。对保守治疗的脑出血患者取侧卧位，抬高床头15°～30°，躁动者加床栏，适当约束，应用“约束护理单”进行护理；按医嘱给予镇痛药。

（5）对确诊为蛛网膜下腔出血的患者，头部制动，减少探视，避免剧烈活动和用力排便，避免情绪激动。

（6）保持呼吸道通畅，备齐吸痰、气管插管用物，观察患者痰鸣音情况，及时清除呼吸道及口腔内分泌物。

（7）按医嘱正确使用降低颅内压药物，如甘露醇，快速滴入，切勿漏出血管外，床边应挂“防外渗安全警示”标志。

2. **心理护理**

对神志清醒的患者给予支持性心理治疗，耐心倾听对疾病的担忧和对治疗护理的需求。特别是蛛网膜下腔出血的患者，由于头痛剧烈，容易产生焦虑、恐惧心理，应向患者说明情绪稳定的重要性。可进行深呼吸放松治疗，15～20min/次。

呼吸松弛训练法：

1. 训练前的要求：环境安静，平卧。眼睛微闭，让大脑排除杂念处于一片空白状态，注意力集中在呼吸道上，身心保持松弛平静后开始训练。

2. 训练步骤：平静、缓慢、自然呼吸3次，然后将注意力集中在鼻孔周缘，开始缓慢深吸气，仔细体会空气通过鼻孔时的清凉感，深吸气至饱和状态后停顿屏气3—2—1，同时将注意力集中到口唇上，慢慢、轻轻以吹气方式呼出二氧化碳，胸廓回缩，仔细体会气流流经口唇内缘时的微热感，呼气时间比吸气时间短2～4s，呼气完后停顿屏气3—2—1。根据病情选择胸式或腹式为主的呼吸。每次15～20min，每天训练1～2次。

3. **健康教育**

（1）入院介绍：环境、主管医生、主管护士、作息制度、探视制度等。特别是蛛网膜下腔出血的患者，限制探视，保持安静的环境。

（2）讲解：与脑卒中病因相关的危险因素，如吸烟酗酒、高脂高盐饮食、剧烈活动、情绪激动等。

（3）对紧急溶栓的患者，向家属介绍急诊溶栓的目的和意义。

【入院第2～7天】

（一）护理评估路径

（1）患者或家属了解作息制度及探视制度，基本了解病情、接受溶栓治疗。

（2）是否有吞咽困难和饮水呛咳？是否需要了解留置胃管注意事项？对留置胃管的患者，注意评估胃液或大便性质、颜色、量。有无消化道出血？

（3）评估生命体征，特别是呼吸、血压、瞳孔、意识的变化。头痛有无减轻？

（4）对急诊介入治疗的患者，评估有无皮下出血点、瘀斑等。

（5）是否有痰？评估痰液性质、量、颜色及体温。

（6）是否按照治疗计划绝对卧床？

（7）评估肢体是否在功能位置，评估患者的肌力。

（8）是否需要饮食指导？

（9）是否需要了解康复的知识？

（10）是否大便通畅？了解保持大便通畅的方法。

（11）评估患者的各种检验检查报告，特别是有无高血糖、高血脂等。

（二）护理诊断/问题路径

症状体征（特征）	相关因素	判断标准	护理诊断/问题
1. 吞咽困难、饮水呛咳	与延髓麻痹有关	符合1	有误吸的危险
2. 不了解偏瘫侧肢体的摆放位置	与信息来源受限有关	符合2	知识缺乏
3. 皮肤干燥、尿量少	与使用脱水剂有关	符合3	有体液不足的危险
4. 主诉腹胀、大便干结	与自主神经功能紊乱、长期卧床有关	符合4	便秘
5. 有痰鸣音 6. 痰多，不易咳出	与肺部感染有关	符合5或6	清理呼吸道无效
7. 呕血、便血	与出血波及下丘脑有关	符合7	PC：消化道出血
8. 呼之不应、昏迷	与脑出血相关	符合8	意识障碍
9. 血压升高、全身抽搐 10. 瞳孔扩大	与脑疝有关	符合9、10	PC：脑疝
11. 肢体不能自主运动 12. 行动不便 13. 肌力下降	与平衡能力低、偏瘫、肌张力增高有关	符合11、12或13	躯体移动障碍
14. 皮下出血点、瘀斑	与溶栓、抗凝治疗有关	符合14	PC：出血
15. 受压部位皮肤红 16. 大小便失禁	与卧床、不能自主翻身有关	符合15、16	有皮肤完整性受损的可能
17. 剧烈头痛 18. 恶心呕吐 19. 脑膜刺激征阳性	与蛛网膜下腔再出血有关	符合17、18、19	PC：蛛网膜下腔再出血

（三）护理计划与措施路径

1. 治疗护理

（1）继续卧床休息。将日常用品和呼叫器置于患者方便处；昏迷患者上气垫床，应用“压疮风险护理单”，定时翻身、拍背；做好口腔护理、皮肤护理、大小便护理。

（2）鼻饲护理：鼻饲前摇高床头，证实胃管在胃内后注入鼻饲。胃管内定时、定量注水 >1 500mL/天，鼻饲后 30min 内避免翻身、吸痰。注意观察胃液的颜色、性质。吞咽困难、饮水有呛咳的患者，可予糊状流质或半流质小口慢慢喂食。有糖尿病者予以糖尿病鼻饲饮食。

（3）保持大便通畅；定时翻身、按摩腹部数次；胃管内定时、定量注水，鼻饲加入含纤维的蔬菜。出现大便秘结则按医嘱用软化大便的药物。

（4）观察皮肤的弹性，记录出入量，准确采集各种血标本，及时追踪检验结果。

（5）肺部护理：翻身、拍背，体位引流，雾化吸入，痰多难咳出时吸痰。测量体温，高热时做好高热护理。必要时给予物理降温，按医嘱应用抗生素。

（6）护理组长/高级责任护士查房：

①对颅内出血的患者，按医嘱应用止血药、降低颅内压的药物。

②对蛛网膜下腔出血的患者，按医嘱给予尼莫地平解除蛛网膜下腔出血引起的血管痉挛。

> 尼莫地平注射注意事项：
>
> 1. 静脉治疗应在出血后 4 天内开始，并在血管痉挛最大危险期连续给药，如持续到蛛网膜下腔出血后的 10 ~ 14 天。
>
> 2. 对体重 <70kg 或血压不稳定的患者，治疗开始的 2h 可按每小时 0.5mg（相当于给尼莫地平 2.5mL/h，约为 7.5μg/kg · h）。两小时后如血压无明显下降，可增至 1mg（相当于给尼莫地平 5mL/h，约为 15μg/kg · h）。
>
> 3. 体重 >70kg 的患者，剂量宜按 1mg（相当于给尼莫地平 5mL/h，约 15μg/kg · h）。
>
> 4. 用输液泵连续静脉输注。
>
> 5. 密切观察血压的变化。

③对于因颅内动脉瘤破裂引起出血的患者，积极配合采用血管内介入栓塞治疗，颅内动脉瘤破裂急性期行颅内栓塞；保持血压的稳定、大便通畅，防止咳嗽，对于躁动的患者，避免头部剧烈地活动，适当作镇静治疗。当出现剧烈头痛、血压升高、意识水平进行性下降、瞳孔大小发生变化、一侧肢体活动受限等，应警惕再出血的发生。

④脑血管介入术后早期应注意观察语言、运动和感觉功能的变化。若出现瘫痪、失语，甚至神志不清，应考虑有脑梗塞的可能。密切观察意识、瞳孔、生命体征的变化，注意血压波动变化，观察其有无头晕、头痛、呕吐、失语、肌力下降、癫痫发作、颅内压增高等症状。若患者出现了烦躁不安、意识障碍进行性加深、双侧瞳孔不等大、肢体活动障碍，应立即报告医生，采取必要的救治措施。

（7）预防感冒，避免用力咳嗽和打喷嚏，饮水、进食时速度不可过快，以防引起呛咳，保持情绪稳定，保证睡眠质量。

（8）康复护理：从桥式主动运动、十字交叉握手到被动运动，从床上运动到床下运动，从近端关节到远端关节，从坐起锻炼到步行锻炼，以及日常生活训练。早期运动治疗介入脑血管病患者康复能得到良好疗效的重要依据在于大脑的可塑性，早期康复的基本目的是防止以后影响康复进程的并发症发生，尽早进行改善功能的训练。目前认为患者生命体征稳定、神经症状不再发展后48h可开始早期康复训练。

（9）协助完成患者生活护理自理活动，如穿衣、沐浴、如厕等，保持皮肤清洁、干燥，及时更换衣服、床单，保持床单清洁。

2. **心理护理**

（1）继续支持性心理治疗和呼吸放松疗法，关心、尊重患者，避免刺激和损伤患者自尊的言行。

（2）偏瘫、失语患者，因生活不能自理，可能变得性情急躁，甚至发脾气，常会使血压升高、病情加重。主动关心患者，教会患者简单的哑语，从思想上开导患者，必要时用纸笔表达出来。

3. **健康教育**

（1）护理组长/高级责任护士查房：教会患者或家属对偏瘫肢体功能摆放的方法、全身关节的正确功能位置。

偏瘫肢体的功能摆放方法：

1. 仰卧位：①头：正中位或面向患侧；②上肢（患侧）：尽量前伸，肩下垫一软枕；③肩关节：外展、外旋与躯干呈45°角，躯干与上臂间可置一毛巾卷；④肘关节：伸展、前臂旋后，手的位置高度要超过心脏；⑤腕关节：背伸；⑥手指：伸展略分开，拇指外展；⑦髋、腰部：下方垫一软枕，髋关节稍内旋；⑧膝关节：屈曲；⑨踝关节：略呈背屈，足底平放于床上。

2. 健侧卧位：①上肢（患侧）：肩向前伸，肘及腕关节均保持伸展位，腋下的胸侧壁置一软枕，使肩及上肢保持外展位。②下肢（患侧）：髋略屈，前挺，屈膝，踝略背伸，健侧肢体可以自然放置。

3. 患侧卧位：①上肢（患侧）：肩向前伸，肘伸直，前臂旋后，腕伸展，手掌向上，手指伸开。②下肢（患侧）：健肢在前，患肢在后，膝屈曲，踝背伸，足掌与小腿尽量保持垂直。

全身关节的功能位置（住院第一天开始）：

1. 肩关节功能位：肩关节外展45°，前臂内旋，使肘与前胸平，拇指指向鼻子，并经常更换位置，防止上肢内收内旋畸形。

2. 肘关节功能位：肘关节屈曲90°。上臂与前臂成直角。

3. 腕关节功能位：腕关节背屈30°~40°，手指轻度屈曲，可以握直径4~5cm长形轻质软物。

4. 髋膝关节功能位：髋关节伸直，大腿外侧放置沙袋或枕头，防止下肢外展外旋位。膝关节伸直，防止屈曲畸形。随着体位的改变，髋关节也需要变换成屈曲或伸直的位置。

5. 足关节功能位：足与小腿呈90°，防止足下垂。

（2）解释插胃管的目的及意义。

（3）解释便秘的原因及防范措施。

（4）饮食指导：低脂、低盐、高维生素饮食，少量多餐。能进食者，选择软饭或环状食物，给予充足的时间，让其充分咀嚼、慢慢吞咽，以免呛咳。

（5）介绍脑卒中各疾病的知识及康复训练计划（见相关知识链接）。

【入院第 8 天至出院】

（一）护理评估路径

（1）评估患者生命体征、瞳孔、意识状况。头痛有无减轻或已无头痛。

（2）评估肢体是否在功能位置，评估患者的肌力。采用 ADL 评估表，对患者进行生活处理能力评估。

（3）语言能力评估，讲话时是否感觉到困难？能否完整发音？

（4）起床后有无感觉不舒服？

（5）下床活动时有无活动不便？

（6）是否心情沮丧？是否自我评价过低？

（7）是否需要了解起床后的康复及安全知识指导？

（8）是否需要了解出院后的健康宣教？

（二）护理诊断/问题路径

症状体征（特征）	相关因素	判断标准	护理诊断/问题
1. 下床后活动不便、怕摔倒	与病变波及锥体束受损引起偏瘫有关	符合 1	有受伤的危险
2. 失语	与语言中枢受损有关	符合 2	语言沟通障碍
3. 情绪低落、对事物不感兴趣 4. 入睡困难、哭泣	与缺少预后提高生活质量的信息有关	符合 3	抑郁

（三）护理计划与措施路径

1. 治疗护理

（1）保持呼吸道通畅。

（2）脑卒中患者病情稳定后，由专人进行被动康复训练，协助主动康复训练，实施神经促通技术治疗。脑梗死患者 1 ~2 天后，脑出血患者病情稳定、生命体征平稳后，就可以在专人指导下进行被动康复训练、体位转移训练、辅助被动运动、主动运动。痉挛期可进行抑制痉挛训练、肢体负重训练、运动协调性训练。恢复期进行运动速度训练、精细运动训练、步行训练、上下楼训练、日常生活能力（ADL）训练。

（3）安全护理：床边有护栏；走廊、厕所有扶手；地面平整、防滑；穿防滑的软橡胶底鞋；下床活动时选择三角手杖并有人陪同。

（4）语言指导：包括非言语指导，如写字、点头、手势、目光，以及语言指导，即由简单到复杂训练听、说、读能力（见相关知识链接）。

（5）按医嘱用抗抑郁药，注意观察药物的效果。

（6）与家属共同制订出院后的康复计划。在制订出院计划时，护士应充分考虑到患者角色功能的受限问题，作出角色功能训练的建议，可通过家庭教育和社区护理来解决，如帮助患者调整认识、表达情感，指导其积极参加有利于身心健康的活动。

2. **心理护理**

（1）了解患者对偏瘫失语的自我感觉，鼓励其克服害怕、羞涩心理。

（2）对取得每一次成绩给予鼓励和肯定，帮助患者恢复自信心。

（3）以疏导疗法帮助患者缓解抑郁。脑动脉瘤介入治疗后，患者多数具有认知功能受到明显影响，精神紧张度高、焦虑、抑郁，有害怕长期服药的心理和缺乏满足感及幸福感，业余、娱乐生活减少的特点。在临床护理中，护士应耐心讲解脑动脉瘤的病理、生理及临床知识，提高患者及家属对脑动脉瘤介入治疗的认识，消除诱因；同时，向患者讲解心理因素如抑郁、焦虑、精神紧张等可诱发动脉瘤破裂的危险和加重躯体症状，如头晕、头痛、失眠等。指导患者注意休息，切忌过度疲劳和精神紧张。同时应经常进行放松内心意象训练和听音乐等，以消除不良情绪，从而提高生命质量。

（4）鼓励家属参与康复训练。

（5）指导患者出院后保持良好的情绪。

3. **健康教育**

（1）告知患者脑卒中的康复是一个漫长的过程，有效的坚持决定预后的生存质量。

（2）用药指导：说明用药的剂量、用法和副作用。抗高血压、降血糖药物应长期坚持。

（3）营养指导：进低盐、低脂肪食物；多吃水果、蔬菜保持大便通畅；少量多餐，每次进餐要慢，并充分嚼碎以免误吸。

（4）家居安全指导：向患者和家属解释安全防范的重要性，下床活动由人陪同，日常生活要协助。

（5）矫正不良的生活习惯：戒烟、戒酒。避免熬夜、情绪激动等。

（6）教会家属测血压，教会患者使用拐杖。

（7）向患者及家属介绍脑卒中的先兆及处理措施。

【相关知识链接】

（一）脑卒中的康复训练计划

1. 床上训练：病情稳定后3～4天开始训练

（1）上肢康复训练：

①被动运动：患者仰卧位，护士将一手放在患侧腋下，上托患肩，另一手固定患侧上肢，缓慢地进行肩关节前屈、内收、外展、内旋及外旋等运动。运动中不要用力牵拉，以免引起关节疼痛或损伤。不仅患侧要做，健侧也有必要做，每天1～2次。

②主动辅助运动：患者双手十指交叉，用健侧上肢带动患侧上肢在胸前伸肘上举，然后屈肘，双手返回置于胸前。

③上肢分离运动及控制能力训练：患侧上肢屈曲90°，让其上抬肩部使手伸向天花板，并让患者用患手触摸自己的前额、嘴等部位，然后再缓慢地返回至肘伸展位。

（2）下肢康复训练：1周后开始训练。

①“桥式”运动：患者仰卧位，上肢放于身体两侧，双腿屈膝，足支撑在床上，将臀部主动抬起，并保持骨盆成一直线。

②下肢屈曲动作训练：患者上肢置于身体两侧，或双手十指交叉举至头上方，护士一手将患足保持在背屈位，足掌支撑于床面；另一手扶持患侧膝关节，保持髋关节呈内收位，令患足不离开床面而向头端滑动，完成髋、膝关节屈曲，然后缓慢伸直下肢，如此反复练习。

③伸膝分离运动：患者仰卧位，患膝微屈，护士用手抵住患足使其充分背屈，嘱患者绷紧大腿肌肉，以静态的伸肌收缩做伸膝等长运动。

2. 坐起、下床训练：1周后开始训练

（1）为避免产生体位性低血压，要逐步增加起坐的角度。利用枕头或靠垫，垫在患者后腰，约呈15°角；患者坐起5～10min，要休息3～5min。然后再增加10°～15°，延长坐位时间5～10min。

（2）患者床上坐姿达到90°，并保持30min，再开始练习独立坐位或转移动作。如果患者起坐过程中，面色苍白、出冷汗、头晕，应马上恢复平卧，再调小坐起角度，逐渐增加患者身体的耐受力，要注意检查患者训练前后的血压和脉搏变化。患者达到90°辅助坐起时，不要再依靠床头和靠垫。

（3）将患者移动到床边，瘫痪侧靠近床沿，患膝屈曲，小腿垂在床边。让患者用健康一侧的手掌支撑起自己上身到床边上坐，辅助患者将躯干抬起，练习坐姿。

（4）让患者移动到床边，健腿插入患腿下将患腿移到床外，使患腿膝部呈屈曲状态，然后抬头向患侧旋转身体，健康的手在患侧撑着床坐起，同时摆动健腿下床，为后面移乘轮椅作准备。

3. 坐轮椅训练：1周后开始训练

（1）从床上转移到轮椅：轮椅放在患者身体健康的一侧，轮椅与床呈45°角，刹住车闸。患者坐在床边，两脚着地。辅助者与患者面对面，用膝盖顶住患者瘫痪一侧下肢膝盖（固定患者身体），患者健康的手搂住辅助者的脖子或肩膀。辅助者要把住患者的腰部或背部，使患者身体向前倾斜，将重心移到脚上，这时患者臀部可以离开床面，以健脚为轴，旋转身体，臀部对准椅面坐下。要调整好患者坐姿。

（2）从轮椅转移到床上：患者从身体健康的一侧接近床边，轮椅与床呈30°角，刹住车闸。患者身体向前移动，移开脚踏板，辅助者将一只脚插入患者两腿之间，用手扶住患者腰背部，让他站立起来，以健腿为轴，半转动身体，坐到床沿。辅助者再用单手插入患者膝下，另一手托住患者脖子，让他躺下。

（3）行走训练：

①患侧扶持行走：护士站在患者偏瘫侧，同侧手握住患手，使患手掌心向前；另一

手从患侧腋下穿出置于胸前，手背靠在胸前处，与患者一起缓慢向前步行。

②家属辅助：让患者主动、独立。家属要逐渐减少对患者辅助的力量，尽早让其自己完成动作。另外，还要根据瘫痪一侧患肢的运动水平，要求患者尽量利用患侧作移动，避免因患侧不便，忽视患侧的运动。

4. 日常生活训练：1周后开始训练

（1）坐起时训练取物、喝水、移动患侧肢体位置。

（2）肌力开始改善后训练手的抓握、解扣、穿衣、如厕、使用筷勺、翻报纸。

（二）语言训练（病情稳定后3～4天开始）

1. 训练要求

（1）语言训练是个复杂的过程，需患者、家属与医护人员共同努力，循序渐进，由音到词，由词到句，不能急于求成。

（2）每次交谈时，用患者熟悉的名称及术语交谈，要给予足够的时间让他思考、组织说话内容。

（3）鼓励说话，但不要强迫。发问时要用简单直接的问题，让其回答“是”或“不是”。

2. 训练方法

（1）运动性失语：以口语表达训练为主。先进行鼓腮、龇牙、弹舌练习，后发PA－TA－KA音，能准确发音后，三个音连在一起重复发音，每次10～15min，每日5～10次。

（2）感觉性失语：以理解、会话、复述训练为主。拿一件患者熟悉的实物，认清后先看口形再发音，然后让患者复述一遍。

（3）命名性失语：以口语命名、文字称呼训练为主。拿一件熟悉的物件，先让患者说出名称，若不能回答，再进行训练。每次学习新内容前，先复习以前学过的内容。

（4）完全性失语：选择患者能理解的语言进行训练，如数手指头或用手势及面部表情去表达，亦可用手势去沟通。

（三）疏导疗法

（1）向患者讲述脑卒中引起心理疾病的过程，使其明白“心病需要心药治”的道理，从而树立起治愈疾病的信心。

（2）向患者阐述所患脑出血的本质、特点及解决方法，并要求患者根据自己的实际情况，说出或写出自己的感受和认知，即反馈材料。根据这一材料，给下一次阐述增加新内容，使疏导更有针对性和说服力。

（3）在领悟的基础上，指导患者进行实践，首先亲自示范，然后在心理上循循善诱。迈出了第一步，以后的希望就大增。

下 编

外科常见病围手术期的整体护理路径

第十七章　急性硬膜外血肿的整体护理路径

硬膜外血肿（ecute epidural hematoma）是位于颅骨内板与硬脑膜之间的血肿，多见于颞部，约占外伤性颅内血肿的30%左右，出血多来自脑膜中动脉，少数由静脉窦或板障静脉破裂所致。其中急性硬膜外血肿占86%左右。急性硬膜外血肿指发生在伤后3d内的血肿，其中伤后3h内出现脑受压征者称为特急性。临床表现常有外伤病史，患者出现“中间清醒期”、有明显颅内压增高改变和生命体征表现，如头痛、恶心、呕吐，呼吸、脉搏缓慢，血压升高。急性硬膜外血肿以手术治疗为主。围手术期护理重点是迅速做好术前准备工作，严密观察意识、瞳孔、生命体征的变化，预防术后并发症以及减少伤残程度和恢复自理能力。高级责任护士应对术前意识的评分、预防脑疝的观察要点以及术后生命体征的观察和管道护理进行查房。如出现颅内高压症危象应组织护理会诊并及时抢救。

【入院日、急诊手术日】

术前：

（一）护理评估路径

1. 健康史

（1）生命体征是否正常？呼吸道是否通畅？

（2）有无头痛、呕吐症状？

（3）是否烦躁不安？

（4）有无抽搐、剧烈咳嗽、尿潴留等诱发脑疝的因素存在？

（5）过去是否接受过手术治疗？具体时间和手术名称如何？

（6）是否有药物或食物过敏史？

（7）是否有饮酒的习惯？此次受伤前有无饮酒？

2. 专科护理评估

（1）意识是否清醒？有无昏迷→清醒→昏迷的过程？

（2）双侧瞳孔是否等圆、等大？

（3）有无肢体麻木或肢体瘫痪症状？

（4）GLS评分是多少？

3. 心理状态

（1）患者或家属是否因担心有生命危险而产生恐惧、无助感？

（2）是否担心术后会有后遗症？

4. 社会支持状况

（1）了解患者住院费用类别、收入情况。

（2）患病后能否从家庭得到满意的帮助？家人是否关注患者的情绪变化和病情？

（3）家庭经济能力是否能承受所需费用？

5. 健康教育需求（意识清醒者）

（1）患者是否想了解自己的病情？

（2）患者是否想了解相关检查的目的、意义、方法？

（3）患者是否想了解手术前准备及手术过程？

（二）护理诊断/问题路径

症状体征（特征）	相关因素	判断标准	护理诊断/问题
1. 剧烈头痛、呕吐、烦躁不安	与血肿占位致颅内压增高有关	符合1中一项或多项	PC：脑疝
2. 诉说对自己的病情不了解	与缺乏疾病与治疗信息有关	符合2	缺乏疾病相关知识
3. 诉说对将要进行的手术不了解		符合3	缺乏手术治疗知识
4. 紧张、思想顾虑多	与担心手术安全和病情有关	符合4	焦虑

（三）护理计划与措施路径

1. 治疗护理

（1）责任护士接待患者，安排床位，搬动患者时动作要轻稳，防止头颈部扭转或震动。

（2）连接心电监护，监测生命体征。

（3）给氧，监测血氧饱和度。

（4）保持呼吸道通畅，备好吸痰机及吸痰装置。

（5）告知患者或家属禁食、禁饮。

（6）处理医嘱，完成必要的术前检查。

（7）迅速完成术前准备工作：备皮（剃头）、配血、皮试、留置尿管、更衣、贵重物品保管、注射术前针。

（8）高级责任护士查看患者，对患者的意识、瞳孔、生命体征、GLS 评分等进行查房，及时观察患者是否出现“中间清醒期”。

硬膜外血肿“中间清醒期”的观察：

1. 硬膜外血肿患者的病情与脑损伤的程度和血肿发展的速度有直接关系。

2. 若原发性脑损伤轻，血肿发展的速度慢，则出现典型的“中间清醒期”，即原发性昏迷→中间清醒期（意识好转期）→继发性昏迷。这是因为伤后患者的原发性昏迷短暂，在血肿未形成之前意识已恢复，以后由于血肿的发展使颅内压增高形成脑疝而出现继发性昏迷。

3. 若原发脑损伤较重或出血速度快，则不出现中间清醒期，由原发性昏迷直接进入继发性昏迷，表现为伤后昏迷继续加深，伴随进行性的患侧瞳孔散大，对侧肢体瘫痪以及生命体征变化。一旦确诊需立即手术。

（9）术前核对，备齐各种检查单、术中用物及药品。

（10）完成术前护理记录，平车送手术室。与手术室护士核对并交接。

术后：

（一）护理评估路径

（1）患者麻醉是否清醒？意识状态如何？

（2）双侧瞳孔是否等圆、等大？光反射是否存在？

（3）生命体征是否平稳？

（4）硬膜外引流是否通畅？引流量、性质、颜色如何？伤口敷料是否渗血？

（5）留置尿管是否通畅？

（二）护理诊断/问题路径

症状体征（特征）	相关因素	判断标准	护理诊断/问题
1. 意识障碍、双瞳孔不等、生命体征异常变化	与颅内压增高有关	符合1中一项或多项	PC：继发颅内出血 PC：脑疝
2. 有手术切口 3. 有留置管道	与有手术切口、留置管道、细菌容易入侵有关	符合2或3	有感染的危险 皮肤完整性受损

（三）护理计划与措施路径

1. **治疗护理**

（1）术毕回室时，接待患者过床，评估麻醉恢复情况。

（2）与手术室（或麻醉复苏室）护士交接。

（3）测量生命体征，评估意识、瞳孔状态。

（4）连接心电监护，给予低流量吸氧。

（5）连接、固定引流管、尿管等并观察引流情况，检查切口敷料有无渗血。

（6）了解患者手术、麻醉及术后诊断。

（7）查看手术室、麻醉复苏室记录，以及患者的输液、输血等。

（8）麻醉未醒时取平卧位，头偏向一侧（向健侧卧位，尤其大骨瓣减压术患者，避免减压区受压）；清醒后血压平稳者，可抬高床头15°～30°，以利颅内静脉回流，降低颅内压。

（9）禁食、禁饮。

（10）严密观察意识、瞳孔情况，监测生命体征。

（11）处理术后医嘱，按时完成输液及止血药物、抗生素的应用。

（12）按时静脉给予脱水药物甘露醇，减轻脑水肿。

甘露醇静脉滴注要点：

1. 20%甘露醇为无色澄明液体，冬季易析出结晶，80℃加热后溶解。
2. 静脉快速滴注（30min滴完）能提高血浆渗透压，使组织脱水，可降低颅内压。
3. 输液前检查液体有无结晶、混浊，如有，将其加温使结晶融化。
4. 严格选择静脉，最好是粗直的静脉血管。护士应加强巡回，防止外渗。
5. 若使用留置针，滴注后用生理盐水冲洗。

（13）每日输液量以 1 500 ~ 2 000mL 为宜。记录 24h 出入量以维持其平衡。
（14）观察引流管是否通畅，保持负压持续引流，引流液性质、量、颜色。

2. 健康教育

指导患者头部不能随意转动，告知患者保持硬膜外引流管通畅的重要性。

【术后 1 ~ 3 天】

（一）护理评估路径

（1）患者意识是否清醒？双瞳孔是否等圆、等大？
（2）生命体征是否平稳？
（3）引流是否通畅？引流量、性质、颜色如何？
（4）切口敷料是否渗血？
（5）患者是否出现持续高热（中枢性高热）？
（6）患者是否自诉伤口疼痛？是否出现头痛？
（7）患者大便颜色是否正常？有无胃出血征象？
（8）患者是否情绪稳定、睡眠好？
（9）患者是否能进流食？
（10）患者是否出现外伤性癫痫发作？

（二）护理诊断/问题路径

症状体征（特征）	相关因素	判断标准	护理诊断/问题
1. 意识障碍、双瞳孔不等、生命体征异常变化 2. 剧烈头痛、呕吐	与颅内压增高有关	符合 1 中一项或多项 符合 1 + 2	PC：术后脑水肿 PC：脑疝

（三）护理计划与措施路径

1. 治疗护理

（1）护理组长/高级责任护士晨间查房，了解患者：
①呼吸是否通畅，是否呼吸梗阻？呼吸是否加深、变慢？
②血压是否平稳，是否逐渐升高？脉搏是否变得缓慢有力？
③体温是否波动在中度发热之间（手术吸收热）？
④意识是否清醒或意识障碍逐渐加重？双瞳孔是否等圆、等大？
⑤伤口敷料、引流液性状、量如何？
⑥肢体活动情况。
⑦观察颅内压增高。

颅内压增高的观察要点：
1. 成人幕上血肿达20mL以上，幕下达10mL时即有可能引起颅内压增高。
2. 颅内压增高“三主征”：头痛、呕吐、视神经乳头水肿。
3. 伴有进行性的患侧瞳孔散大、对侧肢体偏瘫。
4. 生命体征改变：血压升高，脉膊变大，呼吸深慢。

⑧患者夜间睡眠及特殊感受。

（2）按时完成当日输液量以及抗生素、脱水剂的应用。

（3）生命体征平稳，应取斜坡位，肢体摆放于功能位：

①抬高床头15°～30°。

②健侧卧位：健手屈曲外展，健肢屈曲，背部垫软枕；患侧手置于胸前并垫软枕；患侧下肢置于软枕上，膝关节屈位20°～30°。

③双足底垫软枕或用足托使踝关节屈90°，防止足下垂。

（4）协助患者的生活护理：进餐、如厕、翻身、擦浴等。

（5）去除呼吸道梗阻、尿潴留、便秘、剧烈咳嗽、癫痫等引起颅内压骤然增高的不利因素。

2. 心理护理

（1）了解夜间睡眠情况及日间精神状况。

（2）术后支持心理治疗，倾听患者对手术的体验。安慰、鼓励患者已过手术关，指导患者保持情绪稳定的良好状态，注意休息，促进康复。

3. 健康教育

（1）解释头痛的原因。

（2）解释放置引流管的原因及正确位置。

（3）告知斜坡位利于颅内静脉回流，降低颅内压。

（4）饮食指导：

①术后1天可进流质（米汤、果汁）。

②术后2～3天进半流质（粥、面条），以后逐渐过渡到普食。

③不能进食或昏迷的患者，可采取鼻饲（要素饮食、肠内营养）。

（5）保持头部伤口清洁。

【入院4～7天】

（一）护理评估路径

（1）患者生命体征是否正常？体温是否降至正常范围？

（2）伤口是否愈合良好？是否按时拔除引流管？

（3）患者是否希望朋友来看望？

（4）患者是否具备自我保健知识？

（5）患者是否掌握术后康复知识？

（二）护理诊断/问题路径

症状体征（特征）	相关因素	判断标准	护理诊断/问题
1. 担心剃光头发影响美观 2. 诉说对术后康复知识不了解 3. 对出院后的自我保健知识不了解	与信息来源缺乏有关	符合 1 符合 2 或 3	自我形象紊乱 缺乏术后康复知识

（三）护理计划与措施路径

1. 治疗护理

（1）伤口护理：保持清洁、干燥。

（2）与患者、家人共同制订术后康复计划。

（3）术后 7 天拆线。

2. 心理护理

（1）调整患者对身体缺陷的心态。

（2）调整患者对部分神经功能缺损或不同程度后遗症的心态。

（3）指导患者出院后保持良好情绪，出现心情烦躁时，可进行深呼吸放松疗法。

3. 健康教育

（1）遵医嘱按时服药，告之用药的剂量、用法、预期效果和副作用。

（2）教给患者护理头部伤口的知识：

①保持伤口清洁，如出现红、肿、热、痛，应及时来医院就诊。

②可戴假发，遮掩伤口和保持美观。

（3）对病情较轻者，应鼓励其尽早自理生活和恢复活动；对瘫痪患者，应制订具体计划，进行肢体功能锻炼，注意瘫痪肢体置于功能位，以防挛缩、畸形。

（4）对自觉头痛、头晕、耳鸣、记忆力减退、注意力分散等症状的患者，应与患者及家人及时沟通，给予恰当的解释和安慰。鼓励患者参与社交活动和建立良好的人际关系，并参加一些体力和体育活动，如体操、太极拳等，促进神经功能康复。

（5）颅骨缺损的患者要注意保护缺损部位，术后 3 ~ 6 个月作颅骨成形术。

（6）有癫痫发作者不能单独外出、攀高、游泳、骑车，指导按医嘱服用抗癫痫药物，并教给家属癫痫发作时的紧急处理方法。

（7）对语言障碍者，要进行语言功能训练，并教会非言语性沟通的方法。

（8）如原有症状加重，头痛、头晕、呕吐、抽搐、手术切口发炎等应及时就诊。

【相关知识链接】

（一）意识状态判断

（1）意识水平的评估：

①清楚：反应敏锐而精确，思维合理，定向力正常。

②嗜睡：患者持续地处于睡眠状态，但可被轻度刺激或语言唤醒，醒后能正确、简单而缓慢地回答问题，但反应迟钝，停止刺激后又可入睡。

③意识模糊：表现为定向力障碍，思维和语言不连贯，可有错觉、幻觉、躁动不安、谵语或精神错乱。

④昏睡：患者处于熟睡状态，不易唤醒。虽在压迫眶上神经、摇动身体等强烈刺激下可被唤醒，但醒后答话含糊或答非所问，且很快又再入睡。

⑤昏迷：

a. 浅昏迷：意识大部丧失，无自主活动，对光、声刺激无反应，对疼痛刺激可有痛苦的表情或肢体退缩等防御反应。角膜反射、瞳孔对光反射、吞咽反射、眼球运动等可存在。呼吸、血压、心跳无明显改变，可有大小便潴留或失禁。

b. 中度昏迷：意识丧失，常有躁动；对强烈疼痛刺激反应迟钝；浅反射消失，深反射减退或消失；生命体征无明显改变。可有大小便失禁。

c. 深昏迷：意识完全丧失，对各种刺激甚至是强刺激无反应。全身肌肉松弛，深、浅反射均消失，偶有深反射亢进与病理反射出现。呼吸不规则，血压可有下降，大小便失禁或潴留。

（2）目前国际上通用的Glasgow评分包括三项内容：睁眼动作（分4级）、言语反应（分5级）、运动反应（分6级）。

评分标准：最低分3分，最高分15分。正常者总分为15分，8分以下为昏迷，3分以下提示脑死亡或预后十分严重。

（二）肢体功能位

（1）正确的床上体位：

对卧床患者要选择正确的体位，并定时变换体位（一般2～3h变换一次）。这样既可以抑制异常运动模式，又可以避免褥疮的形成。

①仰卧位：头可偏向患侧，肩下垫枕，使肩胛骨向前，肘伸直，掌心向上，手自然伸开（如不能伸开可在手指与拇指间放一布团隔开）；为防止骨盆后缩，臀下放枕，腿外侧垫枕，防止腿外旋；膝下放小垫使其微屈，足与小腿垂直。

②患侧卧位：患侧肩向前伸，肘伸直，手心向上，自然伸开，患腿放舒服位置，膝关节微屈，健腿在前。

③健侧卧位：患侧肩向前伸，不能垂腕；患侧髋向前，膝微屈。应避免错误卧位：腕掌屈、踝跖屈。翻身：患者应尽快学会翻身，这样可以避免褥疮的形成，同时早期床上活动有利于肢体功能的恢复。

④从仰卧位翻向患侧卧位：双手十指交叉，患侧拇指放健指上方，举起交叉手，屈膝，先将上肢摆健侧，再向患侧摆，依靠惯性翻向患侧。

⑤从仰卧位翻向健侧卧位：用健手托住患肘，将健腿插于患腿下，在身体旋转时，用健腿搬动患腿翻向健侧。

（2）正确的坐姿：

①床上坐：后背加棉垫使躯干舒适，下肢自然伸直，双手十指交叉放于桌面上。

②椅子上坐：双足平放于地面上，双手交叉放于桌上或将患手放于椅旁扶手上。

（三）癫痫发作时的紧急处理

（1）癫痫大发作时的表现：患者突然大喊一声，意识丧失，躯体和四肢强直，继之四肢抽搐，口吐白沫，双眼上翻，常伴有舌咬伤和尿便失禁。

（2）患者如当时站立，则会因突发意识丧失而倒地。如发病时旁边有人，应尽量做好保护，不要让患者头部突然着地，避免跌倒或摔伤。

（3）由于患者发作时躯体和肢体僵硬、强直，并有肢体抽搐，因此需要将患者置于平坦和周围没有障碍的平面，尽量减少发作时因肢体抽动而导致骨折等意外出现。

（4）注意使患者保持侧卧位，这有助于防止发作时口腔分泌物或者呕吐物阻塞呼吸道而引发窒息。

（5）如患者的衣领很紧或者戴有领带，应迅速解开衣服或去除领带，保持呼吸道通畅。

（6）如抽搐发作时患者牙关紧闭，则不要强行撬开患者的牙关，以免牙齿脱落阻塞呼吸道，可用力抵住患者的下颌，减少舌咬伤的机会。

（7）如癫痫在短时间内连续发作或一次发作时间持续 5 ~ 10min 以上，要及时拨打电话求救，将患者送到医院继续抢救。

第十八章　甲状腺功能亢进症的整体护理路径

甲状腺功能亢进症（hyperthyroidism）简称“甲亢”，是由于甲状腺功能增高，分泌过多的甲状腺素，引起氧化过程加快、代谢率增高的一组常见内分泌疾病，女性多发。临床表现为怕热、多汗、心悸、乏力、性情急躁、易激动、失眠、食欲亢进、体重下降？原发性甲亢常伴有眼球突出。甲状腺大部分切除术是治疗甲亢的一种最常用和有效的方法。围手术期护理重点是术前降低基础代谢率，减轻甲状腺肿大及充血，减少术中出血；术后严密观察神志、体温及脉搏的变化，预防甲状腺危象的发生以及喉返神经损伤、喉上神经损伤、甲状旁腺损伤等并发症的发生。术前或术后日应有高级责任护士查房。如出现甲状腺危象先兆症状应组织护理会诊并及时抢救。

【入院日】

（一）护理评估路径

1. 健康史

（1）患者发病以来是否出现以下症状：乏力、怕热、心慌、失眠、易急躁、脾气变坏、多食、消瘦、体重下降？原发性甲亢常伴有眼球突出。

（2）是否经内科（药物）治疗？药物是否有效？入院时脉搏如何？体重是否增加？原体重和现在体重分别是多少？

（3）患者过去是否曾经患过甲亢疾病？

（4）是否曾患肿瘤？是否曾接受手术治疗？

（5）是否喜爱吃海鲜？平时用膳是否用含碘盐？

（6）是否患有心血管疾病？是否患有糖尿病？

（7）家族成员是否曾患过甲亢？

2. 专科护理评估

（1）患者颈部是否可触及肿块？肿块是否有压痛感？

（2）肿块部位、大小、质地。

（3）外形：规则、不规则；边界：清楚、不清楚。

（4）肿块是否随吞咽动作上下移动？

（5）是否有血管震颤？是否有淋巴结肿大？

3. 心理评估

（1）患者发病前家庭或个人是否有重大生活事件发生？

（2）近期是否有需要担心的事发生？

（3）是否经常会出现烦躁不安？
（4）是否经常会出现情绪低落？
（5）是否经常会出现头昏、胸部压迫感？
（6）患者的食欲如何？小便次数是否增多？
（7）是否感到无法入睡？
（8）患者是否认同自己所患疾病？
（9）手术后颈部外观将发生变化，这些改变是否对患者有影响？

4. 社会支持状况

（1）患病后患者是否可以从家庭得到满意的帮助？
（2）家人是否关注患者的情绪及生活变化？
（3）现在居住的社区卫生保健设施是否良好？
（4）向家属了解：
①对患者患病后有什么想法？
②在手术前、后及恢复期能否给予患者足够的支持和帮助？
③家庭经济能力能否承担治疗所需要的一切费用？

5. 健康教育需求

（1）患者是否想了解自己的病情及治疗方案？
（2）是否想了解相关检查、治疗的目的、意义及注意事项？
（3）是否想了解有关饮食、手术前准备等方面的信息？

（二）护理诊断/问题路径

症状体征（特征）	相关因素	判断标准	护理诊断/问题
1. 诉说对自己的病情不了解 2. 诉说对将要进行的手术不了解	与缺乏信息有关	符合1 符合2	缺乏疾病有关知识 缺乏手术治疗知识
3. 不能遵医嘱测基础代谢率 4. 诉说对术前口服复方碘溶液不了解 5. 不能配合术前颈过伸体位训练		符合3、4或5	缺乏术前准备知识
6. 诉说睡眠差 7. 难入睡 8. 夜间辗转反侧 9. 早醒	与对周围环境不熟悉有关 与对手术预后担忧有关	符合6、7、8或9	睡眠型态紊乱

（三）护理计划与措施路径

1. 治疗护理

（1）热情接待，责任护士作自我介绍，安排床位，介绍同室患者互相认识。

（2）通知饮食，协助订餐。

（3）处理医嘱，完善各项检查：血 T_3T_4 测定、B 超、常规心肺检查、肝功能、血常规、声带检查等。

（4）高级责任护士或护士长探望患者，了解患者的基本情况及需求。

2. **心理护理**

（1）支持性心理治疗：

①倾听：耐心倾听患者对疾病的担忧和对治疗护理的需求。

②解释：对患者进行心理疏导，举手术成功例子或请在院术后患者现身说法。

（2）做深呼吸放松治疗，15～20min/次。

（3）对焦虑担忧影响睡眠者，责任护士与医生沟通，术前用安眠药。

3. **健康教育**

（1）入院介绍：环境、主管医生、主管护士、作息制度、探视制度等。

（2）讲解本病临床表现有怕热、多汗、低热、疲乏无力、心悸、体重减轻，常伴有眼球突出。

（3）介绍术前准备、手术过程、术后注意事项。

（4）介绍术前准备：

①药物准备。

> 甲亢术前药物准备：
>
> 降低基础代谢率是术前准备的重要环节。
>
> 1. 服用碘剂。碘剂作用：抑制甲状腺素的释放，预防术后甲状腺危象发生；减少甲状腺的血流量，减少腺体分泌，腺体因此缩小变硬，有利于手术。①常用碘剂是碘化钾溶液（lugol 氏液），服用 2～3 周后甲亢症状得到基本控制即可手术。②口服每日 3 次，第 1 日每次 3 滴，第 2 日每次 4 滴，以后逐日每次增加 1 滴，至每次 16 滴止，维持此剂量。③口服时采取饭后兑水服或将碘剂吸附于面包、饼干上食用，以避免刺激口腔和胃黏膜。
>
> 2. 可先用硫氧嘧啶类药物（甲基或丙基硫氧嘧啶、他巴唑等），待甲亢症状基本控制后停药，再单独服用碘剂 1～2 周即可手术。
>
> 3. 对于常规应用碘剂或合并应用抗甲状腺药物不能耐受或不起显著作用的患者，可使用碘剂与心得安联合用药进行术前准备，心得安使用剂量每 6h 给药一次，口服、每次 40～60mg。心得安半衰期 3～6h。因此，最后一次口服心得安要在术前 1～2h；术前不用阿托品，以免心动过速。术后继续服用心得安 4～7 天。每次服药前必须监测心率，若心率小于 60 次/min，应及时报告医生。

②体位准备。

> 头颈过伸体位训练：
>
> 1. 头后仰到不能仰为止，每日训练 4 次，每次 50 下。
>
> 2. 平卧位，肩下垫一小枕，头后仰，暴露颈部，每日 4 次，每次 30min。

【术前日】

（一）护理评估路径

（1）患者是否熟悉住院环境？夜间睡眠如何？

（2）患者是否已完成各项检查？

（3）患者是否基本了解病情及手术有关知识？

（4）患者是否能复述术前准备的相关知识？

（5）患者是否能按时测量基础代谢率及服用复方碘溶液？

（6）患者术前准备是否达到标准？

手术标准：

1. 甲亢症状基本得到控制（患者情绪稳定、睡眠改善、体重增加）；
2. 脉率稳定在每分钟 90 次以下，早、中、晚脉率波动不超过 10 次/min；
3. 基础代谢率在 +20% 以下或 T_3T_4 值在正常范围；
4. 腺体缩小变硬，血管杂音减少。

（二）护理诊断/问题路径

症状体征（特征）	相关因素	判断标准	护理诊断/问题
1. 口干、盗汗、声音颤抖 2. 心跳加快，呼吸加速 3. 紧张，害怕，坐立不安，无助感 4. 沉默不语、心事重重 5. 失眠	与担心手术及预后有关	A：符合 1 中一项或多项 +2 中一项或多项 B：符合 2 中一项或多项 C：符合 3、4 或 5	焦虑

（三）护理计划与措施路径

1. 治疗护理

（1）清晨抽血，测基础代谢率。

基础代谢率（BMR）的测量与计算方法：

禁食 12h、睡眠 8h 后，清晨空腹静卧测脉率、血压，再用下列公式计算：BMR =（脉率 + 脉压）－111。正常值为 ±10%，甲亢时一般高于正常值，其增高程度与病情轻重相符。轻型 +20% ~ +30%，中型 +30% ~ +60%，重型 > +60%。

（2）术前准备：备皮，备血，皮试，通知术晨禁食，做手术部位标示。

（3）观察生命体征。

（4）关注各种检查检验报告单，手术同意书、输血同意书签字。

（5）高级责任护士综合评估患者身心状态，进行护理查房，解决患者的问题。

（6）夜班护士巡视，关注患者睡眠情况。

2. **心理护理**

（1）继续支持性心理治疗和深呼吸放松治疗。

（2）责任护士与患者交流时，语气尽可能平缓，使用短语言，多看望患者。

（3）传递一种理解情感。

（4）酌情使用“焦虑自评量表”（SAS），有中度以上焦虑患者应请心理科医师会诊。

3. **健康教育**

（1）了解患者饮食、睡眠是否在良好状态。

（2）督促患者做头颈过伸体位训练。

（3）与家属沟通，取得合作：

①对患者围手术期支持情况（人力、财力等）；

②术日及术后陪护；

③知情同意；

④贵重物品保管。

（4）交代术后注意事项（减少颈部活动、减少说话等）。

（5）交代患者等待麻醉师检查，手术室护士术前探访。

【手术日】

（一）护理评估路径

（1）术晨患者是否情绪稳定，夜间是否睡眠好？

（2）甲亢症状是否基本得到控制：基础代谢率 < ±20%、心率 <90 次/min、体重基本恢复？

（3）患者术后返病房，生命体征是否平稳？

（4）伤口引流是否通畅、固定好？切口敷料是否渗血？

（5）是否感到气促、呼吸困难？

（6）是否发音低顿、嘶哑？

（7）进食、进水是否呛咳？是否出现误咽？

（8）面部、口唇周围是否有针刺、麻木感？是否手足抽搐？

（9）是否需要进行术后饮食知识指导？

（二）护理诊断/问题路径

症状体征（特征）	相关因素	判断标准	护理诊断/问题
1. 伤口渗血、形成血肿、颈部紧压感 2. 呼吸不畅、费力 3. 呼吸困难 4. 痰液堵塞	与手术有关 与血肿压迫有关 与喉头水肿或气管塌陷有关 与疼痛使痰不易咳出有关	符合 1 一项或两项 符合 2 一项或两项 符合 3 符合 4	有清理呼吸道无效的危险 有窒息的危险
5. 体温 >39℃ 6. 脉搏 >120 次/min 7. 情绪易激动或烦躁	与甲亢症状控制未达标准或术前准备不充分有关	符合 5、6、7 或 8	PC：甲状腺危象
8. 声音嘶哑或失音 9. 进食、进水呛咳 10. 发音低顿	与手术有关	符合 8 符合 9 一项或两项 + 符合 10	PC：喉返神经损伤 PC：喉上神经损伤
11. 手足抽搐 12. 自述疼痛 13. 紧皱眉头、握紧拳头、身体不愿移动 14. 辗转不安 15. 呻吟	与手术有关	符合 11 符合 12、13、14 或 15	PC：甲状旁腺损伤 疼痛
16. 有手术切口	与有手术切口，细菌容易侵入有关	符合 16	有感染的危险 有皮肤完整性受损的危险

（三）护理计划与措施路径

1. 治疗护理

术前：

（1）评估生命体征。

（2）再次通知禁食、更衣、贵重物品保管。

（3）检查各项术前准备工作是否完成，并术前用药。

（4）检查手术部位标示及手术野的准备，备齐各种检查单、术中用物及药品。

（5）完成术前护理记录，平车送手术室。与手术室护士核对并交接。

术后：

（1）术毕回室时：

①接待患者过床，取平卧位。评估麻醉恢复情况，常规床边备气管切开包及抢救物品。

②与手术室（或麻醉复苏室）护士交接。

③测量生命体征。

④检查切口敷料有无渗血（重点查看颈后、颈周是否有渗血或血肿）。

⑤呼唤患者使其发出声音，评估是否有声音嘶哑、声音低顿。

⑥连接、固定伤口引流管、尿管等并观察引流情况。

⑦了解患者手术、麻醉、病变组织切除情况及术后诊断。

⑧查看手术室、麻醉复苏室记录，以及患者的输液、输血等。

（2）连接心电监护，给予低流量吸氧。

（3）监测生命体征，严密观察体温、脉搏和神志，防止甲状腺危象并发症发生。

> 甲状腺危象临床表现为术后12～36h内高热（≥39℃）、脉搏快而弱（≥120次/min）、大汗、烦躁不安、谵妄，甚至昏迷。
>
> 甲亢患者由于手术创伤的应激可诱发甲状腺危象。甲状腺危象是因甲状腺素过量释放引起的肾上腺素能兴奋现象。多发生于术前准备不够、甲亢症状未能很好控制的患者。如处理不及时，可迅速发展为休克甚至死亡，死亡率约为20%～30%。

（4）保持呼吸道通畅。患者痰液黏稠不易排痰时，给予雾化吸入，每天2～3次，并拍背促其排痰。

（5）严密观察患者发音及口角、唇周和手足抽搐情况等。

（6）卧位：全麻清醒或血压平稳后予半卧位，以利于呼吸和引流切口内积血。在床上变换体位、起身、咳嗽时，指导患者保持头颈部的固定。

（7）观察伤口出血、敷料干洁、引流液性质、量。

> 伤口、引流液的观察：
>
> 1. 手术野放置橡皮片引流，术后24～48h伤口敷料有少许渗血，应及时更换敷料。如敷料渗血≥2/3时，即通知医师给予止血、换药等处理；发现积血时，应急行术前准备，尽早手术，彻底止血。
>
> 2. 手术野放置引流管，术后24h内引流液为血性，引流量一般不超过150mL。若超过应及时报告医生，检查是否有活动性出血，24～48h为淡血样液，一般不超过40mL，72h后或引流量在15mL/24h以下，即可拔管。当连接负压源的引流管遇活动性出血时，应立即停止负压吸引，以免加重出血。

（8）通知术后6h进温、凉流质。开始给予少量温凉开水，如无呛咳、误咽等不适，可进食米汤、肉汤，每次以小半汤匙为宜。以后逐渐过渡到半流质饮食。避免进食过热的饮食，减少切口部位充血的诱因。

（9）处理术后医嘱，重点关注复方碘溶液按时服用，按时完成输液及抗生素应用。

2. 心理护理

（1）了解夜间睡眠情况。

（2）术前深呼吸放松10～15min。

（3）鼓励家属陪伴送到手术室门口。

（4）术后作支持性心理治疗，倾听患者对手术的体验；解释、安慰患者，鼓励患者已过手术关。

（5）指导患者保持情绪稳定的良好状态，促进康复，注意休息，调节饮食。

3. **健康教育**

（1）嘱患者保持情绪稳定，少说话，避免大声说话、剧烈咳嗽，以减轻切口局部的张力和充血程度。嘱患者避免头颈部弯曲、过伸或快速转动，以免诱发切口出血。

（2）指导：进食温、凉流质，少量多次，以免引起呛咳。

（3）告知半卧位的益处及服用复方碘溶液的临床意义。告诉患者低钙血症的临床表现，以便及时采取防范措施。

（4）突眼的保护：卧床时头部垫高，涂眼膏或戴墨镜入睡。

【术后 1 ~3 天】

（一）护理评估路径

（1）患者是否自述疼痛？

（2）患者是否生命体征平稳（体温≤39°C、脉搏≤100 次/min）？

（3）患者是否情绪稳定？

（4）患者 48 ~72h 内伤口引流量、性质、颜色如何？引流是否通畅？切口敷料是否干洁？有无渗血？

（5）患者 6h 后是否已给半卧位？

（6）患者是否发音清晰，已掌握进食技巧？

（7）患者是否能按时服用复方碘溶液、心得安等特殊用药？

（二）护理诊断/问题路径

症状体征（特征）	相关因素	判断标准	护理诊断/问题
1. 体温≥39°C、 2. 脉搏≥120 次/min 3. 大汗、烦躁不安	与甲亢症状未能很好控制有关	符合 1、2、3	PC：甲状腺危象
4. 颈部活动范围受限	与手术有关	符合 4	躯体移动障碍

（三）护理计划与措施路径

1. **治疗护理**

（1）护理组长/高级责任护士查房：

①严密观察生命体征，尤其是体温、脉搏和神志变化，预防甲状腺危象的发生；如出现甲状腺危象先兆症状（体温≥39℃、脉搏≥120 次/min、大汗、烦躁不安等）及时抢救。

②观察伤口敷料、引流液性状、量。

③了解患者发音、进食情况，手足是否有麻木感或抽搐等。

④了解患者情绪是否稳定，夜间睡眠及特殊感受。

（2）按时完成当日输液及抗生素应用。

（3）督促患者按时服用复方碘溶液。每日 3 次，每次 16 滴开始，逐日每次减少 1

滴，至 5 滴维持。

（4）协助患者生活护理：进餐、如厕、擦浴等。

（5）术后 2 ~ 3 天，拔伤口引流管，观察引流伤口。

（6）术后 1 ~ 2 天，可离床活动。

2. **心理护理**

（1）了解患者晚上睡眠情况、白天精神状态。

（2）继续予以支持性心理治疗：倾听患者对早期活动与功能锻炼的体验，对患者取得的每一点进步给予鼓励，使患者对康复充满信心。

（3）与患者多沟通，了解其需求并尽量满足。

（4）病情稳定后，让家属多陪护，使患者感受到家人的关心与支持。

3. **健康教育**

（1）解释患侧颈部活动受限的原因。

（2）饮食指导：流质—软食—普食，避免过热饮食。若出现手足抽搐，饮食要限制含磷较高食物，如肉类、乳品和蛋类等。

【术后 4 ~ 7 天】

（一）护理评估路径

（1）继续评估患者是否情绪稳定、体温 < 39°C、脉搏 < 100 次/分。

（2）评估是否发音清晰、进食无呛咳？是否出现手足麻木、抽搐？

（3）评估伤口是否愈合良好？

（4）评估是否具备自我保健知识？是否掌握术后康复知识？

（5）是否明确术后（出院）用药的重要性？是否掌握出院后伤口护理的技能？

（二）护理诊断/问题路径

症状体征（特征）	相关因素	判断标准	护理诊断/问题
1. 担心颈部疤痕影响美观 2. 诉说对术后康复知识不了解 3. 对出院后的自我保健知识不了解	与信息来源缺乏有关	符合 1 符合 2 或 3	自我形象紊乱 缺乏术后康复知识

（三）护理计划与措施路径

1. **治疗护理**

（1）伤口护理：观察伤口及敷料干洁情况，保持伤口敷料的清洁和干燥。

（2）与患者、家人共同制订术后康复计划。

（3）术后 7 天拆线，观察伤口愈合是否良好。

2. **心理护理**

（1）调整患者对颈部有疤痕缺陷的心态。

（2）保持良好情绪，出现心情烦躁时，可继续深呼吸放松疗法。

3. **健康教育（出院指导）**

（1）遵医嘱按时服药，告知用药的剂量、用法、预期效果和副作用。

（2）教给患者护理伤口的知识：

①保持伤口清洁，如出现红、肿、热、痛，应及时来门诊就医。

②疤痕外观的处理：使用围巾、珍珠项链和高领衣服等遮掩疤痕，直至疤痕完全愈合。

（3）活动的指导：指导患者进行颈部活动锻炼，练习颈部伸展，防止切口粘连及疤痕收缩，直至颈部活动完全恢复。

【相关知识链接】

甲亢患者的饮食

（1）三高一禁一适量：指高热量、高蛋白、高维生素饮食，忌碘饮食，适量补充钙、磷等。

①增加热量供应：每日应给予足够的碳水化合物，以纠正过度消耗，每日能量供给 12 540～14 630kJ（3 000～3 500kcal），比正常人增加 50%～75%，以满足过量的甲状腺素分泌所引起的代谢率增加。

②保证蛋白质供给：每日每千克体重供应蛋白质 15g，但应限制动物性蛋白。

③注意维生素供给：宜供给丰富的多种维生素，因高代谢消耗能量而消耗大量的酶，多种水溶性维生素缺乏，尤其是维生素 B、维生素 D 是保证钙、磷吸收的主要维生素，应保证供给，同时补充维生素 A 和维生素 C。

④适量的钙、磷供给：为预防骨质疏松、病理性骨折，应适量增加钙、磷的供给，尤其是对症状长期不能得到控制的患者和老年人。

⑤忌碘食物和药物：碘是合成甲状腺激素的原料，如甲状腺内有大量碘存在，则甲状腺激素会加速合成，因而碘可诱发甲亢，可使甲亢症状加剧，所以应忌用含碘的食物和药物。对各种含碘的造影剂也应慎用。

（2）增加餐次，膳食调配：

①宜选食物：根据患者平时的饮食习惯，可选用各种淀粉食物，如米饭、面条、馒头、粉皮、马铃薯、南瓜等；各种动物食物，如牛肉、猪肉、羊肉、各种鱼类等；各种新鲜水果及富含钙、磷的食物，如牛奶、果仁、鲜鱼等，低钾时，可多选橘子、苹果等。

②忌选食物：忌用含碘食物，如海带、紫菜、发菜、加碘食盐等。中药如海藻、夏枯草、丹参、元参、香附、浙贝等也应忌用。

③注意食物的性味功能，从中医观点来说，食物选择有滋阴功效的，如龟、鳖、水鸭等，少吃温热、辛辣刺激性的食物，如公鸡等。

第十九章　乳腺癌的整体护理路径

乳腺癌（mammary cancer）是女性常见的恶性肿瘤，在我国发病率为23/1000000，占全身恶性肿瘤的7%～10%。临床首发症状为患乳出现无痛性、单发的小肿块，质硬、表面不光滑、外形不规则、与周围组织分界不清楚，临床常见淋巴转移。乳腺癌根治术是主要治疗方法。围手术期护理要点是术前有效的心理疏导和术后患肢循序渐进的功能训练，恢复女性形体美观，对性生活的正确认识以及建立健康的生活方式。高级责任护士应关注患者术后伤口愈合情况，并与患者共同制订术后患肢功能锻炼计划。

【入院日】

（一）护理评估路径

1. 健康史

（1）月经史：第一次月经来潮年龄；尚未绝经或已绝经？绝经年龄？

（2）患者过去有无患过乳腺疾病？是否曾患其他部位肿瘤？

（3）既往是否曾接受手术治疗？

（4）患者是否喜爱高脂肪饮食？有无高脂血症？

（5）是否患有心血管疾病？是否患有糖尿病？

（6）家族中是否有人曾患乳腺癌？

2. 专科护理评估

（1）患者乳房是否触及肿块？肿块是否有压痛感？

（2）评估肿块部位、大小、质地。

（3）外形：对称、不对称；边界：清楚、不清楚。

（4）活动度：是否固定，与周围组织分界是否清楚？

（5）乳头是否内陷？皮肤是否凹陷？是否出现皮肤溃疡？

（6）是否有淋巴结转移？是否因淋巴回流受阻至局部水肿？

3. 心理评估

（1）患者发病前家庭或个人是否有重大生活事件发生？

（2）近期是否有需要担心的事发生？

（3）患者的食欲如何？睡眠是否正常？

（4）患者是否认同自己所患疾病？

（5）是否对疾病有正确认识，是否对治疗有信心？

（6）是否担心住院治疗费用？

（7）患者是否感到焦虑不安或恐惧？

（8）手术后局部外观将发生变化，这些变化是否对患者有影响？

（9）患者是否担心手术会影响夫妻之间关系？

4. **社会支持状况**

（1）向丈夫了解：对妻子术后局部外观改变有何感想？

（2）向患者了解：患病后能否从丈夫及家属处得到满意的帮助？丈夫及家属是否关注患者的情绪和生活变化？

（3）家庭经济能力是否能承受所需费用？

5. **健康教育需求**

（1）患者是否想了解自己的病情及治疗方案？

（2）是否想了解相关检查、治疗的目的、意义及注意事项？

（3）是否想了解手术前准备等方面的信息？

（4）是否想了解手术的过程？

（二）护理诊断/问题路径

症状体征（特征）	相关因素	判断标准	护理诊断/问题
1. 诉说对自己的病情不了解 2. 诉说对将要进行的手术不了解 3. 高脂饮食 4. 酗酒 5. 滥用药物（如雌激素）	与缺乏信息来源有关	符合 1 符合 2 符合 3、4 或 5	缺乏疾病有关知识 缺乏手术治疗知识 健康维护能力改变

（三）护理计划与措施路径

1. **治疗护理**

（1）责任护士热情接待患者，安排床位。

（2）询问患者饮食习惯，通知配餐员，协助订餐。

（3）处理医嘱，完善各项检查：红外线、B 超、常规心肺检查、肝功能、血常规等。

（4）高级责任护士/护士长看望患者，了解患者情况及需求。

2. **心理护理**

（1）支持性心理治疗：

①倾听：耐心倾听患者对疾病的担忧和对治疗护理的需求。

②解释：心理疏导，举例或其他患者现身说法。

（2）深呼吸放松治疗，15～20min/次。

（3）对焦虑担忧影响睡眠患者，护士与医生沟通，术前用安眠药。

3. **健康教育**

（1）入院介绍：环境、主管医生、主管护士、作息制度、探视制度等。

（2）讲解：

①与疾病病因相关的危险因素，如脂肪饮食、肥胖、大量饮酒、雌激素水平改变及遗传因素等。

②临床表现：无痛、单发肿块、质硬、不光滑、有粘连等。

③介绍术前准备、手术过程、术后注意事项。

【术前日】

（一）护理评估路径

（1）患者是否熟悉住院环境？夜间睡眠如何？

（2）患者是否已完成各项检查？

（3）患者是否基本了解病情及手术有关知识？

（4）患者是否能复述术前准备的相关知识？

（5）患者是否对术后形体改变已有思想准备？

（6）患者家人（丈夫）对疾病造成的后果是否接受？

（二）护理诊断/问题路径

症状体征（特征）	相关因素	判断标准	护理诊断/问题
1. 心跳加快，呼吸加速 2. 紧张，害怕，坐立不安，无助感 3. 哭泣 4. 失眠	与担心手术造成身体外观改变和预后有关	符合1中一项或多项+2中一项或多项 符合2中一项或多项 符合3或4	焦虑

（三）护理计划与措施路径

1. 治疗护理

（1）清晨抽血。

（2）术前准备：备皮，备血，皮试，通知术晨禁食。做好手术部位标示。

（3）生命体征观察。

（4）关注各种检查检验报告单，手术同意书、输血同意书签字。

（5）夜班巡视，关注患者睡眠情况。

2. 心理护理

（1）继续支持性心理治疗和深呼吸放松治疗。

（2）酌情使用《焦虑自评量表》（SAS），有中度以上焦虑患者应请心理科医师会诊。

3. 健康教育

（1）了解患者饮食、睡眠是否在良好状态。

（2）教会患者患侧肢功能训练的方法。

（3）与家属沟通，取得合作：

①对患者围手术期支持情况。

②术日及术后陪护。
③知情同意。
④贵重物品保管。
（4）交代患者等待麻醉师检查，手术室护士术前探访。

【手术日】

（一）护理评估路径

（1）患者是否基本熟悉住院环境，知道自己的主治医师和主管护士？
（2）患者是否已完成各项检查？
（3）患者是否已基本学会肢体功能训练的方法，对术后乳房缺如已有心理准备？
（4）患者是否情绪稳定，夜间睡眠是否好？
（5）患者家人是否能支持患者，是否已签知情同意书？
（6）患者术后返病房生命体征是否平稳？
（7）伤口引流是否通畅、固定好？切口敷料是否渗血？
（8）局部是否积液？皮瓣能否贴紧胸壁？
（9）是否感到胸闷、呼吸困难？
（10）患侧上肢是否出现水肿？血液循环是否良好？
（11）是否按照治疗计划患侧肢体制动？
（12）是否需要进行术后饮食知识指导？

（二）护理诊断/问题路径

症状体征（特征）	相关因素	判断标准	护理诊断/问题
1. 自述疼痛 2. 辗转不安 3. 呻吟	与手术有关	符合1、2或3	疼痛
4. 有手术切口	与有手术切口、细菌容易侵入有关	符合4	有感染的危险 皮肤完整性受损
5. 不了解术后患侧肢制动的重要性	与缺乏信息有关	符合5	术后康复知识缺乏

（三）护理计划与措施路径

1. 治疗护理

（1）晨测生命体征。
（2）再次通知禁食、更衣、贵重物品保管。
（3）检查手术部位标示和手术野的准备。
（4）检查各项术前准备工作是否完成，备齐各种检查单、术中用物及药品。
（5）平车送入手术室，与手术室护士核对并交接。

（6）术毕回室，接待患者过床，评估麻醉苏醒情况。

（7）监测生命体征，了解术中情况，检查伤口及引流情况。

（8）通知术后6h进流质。

（9）麻醉清醒、血压平稳后取半坐卧位、患肢抬高位（用软枕垫高）；协助翻身时避免过度牵拉引流管和术侧手臂。注意保护引流管，防止脱落，扭曲。

（10）监测生命体征，观察伤口加压包扎是否松紧适宜、患侧肢体远端血运情况、伤口周围皮肤颜色、温度等。

（11）处理术后医嘱，按时完成输液及抗生素应用。

（12）患侧上肢制动72h。避免在患侧上肢测血压、抽血、静脉穿刺。

（13）观察伤口出血、敷料干洁、引流液性质和量。一般术后1～2天，正常为淡红色液，每日50～100mL，逐日减少。术后4～5天创腔无积液、创面皮肤紧贴胸壁便可拔管。

2. **心理护理**

（1）了解夜间睡眠情况。

（2）术前深呼吸放松10～15min。

（3）鼓励家属陪伴送到手术室门口。

（4）术后作支持性心理治疗，倾听患者对手术的体验；解释、安慰患者，鼓励患者已过手术关。

（5）指导患者保持情绪稳定的良好状态，促进康复，注意休息，调节饮食。

3. **健康教育**

（1）教会患者使用镇痛泵，镇痛效果欠佳者，通知麻醉师。

（2）持续评估患者伤口疼痛情况，疼痛程度≤4，可用深呼吸放松疗法；疼痛程度≥5，且出现辗转不安或呻吟，通知医生，予以镇痛剂。

疼 痛 评 估 表

部位：________________ □持续 □间歇

无痛 微痛 轻痛 中痛 重痛 剧痛

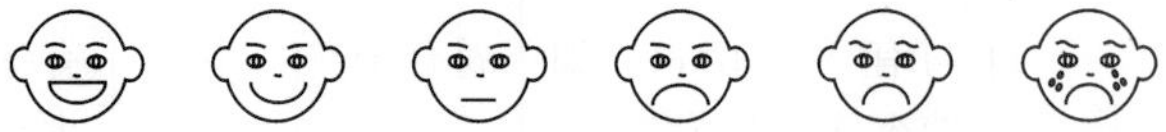

0 2 4 6 8 10

性质：□锐痛□隐痛□钝痛□烧灼样痛□绞痛□其他

（3）告知患者患肢抬高位、制动的重要性、制动时间。

（4）饮食指导：无麻醉反应者可给予正常饮食。

【术后1～3天】

（一）护理评估路径

（1）患者是否自述疼痛不适？

（2）术后48～72h内伤口引流量、性质、颜色如何？

（3）引流是否通畅，切口是否敷料渗血？

（4）是否局部积液？皮瓣能否贴紧胸壁？

（5）患侧上肢有无水肿？血液循环是否良好？

（6）是否保持患肢抬高位？是否按照治疗计划患侧肢体制动？

（7）是否实施肢体锻炼：术后 24h 活动患侧手指屈伸，术后 48 ~ 72h 臂屈伸动作，腕关节内外旋转？

（二）护理诊断/问题路径

症状体征（特征）	相关因素	判断标准	护理诊断/问题
1. 活动能力受到损害、活动范围受限 2. 皮下积液、皮瓣坏死、上肢水肿	与胸部手术造成前臂及肩部活动受限有关	符合 1 一项或两项 符合 2 一项或多项	躯体移动障碍 潜在并发症： 皮下积液 皮瓣坏死

（三）护理计划与措施路径

1. 治疗护理

（1）护理组长/高级责任护士业务查房：

①观察生命体征，尤其是体温变化。

②查看伤口敷料、周围皮肤颜色。术后一般需用胸带加压包扎。应观察胸带包扎的松紧度。加压包扎过紧，患者感觉胸闷不适，亦可引起皮瓣、术侧上肢血运障碍，甚至皮瓣坏死；如包扎过松，易出现皮瓣下积液，不利伤口愈合。

③观察皮瓣下引流管是否妥善固定、通畅，引流液性状、量。

④观察患者患侧上肢是否制动、抬高位，避免过早外展位；观察患侧是否肿胀，指端血运情况，可做伸指握拳动作，以活动腕关节。

⑤患者夜间睡眠及特殊感受。

> 患侧上肢护理要点：
>
> 1. 术后 48h 内肩关节应处于内收位，避免外展上臂，可行伸指、握拳动作。下床活动时应用吊带托扶患肢，他人扶持时只能扶健侧，以免腋窝皮瓣滑动而影响愈合。
>
> 2. 指导督促患者正确进行功能锻炼。按时、准确地进行功能锻炼是患者上肢功能恢复的重要保证。锻炼中既要防止动作过大、过猛影响伤口愈合，又要注意动作不能过小，以免影响训练效果。
>
> 3. 帮助患者设计一个锻炼计划表，记录每天锻炼情况，逐步增加锻炼动作及活动量。增加动作时不增加量，加量时不加动作，循序渐进，争取患侧上肢功能尽快恢复，最终达到功能锻炼的达标要求，即患侧上肢能绕过头顶摸对侧耳郭。

（2）按时完成当日输液及抗生素应用。

（3）协助患者生活护理：进餐、如厕、擦浴等。

（4）术后2~3天，可离床活动。

2. **心理护理**

（1）了解患者晚上睡眠情况、白天精神状态。

（2）继续予以支持性心理治疗：倾听患者对早期活动与功能锻炼的体验，对患者取得的每一点进步给予鼓励，使患者对康复充满信心。

（3）鼓励家属（丈夫）与患者多沟通，了解其需求并尽量满足。使患者感受到家人的关心与支持。

3. **健康教育**

（1）解释患侧上肢活动受限的原因。

（2）患侧上肢制动，抬高位。

（3）术后1~3天，可做少量活动：握拳，屈腕、减少水肿，利于回流；指导患者功能锻炼。

> 功能锻炼计划：
>
> 1. 第一阶段：术后24h开始，指导患者做伸指握拳动作，以活动腕关节。每日4次，每次做10下。
> 2. 第二阶段：术后2~3天，做前臂伸屈运动，坐位练习屈肘、屈腕。每日4次，每次做10下。
> 3. 第三阶段：术后4~7天，练习患侧上肢摸同侧耳廓、对侧肩。
> 4. 第四阶段：术后7~10天，患侧上肢慢慢伸直，内收，屈曲肩关节，抬高至90°。
> 5. 第五阶段：术后10~12天，练习手指“爬墙”运动，直至患侧手指能高举过头自行梳理头发。上肢慢慢伸直，内收，屈曲肩关节，抬高至90°。

（4）饮食指导：避免高脂餐，改变以前不良饮食习惯。

（5）了解患者丈夫、家人对患者的认知和需求。

> 乳腺癌术后患者对性的重新认识：
>
> 1. 患者确诊乳腺癌后，首先应考虑的是要保全生命。
> 2. 患者会出现对手术后伤残的忧虑，对夫妇关系的担心，以及其他许多复杂的感情，如本人对女性特征和性活动的考虑以及丈夫的态度等。
> 3. 丈夫的态度对患者术后心理调整和恢复有重要作用。以下几点可作为提高丈夫适应能力的较好方法：①丈夫参加整个决定手术的过程；②常去医院看望妻子；③恢复性活动（除房事以外的其他活动）；④术后丈夫常观察妻子的身体，观看手术部位，常常帮助妻子换衣服，可以促进融洽的感情。

【术后4~7天】

（一）护理评估路径

（1）患者手术后是否情绪稳定，睡眠好？

（2）伤口敷料是否干洁，按时拔引流管？

（3）患者患肢是否抬高位，体位舒适？能否做少量活动，如握拳、屈腕？

（4）丈夫是否经常来探望，对患者是否理解、体贴？是否希望朋友来看望？

（5）询问患者手术后局部外观改变对她工作和生活是否有影响？有何影响？

（6）患者术后是否会考虑配置义乳？如需要配置义乳，是否想了解相关知识？请具体说出需要了解哪方面的内容。

（7）患者是否实施了肢体锻炼？是否掌握了功能锻炼的方法？

（8）是否需要了解恢复性生活有关知识？是否具备自我保健知识？

（9）是否想了解术后有关恢复形体美观的知识？（如义乳、乳房再造术）

（二）护理诊断/问题路径

症状体征（特征）	相关因素	判断标准	护理诊断/问题
1. 缺乏自信心，不愿朋友看望 2. 对身体有否定的感觉 3. 总是想着身体改变的事情 4. 对切除乳房持排斥态度	与切除乳房有关	符合1、2、3或4	自我形象紊乱
5. 表达出对伤口的护理、锻炼计划与乳房假体等知识的需求	与信息来源缺乏有关	符合5	缺乏对伤口的护理、锻炼计划与乳房假体等知识
6. 担心切除乳房后，丈夫难以接受	与手术切除乳房有关	符合6	有性生活型态改变的危险

（三）护理计划与措施路径

1. 治疗护理

（1）伤口护理：

伤口护理要点：

1. 术后4～5天，创腔无积液，创面皮肤紧贴胸壁即可拔管。

2. 创面愈合后可清洗局部皮肤，以软毛巾轻轻吸干皮肤上的水分，避免粗暴的擦洗。

3. 患侧臂可能出现感觉异常，应避免摩擦、损伤、涂用刺激性药物，衣着要宽松。

4. 保持皮肤清洁；患侧如出现淋巴水肿，应加强患侧上臂活动，给予低盐饮食或口服利尿剂。保持患侧肢体抬高位，向心性按摩，利于淋巴回流。

5. 如出现腋下积液，皮瓣未充分与胸、腋壁贴合，或术后第3天腋窝引流较多，大于60mL/24h，或近腋区的皮瓣较大面积坏死等情况，需适当延迟活动肩关节的时间，并减少活动量。

（2）高级责任护士与患者及家人共同制订患侧肢体功能锻炼计划。

（3）术后10天拆线或间断拆线。

2. **心理护理**

（1）了解患者对乳房缺如的自我感觉，鼓励患者讲出手术对自己的影响。

（2）调整患者对身体缺如的心态。

（3）帮助家人（丈夫）正确认识患者的身体缺如。

（4）出院后，保持良好情绪，出现心情烦躁时，可继续深呼吸放松疗法。

3. **健康教育**

（1）了解患者性生活的需求。

（2）告知患者可以有正常的性生活，但术后5年内避免妊娠。

（3）向患者介绍乳罩仪乳产品，介绍乳房再造成形术。

（4）向患者及丈夫进行乳腺癌患者性生活指导。

乳腺癌患者性生活指导：

1. 由于担心性生活会促使乳癌复发，患者会产生对性生活的抗拒。从医学角度看，夫妻之间融洽的性生活可以加深夫妻的感情，有益身心健康，从而提高身体的免疫功能，对乳腺癌患者的预后更有益处。

2. 乳癌术后半年内绝对禁止性生活。术后1～3年也应控制性生活，需根据身体状况，有适量的性生活，行房时不能过于激动、剧烈，更不能多欲，最重要的一定要做好避孕。因为妊娠受孕对乳腺癌的复发有一定的影响，特别是有淋巴转移的乳腺癌患者，受孕后对乳腺癌的复发和转移有一定的影响。

3. 术后5年内避免妊娠。

（5）出院指导：

①遵医嘱按时服药，降低雌激素水平，防止复发。

②教给患者护理伤口和上肢的知识：

a. 保持伤口清洁，如出现红、肿、热、痛，应及时来门诊就医。

b. 保护上肢免受损伤和感染，做家务时患肢戴上防护手套；不要穿戴过紧的衣袖、手表或首饰。

c. 用健侧背重的书包、手包；不要在患侧肢体测血压、抽血、静脉注射、提重物等，患肢负重不能超过5kg，勿做甩、伸运动，以免影响患侧肢体功能的恢复。

d. 戴暂时性的义乳乳罩，帮助患者适应因乳房切除造成的形体改变。

③活动的指导：嘱患者至少坚持患侧上肢锻炼1个月；在可以耐受的情况下，恢复其他活动。

④改变不良生活习惯，避免进高脂肪餐，戒酒。

⑤树立正确的女性性特征观念，勿滥用激素替代疗法及滥用女性滋补药。

⑥每月做1次乳房自查，每年来门诊做1次体检。

乳房自我检查：

1. 站在镜前，裸露上身，双臂垂于两侧，观察自己乳房的外形。将双臂举过头顶，转动身体，察看乳房的形态是否有变化。

2. 双手叉腰向右或向左慢慢旋转身体，察看乳头及乳房是否有凹陷、红肿或皮肤损害。注意观察乳房的形态有无异常变化，如发现异常变化，需要与另一侧进行比较，察看双侧乳房是否对称。如果不对称，则要提高警惕，及时就医。

3. 将左手举起放在头后，再用右手检查左侧乳房。乳房检查的正确范围：上到锁骨下，下至第六肋，外侧达腋前线，内侧近胸骨旁。

4. 检查的正确手法：三个手指并拢，从乳房上方 12 点（将乳房比作一个时钟）开始，用手指指腹按顺时针方向紧贴皮肤作循环按摩检查，每检查完一圈回到 12 点，下移 2cm 做第二圈。第三圈检查则要检查整个乳房直至乳头。

5. 检查完左侧乳房后，将右手举起放在头后，用左手检查右侧乳房，检查方法同上。

6. 检查时手指不能脱离皮肤，用力要均匀，掌握力度以手指能触压到肋骨为宜。检查完整个乳房后，用食指、中指和拇指轻轻地提起乳头并挤压一下，仔细查看有无分泌物。如果发现有分泌物，则应去医院作进一步检查。

⑦告诉家属所需知道的知识：

a. 有乳腺癌家族史的妇女患病的几率高（约 3 ~4 倍）。

b. 超过 20 岁的家庭成员（女性）应每月做 1 次乳房自查。

c. 超过 35 岁的家庭成员（女性）应每年来门诊做 1 次体检。

【相关知识链接】

1. 早期功能锻炼的重要性

（1）有利于手术后上肢静脉回流及引流液的流出。

（2）利于术后上肢水肿的消退。

（3）可明显降低皮下积液、积血、皮瓣坏死及上肢严重水肿等并发症的发生率。

（4）更重要的是，早期功能锻炼减少了疤痕挛缩的发生，提高了患侧上肢的功能恢复及患者自理能力的重建，增强了患者对生活的信心，提高了生活质量。

2. 乳癌术后外置义乳

（1）切除乳房后需要配戴义乳的原因：

①维持体形均匀对称；

②减少因不相称姿势而引起的颈肩痛；

③提高自我形象及自信心。

（2）装配义乳：

①失去一侧乳房引起胸部重量分布不平均，患者往往要侧起肩来平衡身体，这样一来，颈部、肩部都会受牵拉而引起疼痛。

②手术后4星期，乳房伤口完全愈合，无不适后，才可装配义乳。如需要接受放射治疗，可暂时选用软布袋义乳。

③装配义乳除了选择形状、大小和重量外，合适的胸围亦非常重要，一个附有放置义乳内袋的胸围可以使义乳维持于正常位置。

④装配义乳时，需带一紧身上衣，以便观察配戴的效果。并带一挚友，可以提供较中肯的意见。

3. 乳房自我检查的相关知识

(1) 乳房的一般知识：

临床医学将乳房划分成五个部分，以乳头为中心，左侧乳房类似钟盘9~12时的范围称为内上象限，12~3时范围成为外上象限（此区延伸至腋窝，延伸部分即为乳房尾部），3~6时范围为外下象限，6~9时范围为内下象限，乳晕和乳头为中央区。右侧乳房的分区与左侧对称。检查时，外上象限应当是检查的重点，因为乳腺恶性肿瘤中有60%发生在此区。

(2) 乳房自我检查（卧位检查）：

身体平躺在床上，肩下垫一只小枕头或折叠后的毛巾，使整个乳房平坦于胸壁，以便于检查乳房内有无异常肿块。由于坐位或立位时乳房下垂，特别是体型较胖的女性，容易漏检位于乳房下半部的肿块，所以卧位检查同样是十分必要的。检查的范围和手法同坐位或立位检查相同。

(3) 检查时注意事项：

每个妇女应该清楚知道自己乳房正常的尺码和大小，虽然乳房的大小会随着月经而周期性地变化，但每月月经结束一周后，乳房的大小基本是相同的。如果在检查中发现有下面提到的不正常现象，就应该到医院就诊了：

①乳房的大小、形状发生改变；

②乳头的形状、位置（如乳头内陷）发生变化；

③乳头有血液或其他液体溢出；

④乳房皮肤有凹陷、糜烂；

⑤乳房内有肿块或任何硬的组织；

⑥任何疼痛或不适。

4. 出院后上肢功能的锻炼

患者出院后，应继续坚持患肢的功能锻炼。可重复做上述的各项练习，特别是扶墙抬高上肢的运动，可使上肢及肩关节的活动范围逐渐恢复正常。为了进一步使各项动作协调、自然、轻松，还可以进行以下几项功能锻炼：

(1) 上肢旋转运动：先将患肢上肢自然下垂，五指伸直并拢。自身体前方逐渐抬高患肢至最高点，再从身体外侧逐渐恢复原位。注意上肢高举时要尽量伸直，避免弯曲，动作应连贯，亦可从反方向进行锻炼。

(2) 上肢后伸运动：患者应保持抬头挺胸。此外，患者还可在日常生活中制订提、拉、抬、举物体的各种负重锻炼，以增强患侧上肢的力量，使其功能完全恢复正常。以上锻炼要求每天锻炼1~3次，每次30min，注意避免过度疲劳，应循序渐进，适可而止。对有特殊情况的患者，应酌情减少或延缓锻炼时间，但不可停止练习。

第二十章　肺癌的整体护理路径

肺癌（lung cancer）又称原发性支气管肺癌，是肺部最常见的恶性肿瘤之一，发病年龄多在40岁以上，男女之比约为3～5∶1。临床上最常见的是鳞状上皮细胞癌（鳞癌），约占肺癌的50%，其扩散途径是淋巴转移。肺癌按解剖学部位分为周围型和中央型，周围型肺癌早期多没有症状，中央型肺癌可出现刺激性干咳。随着癌肿增大，可出现刺激性咳嗽，痰中带血点、血丝或断续的少量咯血，胸闷、胸痛、气促、发热等症状。围手术期护理重点是术前患者的有效心理疏导，术后患者的并发症观察以及术侧肢体的功能锻炼。高级责任护士应对术前呼吸功能改善和术后呼吸道管理进行查房并与患者共同制订术后患肢功能锻炼计划。

【入院日】

（一）护理评估路径

1. 健康史

（1）目前健康状况：

①患者是否咳嗽、咳痰、发热？

②是否有血痰、脓痰？

③是否有咯血？量、次数如何？

④是否有胸闷、气促症状？

⑤是否有胸痛、放射痛、牵拉痛症状？

⑥是否声音嘶哑？

⑦近期体重是否下降？

（2）既往健康状况：

①患者是否吸烟？具体的吸烟年数、每天的吸烟支数？是否有戒烟史？具体戒烟时间？

②是否患有慢性支气管炎或其他呼吸系统慢性疾病？

③是否患有其他疾病？

④是否有手术治疗史？具体时间和手术名称？

⑤是否有输血史？

⑥是否有过敏史？过敏源是什么？

⑦家庭居住环境、工作环境如何？

⑧家庭中是否有人患有肺部疾患、肺癌或其他肿瘤？

2. **专科护理评估**

（1）患者是否有呼吸困难、紫绀、杵状指（趾）症状？
（2）锁骨上或颈部淋巴结是否肿大？
（3）气管是否居中？胸廓两侧是否对称？有否压痛感？
（4）触觉语颤是增强、减弱还是消失？
（5）是否有胸部异常叩诊音？是否有异常呼吸音？
（6）是否有贫血、低蛋白血症？
（7）肺部影像学检查以及内镜检查结果如何？

3. **心理评估**

（1）患者近来食欲如何？
（2）是否对疾病有正确认识？是否对治疗有信心？
（3）是否担心住院治疗费用？
（4）是否挂念家人？
（5）是否感到焦虑不安或恐惧？

4. **社会支持状况**

（1）向患者了解：
①患病后家人、朋友是否注意患者的情绪变化？
②患病后患者是否得到家人、朋友、工作单位的帮助、支持？
③患者工作是否稳定？
④现在居住的社区卫生保健设施是否良好？
⑤是否有宗教信仰？
（2）向家属了解：
①对患者患病后有什么想法？
②在手术前、后及恢复期能否给予患者足够的支持和帮助？
③家庭经济能力能否承担治疗所需要的一切费用？

5. **健康教育需求**

（1）患者是否想了解自己的病情及治疗方案？
（2）是否想了解相关检查、治疗的目的、意义及注意事项？
（3）是否想了解有关饮食、手术前准备等方面的信息？

（二）护理诊断/问题路径

症状体征（特征）	相关因素	判断标准	护理诊断/问题
1. 胸闷、气促	与呼吸道分泌物潴留、肺换气功能降低有关	符合 1	低效性呼吸型态
2. 吸烟		符合 2	健康维护能力改变
3. 体重下降，贫血	与肿瘤导致消耗增加、食欲下降有关	符合 3	营养失调：低于机体需要量

（续上表）

症状体征（特征）	相关因素	判断标准	护理诊断/问题
4. 紧张、坐立不安、无助感	与担心疾病及治疗费用有关	符合4	焦虑
5. 诉说对自己病情不了解 6. 诉说对将要进行的手术治疗不了解	与信息来源缺乏、受限有关。	符合5或6	知识缺乏：缺乏有关疾病、手术等方面的知识

（三）护理计划与措施路径

1. 治疗护理

（1）热情接待，责任护士作自我介绍，安排床位，介绍同室患者认识。

（2）指导饮食，协助订餐。

（3）完善各项检查并告知患者检查项目的名称和注意事项。

（4）改善肺功能，提高手术耐受性，预防术后并发肺部感染。

（5）鼓励患者戒烟。

（6）保持呼吸道通畅：

①指导患者进行有效咳嗽、排痰。

> 术后有效咳嗽方法：
>
> 1. 患者坐位，两腿上置一枕头顶住腹部，以促进膈肌上升。嘱患者先行5～6次深呼吸，于深吸气末屏气，继而咳嗽，咳嗽时身体前倾，头颈屈曲，连续咳嗽数次使痰到咽部附近，再用力咳嗽，将痰液排出。
>
> 2. 护士站在侧位，双手环抱切口部位并托住切口，指导患者先深吸气，在患者呼气时按下胸部，让患者用力咳嗽，将痰液排出。

②鼓励者少量多次喝水，以液化痰液，防止气道干燥。

③遵医嘱给予祛痰药物等，以改善患者呼吸状况。

④痰液黏稠不易咳出时，给予超声雾化每天2～3次，必要时支纤镜吸痰。

⑤肺部有感染者，遵医嘱应用抗生素治疗。

⑥注意口腔卫生，每天刷牙2次，积极治疗口腔疾患。

（7）改善患者营养状况：

①提供良好进食环境。

②提供高蛋白、高热量、高维生素、易消化的多品种饮食，以促进食欲。

③必要时肠外补充营养，如输注血浆、白蛋白等。

④保证患者每日有充足的睡眠时间。

（8）高级责任护士或护士长作自我介绍，了解患者情况和需求。

2. 心理护理

（1）支持性心理治疗：

①倾听：耐心倾听患者对疾病的担忧和对治疗、护理的需求。

②解释：对患者进行心理疏导，举手术成功例子或请在院术后患者现身说法。

（2）与家属沟通，尽量给予患者最大的支持和帮助。

（3）对因焦虑影响睡眠患者，与医师沟通，睡前给予安眠药物。

（4）必要时使用《焦虑自评量表》（SAS）对患者进行心理评估：

①轻度焦虑，可指导患者深呼吸放松治疗、音乐疗法；

②中度以上焦虑应请心理科医师会诊。

3. **健康教育**

（1）入院介绍：主管医师，医院与病房环境，探陪视制度，患者管理制度等。

（2）耐心讲解：

①与疾病病因相关的危险因素，如长期吸烟，反复肺部慢性感染，生活、工作环境中存在的危险因子等。

②有规律作息的重要性，并根据患者情况与患者一起制订作息时间表。

③饮食的重要性：鼓励患者多进食高热量、高蛋白、高维生素、易消化食物，以改善机体营养状况。

④有关手术前需患者配合的注意事项。

（3）术前指导：

①指导呼吸功能锻炼，主要为腹式呼吸、缩唇呼吸以及深呼吸训练器的使用方法，练习有效咳嗽、咳痰。

②指导患者进行床上腿部运动和翻身的练习。

③指导患者进行术侧上肢功能锻炼的练习。

④介绍胸膜腔闭式引流装置以及术后放置胸管的注意事项。

【术前日】

（一）护理评估路径

（1）患者是否已完成相关检查？

（2）患者对术前指导的掌握程度如何？

（3）患者身、心是否调整在良好状态？

（4）患者家属是否能给予患者支持和帮助？

（二）护理诊断/问题路径

症状体征（特征）	相关因素	判断标准	护理诊断/问题
1. 诉说心跳加快 2. 有无助感 3. 诉说无法入睡	与担心手术及预后有关	符合 1、2 或 3	焦虑

（三）护理计划与措施路径

1. 治疗护理

（1）清晨抽血，完成检查项目。

（2）术前准备：备皮、配血、皮试，通知术前晚禁食。做好手术部位标示。

（3）评估患者对术前指导的掌握程度，并作进一步练习，力求患者真正掌握。

（4）关注各项检查报告单并了解结果，如有异常，及时通知主管医师。

（5）关注手术同意书、输血同意书、麻醉同意书等的签名情况。

（6）夜班加强巡视，睡前按医嘱给予安眠药物，关注患者睡眠情况。

2. 心理护理

继续给予支持性心理治疗，并给予良好的作息环境。

3. 健康教育

（1）了解：

①患者饮食、睡眠是否处于良好状态？

②患者是否调整好心态，平静对待手术治疗？

（2）解释：

①术前、术后放置各种管道的目的以及基本配合方法。

②术后因监测生命体征，随时进行各项治疗、护理，使患者睡眠受到干扰，望得到理解与配合。

（3）讲解搞好个人皮肤卫生的重要性，嘱咐洗头、沐浴更衣，注意保暖。

（4）交代患者在病房等待麻醉师检查，手术室护士术前探访。

（5）与家属沟通，取得合作：

①对患者围手术期支持情况。

②手术后陪护问题。

③贵重物品保管问题。

④知情同意。

【手术日】

（一）护理评估路径

（1）患者是否能配合完成各项手术前准备工作？

（2）患者术毕是否躁动不安？是否麻醉已醒？

（3）患者切口敷料是否渗血？

（4）患者循环、呼吸功能是否平稳？氧饱和度如何？是否有肺部痰鸣音？

（5）患者胸管、尿管等管道是否固定良好？引流是否通畅？引流液性质、量如何？

（6）患者是否需要术后饮食知识指导？

（7）患者有否按术前指导进行腿部运动及翻身？

（二）护理诊断/问题路径

症状体征（特征）	相关因素	判断标准	护理诊断/问题
1. 自诉切口疼痛 2. 辗转不安	与手术所致组织损伤有关	符合1或2	疼痛
3. 引流量 > 150mL/h，连续2h以上 4. 血压下降，脉搏细速		符合3或4	潜在并发症：出血
5. 心律不齐		符合5	潜在并发症：心律失常
6. 呼吸道分泌物增加	与术后疼痛、无力咳出分泌物有关	符合6	清理呼吸道无效
7. 气促，呼吸不平顺	与肺组织切除、通气/血流比例失调有关	符合7	气体交换受损

（三）护理计划与措施路径

1. **治疗护理**

（1）术前：

①晨起测量生命体征、体重并做好记录。

②再次通知禁食、禁水，更换衣服（不穿内衣、裤），除去假牙及身上所有饰物，保管好贵重物品（必要时交由值班护士暂保管）。

③再次检查手术区皮肤情况及手术部位标示。

④完成术前用药，备齐病历、术中特殊用物及药物等，认真核对。

⑤平车送患者进入手术室。与手术室护士认真交接。

（2）术毕安返病房时：

①协助患者过床，评估麻醉苏醒情况。

②与手术室（或麻醉复苏室）护士交接。

③测量生命体征。

④检查切口敷料有否渗血，周围有否皮下气肿，倾听双肺呼吸音。

⑤连接、固定胸管、尿管等并观察引流情况。

⑥了解患者手术、麻醉、病变组织切除情况及术后诊断。

⑦查看手术室、麻醉恢复室记录，带回的输液、血等。

（3）术后：

①持续监测循环、呼吸功能及体温变化，维持患者呼吸道通畅。

②观察呼吸频率、幅度、节律以及双肺呼吸音情况，有否缺氧等征象，给予鼻导管或面罩吸氧。

③观察痰液情况，给予雾化吸入每日2~3次，以充分湿化呼吸道，使痰液稀释易于咳出，痰液不能有效咳出时，给予气管内或支气管镜吸痰。

④麻醉完全清醒、血压平稳后，协助患者翻身，拍背。指导进行咳嗽、咳痰时应站在侧位，双手环抱患者胸部切口部位，以减少切口疼痛。

⑤取适当体位：

a. 麻醉未清醒时取平卧位，头偏向一侧。

b. 麻醉清醒、血压平稳后取半坐卧位。避免垂头仰卧位。协助翻身时避免过度牵拉胸管和术侧手臂。注意保护引流管，防止脱落、扭曲。

c. 肺叶切除者，可取平卧或左右侧卧位。

d. 肺楔形切除者，最好取健侧卧位。

e. 全肺切除者，避免过度侧卧，取术侧 1/4 侧卧位。

f. 麻醉清醒、病情稳定后在床上对患者进行被动的上肢、腿部运动。

⑥处理术后医嘱，按时应用抗生素。维持液体平衡：

a. 严格掌握单位时间内输入液体、血液的速度和量，避免因循环过量而导致肺水肿。

b. 全肺切除术后 24h 内，输液量一般控制在 2 000mL 内，滴速 <40 滴/分为宜，并控制钠盐摄入量。

c. 保持尿管引流通畅，定时观察尿量及性质并准确记录。

⑦胸膜腔闭式引流护理。

胸膜腔闭式引流护理：

1. 严格按胸膜腔闭式引流常规实施护理。

2. 定时挤压胸管或行低负压吸引，保持引流通畅。

3. 定时观察引流液性质、量并准确记录。观察有否活动性出血征象。引流量≥100mL/h，或引流量过少时，应及时通知医师。

4. 观察水柱波动及气体排出情况。

5. 全肺切除术后胸管应根据情况定时开放，每次放液量 <100mL，速度宜慢，注意观察气管有否移位征象及健侧肺呼吸情况。

⑧适当给予止痛剂或使用镇痛泵，减轻疼痛，增进舒适。

2. **心理护理**

（1）了解患者术前晚睡眠情况，术晨精神状态。

（2）鼓励家属陪伴并送至手术室门口。

（3）继续给予支持性心理治疗：倾听患者对手术的体验，做好解释，使患者保持稳定情绪。

3. **健康教育**

（1）解释留置各种引流管的目的、注意事项。

（2）教会患者使用镇痛泵，镇痛效果欠佳时给予镇痛药物。

（3）解释早期有效咳嗽及深呼吸的目的在于促进肺复张，增加肺的通气量。

（4）解释因随时进行各项治疗等而影响休息，希望得到谅解并尽量争取时间休息。

（5）指导早期饮食。

（6）解释早期进行床上上肢、腿部运动的目的在于预防患者术侧肩关节强直，尽快恢复肩关节的运动幅度，有利于血液循环，防止深静脉血栓形成。

【术后1~3天】

(一) 护理评估路径

(1) 患者是否自诉疼痛不适?
(2) 患者饮食情况如何?
(3) 患者切口敷料是否渗血、渗液?
(4) 患者术后胸管、尿管引流是否通畅? 引流量、性质如何?
(5) 患者呼吸是否通畅? 痰液能否有效咳出?
(6) 患者是否按要求主动进行上肢功能锻炼?
(7) 患者是否掌握上、下床及活动时胸膜腔闭式引流的注意事项?

(二) 护理/问题诊断路径

症状体征 (特征)	相关因素	判断标准	护理诊断/问题
1. 术侧肢体活动受限 2. 体温 > 38.5℃，气促，呼吸困难，听诊肺部湿啰音	与疼痛、手术创伤、体位受限有关	符合1 符合2中两项或多项	躯体移动障碍 潜在并发症：肺部感染、肺不张

(三) 护理计划与措施路径

1. 治疗护理

(1) 护理组长/高级责任护士查房：
①生命体征，尤其是体温、呼吸变化情况。
②痰液排出情况。
③切口敷料情况，有否皮下气肿、全身皮肤情况。
④胸管、尿管引流情况，包括引流量与性质，观察水柱波动、气体排出情况。
⑤夜间睡眠情况，有否特殊感受。
(2) 按时完成当日输液及应用抗生素。
(3) 饮食护理：
①拔除气管插管后2~3h，可以试饮水。
②术后第1天进食少量全流质或半流质食物，观察进食情况。
③如进食全流质或半流质食物后无不适，可逐渐过渡到软饭及普通饮食。
(4) 协助患者生活护理：进餐、大小便、擦浴等。
(5) 功能锻炼与活动。

上肢功能锻炼：

1．手术当天麻醉清醒后开始做五手指同时屈伸、握拳运动，每次3~5min。

2．术后第1天开始做术侧手肘部屈伸运动，试刷牙、洗脸，持碗、杯。

3．术后第2天面对镜子自行梳理头发，梳头时颈部不能倾斜，肘部抬高保持自然位置，每次3~5min，每日3次。

4．术后第3天开始做上臂运动：为保护术侧上肢，应用健侧手托住术侧手肘部，做上肢上举过头运动，每次3~5min，每日3次。

5．术后第4天开始做肩膀运动：逐步将术侧手放于枕部，触摸对侧耳朵。开始时用健侧手予以协助，逐渐将术侧手越过头顶，触摸对侧耳朵，每次3~5min，每日3次。

6．术后第5天开始做综合运动，包括摆臂运动、双手左右大幅度运动。为避免术侧与健侧手的差别，应共同用力。上肢上举动作、双上肢交替上举、煽动臂膀运动、双手十指在脑后叠加，两肘在前面开合，保持两肘高度一致，并向后大范围展开，每项运动每次3~5min，每日3次。

①术后第1天：

a. 上肢、腿部运动逐渐由被动变为主动。

b. 鼓励并协助患者进行坐床缘、床旁站立、床旁移步等活动。

②术后第2天，扶持患者在病房内行走，开始一般为3~5min，以后逐渐增加活动量。

③注意事项：

a. 下床活动前应全面评估患者病情。

b. 活动应循序渐进，以患者能耐受为基准。

c. 活动过程中应密切观察患者病情变化，出现头晕、气促、心悸等不适时应立即停止。

d. 带管者应妥善保护，防止引流管脱落、引流瓶侧翻等情况发生。

（6）胸管引流<50mL/天、肺复张良好者可拔除胸管，注意拔管后的观察护理。

拔管指征和拔管后的观察护理：

1. 术后48~72h，肺功能良好，引流管中无气体排出，引流量在50mL/24h以下，水柱波动小或固定不动，听诊肺部呼吸音清晰，拍片检查肺膨胀良好者，即可拔除引流管。

2. 拔管时，嘱患者深吸一口气后屏气，即迅速拔除引流管，立即用凡士林纱布覆盖引流伤口，再用胶布固定。

3. 拔管后24h内应注意观察患者呼吸情况，有无胸闷、气促，局部有无渗液、出血、漏气、皮下气肿等。如发现异常及时报告医生。

2. 心理护理

（1）了解患者晚上睡眠情况、白天精神状态。

（2）继续予以支持性心理治疗：倾听患者对早期活动与功能锻炼的体验，对患者取得的每一点进步给予鼓励，使患者对康复充满信心。

（3）与患者多沟通，了解其需求并尽量满足。

（4）病情稳定后，让家属多陪护，使患者感受到家人的关心与支持。

3. **健康教育**

（1）向患者解释早期下床活动的重要性：

①促使呼吸加深，有利于肺复张和分泌物排出体外。

②促进血液循环，有利于切口愈合。

③促进胃肠蠕动，防止腹胀、便秘。

④促进排尿功能的恢复，防止尿潴留。

（2）示范活动、行走、上下床时引流瓶放置的正确位置及注意事项。

（3）指导并协助患者实施上肢功能锻炼。

（4）饮食指导：宜进食高蛋白、高热量、高维生素、易消化食物，保证营养，提高机体抵抗力，促进切口愈合。

（5）了解患者家人对患者的认知与需求。

【术后4～7天】

（一）护理评估路径

（1）患者是否掌握术后康复知识？

（2）患者是否掌握术侧上肢功能锻炼方法并自主实施？

（3）患者有否出现支气管胸膜瘘？

（二）护理诊断/问题路径

症状体征（特征）	相关因素	判断标准	护理诊断/问题
1. 表达出对术后康复知识的需求	与信息来源缺乏有关	符合1	缺乏有关术后康复方面的知识
2. 持续高热，刺激性咳嗽、咳脓血性痰液，术侧胸痛，呼吸困难		符合2	潜在并发症：支气管胸膜瘘

（三）护理计划与措施路径

1. **治疗护理**

（1）观察体温变化，肺部体征。如出现体温升高（>39℃），有刺激性咳嗽、咳脓血样痰，警惕有支气管胸膜瘘，及时报告医生。

（2）高级责任护士与患者及其家属一起，制订术侧肢体功能锻炼计划。

（3）如切口愈合良好，术后7天可拆线或间断拆线。

（4）办理出院手续。

（5）术后2～3周返院进行化疗。

2. **心理护理**

（1）鼓励患者讲出手术对自己日常生活的影响。

（2）出院后保持良好情绪。

3. **健康教育（出院指导）**

（1）心理指导：加强心理辅导，帮助患者正确对待疾病。保持乐观平静的良好心态，学会自我调节、自我控制、自我护理，遇事勿激动、少发怒。

（2）用药指导：责任护士将出院药物交到患者或家属手中，并详细交代服用方法、时间、剂量及注意事项。

（3）饮食指导：均衡饮食，保持良好的营养状况，提高机体抵抗力。

（4）日常生活指导：

①绝对戒烟。

②生活有规律，保证每天有充足的睡眠时间。

③保持口腔卫生，养成每天刷牙 2 次和饭后漱口的好习惯。

④预防感冒，避免出入公共场所及与呼吸道感染者接触。注意安全，避免有害因素刺激，如烟雾、灰尘等。

⑤保持大小便通畅。

（5）运动指导：

①劳逸结合，身体康复运动以运动后不感到疲劳为基准。

②继续上肢功能锻炼并循序渐进。

③继续进行呼吸运动及有效咳嗽。

（6）门诊定时随访。如出现切口或术侧胸部疼痛、剧烈咳嗽或咳血性痰，应及时返院就诊。

第二十一章　胃癌的整体护理路径

胃癌（gastric cancer）是常见的消化道恶性肿瘤，其死亡率居我国恶性肿瘤之首，好发于40～60岁，男女之比约为3∶1。胃癌的发病与饮食因素、环境因素、遗传因素及幽门螺旋菌感染有关。胃癌早期临床症状缺乏特异性，确诊率不到10%。随着病情的发展，出现渐进性上腹部剑突下疼痛，进食吞咽时梗阻感，呕吐、呕血或黑便，贫血多为中晚期表现。胃癌诊断一旦确定，就应积极争取根治性的胃大部分切除术。围手术期护理重点是加强营养，解除疼痛不适，维持胃肠减压的有效引流，给予正确的饮食指导，预防术后并发症及有效的心理疏导。高级责任护士应对术后胃管护理进行查房并与患者共同制订术后饮食计划。

【入院日】

（一）护理评估路径

1. 健康史

（1）患者何时开始感觉上腹部疼痛？持续时间多长？

（2）了解疼痛部位，指出疼痛位置。

（3）疼痛的性质、程度、疼痛时间及间歇时间。

（4）上腹疼痛发生的诱因。

（5）使用《疼痛评估工具》对患者进行疼痛评估，确定疼痛级别。

（6）除腹痛外，是否还有其他不舒适？

（7）有无嗳气、反酸、食欲减退的情形？有无呕吐？呕吐物的性质、颜色与量？

（8）最近食欲或体重有无变化？

（9）过去有无胃息肉、胃溃疡、慢性胃炎、萎缩性胃炎的病史？

（10）过去是否接受过腹部手术治疗？

（11）是否有吸烟喝酒，喜吃腊制品、熏制食物的嗜好？

（12）是否患有糖尿病或高血压病史？有无长期服药治疗？

（13）对哪些食物或药物有过敏的反应？

（14）家族史：家族中有无消化道溃疡、胃癌的患者？

2. 专科护理评估

（1）视诊：

①腹部有无明显的隆起或凹陷？
②腹式呼吸是否减弱或消失？
③腹部有无任何疤痕？
④腹部有无见肠型或肠蠕动波？
（2）听诊：肠鸣音是否正常？（性质、持续时间、强度与频率）
（3）触诊：
①腹壁的紧张度如何？
②腹部有无压痛及腹膜刺激征？
③腹部有无肿块？

3. **心理评估**

（1）患者对疾病是否有正确认识，对治疗是否有信心？
（2）是否感到害怕？是否感到无法入睡？
（3）是否担心住院治疗费用？
（4）是否感到焦虑不安或恐惧？

4. **社会支持状况**

（1）了解患者住院费用类别、收入状况。
（2）了解患者受教育程度。
（3）患病时是否可以应付自如？是否需要他人的协助？
（4）了解患者对手术的思想准备及心理反应。
（5）了解患者宗教文化背景。

5. **健康教育需求**

（1）患者是否想了解自己的病情？
（2）是否想了解手术的过程？
（3）是否想了解相关检查的目的、意义和方法？

（二）护理诊断/问题路径

症状体征（特征）	相关因素	判断标准	护理诊断/问题
1. 上腹部不适、隐痛	与癌肿侵袭压迫神经有关	符合 1	疼痛
2. 食欲减退	与摄入不足有关	符合 2	营养改变，低于机体需要
3. 呕吐		符合 3	
4. 诉说对自己病情不了解	与缺乏疾病与治疗信息有关	符合 4	缺乏疾病有关知识
5. 诉说对将要进行的手术不了解		符合 5	缺乏手术治疗知识

（三）护理计划与措施路径

1. 治疗护理

（1）责任护士热情接待患者，安排床位。

（2）询问患者饮食习惯，通知配餐员，协助订餐。

（3）处理医嘱，完善各项检查，并做好术前胃肠道准备。

术前胃肠道准备：

1. 幽门部分梗阻或胃潴留者，术前两天进食流质。
2. 完全梗阻者应禁食、输液、持续胃肠减压。
3. 术前 1 ~2 天晚上用温盐水洗胃，减轻胃黏膜水肿。
4. 无胃潴留者，手术前一天晚上 8 时禁食、禁饮。
5. 合并幽门梗阻着，术前晚用 300 ~500mL 温生理盐水洗胃。

（4）针对疼痛评分给予处理。疼痛程度≤4，可用深呼吸放松疗法；疼痛程度≥5，且出现辗转不安或呻吟，通知医生，予以镇痛剂。

（5）不能进食者给予静脉高营养。

（6）高级责任护士/护士长看望患者，了解患者情况及需求。

2. 心理护理

（1）支持性心理治疗：

①倾听：耐心倾听患者对疾病的担忧和对治疗护理的需求。

②解释：行心理疏导，举例或其他患者现身说法。

（2）对因担忧影响睡眠者，护士应与医生沟通，术前用安眠药。

（3）必要时使用《焦虑自评量表》（SAS）对患者进行心理评估：

①轻度焦虑，可指导患者深呼吸放松治疗、音乐疗法。

②中度以上焦虑应请心理科医师会诊。

3. 健康教育

入院介绍：环境、主管医生、主管护士、作息制度、探视制度等。

讲解：

①与疾病病因相关的危险因素。

②临床表现：渐进性上腹部剑突下疼痛，进食吞咽时有梗阻感；呕吐、呕血或黑便、贫血。

③介绍术前准备、手术过程、术后注意事项。

【术前日】

（一）护理评估路径

（1）患者上腹部疼痛是否得到有效缓解？疼痛评分几级？

（2）患者是否已完成相关检查？对术前指导的掌握程度如何？

（3）患者身、心是否调整在良好状态？睡眠是否在良好状态？
（4）患者家属是否能给予患者支持和帮助？

（二）护理诊断/问题路径

症状体征（特征）	相关因素	判断标准	护理诊断/问题
1. 脉搏、呼吸加速 2. 小便次数增加 3. 失眠 4. 语言、行为改变：述说不停或沉默不语或来回走动	与对手术安全担忧和疼痛畏惧有关	符合1、2、3、4中一项或多项	焦虑

（三）护理计划与措施路径

1. 治疗护理

（1）清晨抽血。
（2）处理术前医嘱。
（3）术前准备：备皮、备血、皮试。
（4）关注各种检查结果回复报告单、手术同意书、输血同意书等。
（5）关注患者肠道准备，进食流质情况以及胃肠减压效果。
（6）胃癌手术，预计行横结肠切除者，术前应清洁灌肠。
（7）责任护士按级别护理查房。
（8）夜班巡视，关注患者腹部与睡眠情况。

2. 心理护理

（1）继续支持性心理治疗和呼吸放松治疗。
（2）对担忧影响睡眠患者，护士与医生沟通，术前用安眠药。

3. 健康教育

（1）指导患者正确认识自己的疾病、手术治疗的重要性。
（2）教会患者深呼吸、有效咳嗽及床上大小便；
（3）讲解术前、术后安置各种管道的目的和配合方法。
（4）告知患者术前12h禁食、4h禁饮。
（5）交代患者等待麻醉师检查，手术室护士术前探访。
（6）与家属沟通，取得合作：
①对患者围手术期支持情况。
②术日及术后陪护。
③知情同意。
④贵重物品保管。

【手术日】

（一）护理评估路径

（1）患者是否能配合完成各项手术前准备工作？

（2）患者是否自诉疼痛、辗转不安或呻吟？

（3）胃管是否通畅？引流量、性质、颜色如何？

（4）切口敷料是否渗血、渗液？

（5）是否需要进行留置管道知识指导？

（6）是否需要进行术后饮食知识指导？

（二）护理诊断/问题路径

症状体征（特征）	相关因素	判断标准	护理诊断/问题
1. 自诉疼痛 2. 烦躁不安 3. 呻吟	与手术有关	符合 1、2 或 3	疼痛（伤口）

（三）护理计划与措施路径

1. 治疗护理

（1）术前：

①晨起测量 Bp、P、R、T、体重并作好记录。

②再次告知患者禁食、禁水，更换衣服（不穿内衣、裤），除去假牙及身上所有饰物，保管好贵重物品（必要时交由值班护士暂保管）。

③再次检查手术区皮肤情况，做好解释后留置尿管并接尿袋（或麻醉后留置）；如行横结肠切除者，术晨应行清洁灌肠。

④执行术前特殊医嘱，如术前针等。

⑤备齐病历、术中特殊用物及药物等，认真核对。

⑥平车送患者进入手术室。与手术室护士认真交接。

（2）术毕回室，接待过床：

①测生命体征、连接心电监护。

②给予鼻导管或面罩吸氧。

③了解术中情况，评估患者意识状态、麻醉是否清醒。

④检查伤口情况，连接各种引流管。

（3）通知患者或家属，继续禁食、胃肠减压。

（4）观察生命体征变化，观察伤口敷料渗血、渗液情况。

（5）体位：

①去枕平卧 6~8h，麻醉清醒后可改为半卧位，减轻腹壁张力，减轻切口疼痛，利于正常呼吸和血液循环。

②术后6h协助患者活动下肢，做屈伸运动，每日4～6次，每次2～3min，以预防血栓性静脉炎的发生。

（5）处理术后医嘱，按时完成输液及抗生素的应用。

（6）观察腹腔管引流液的性质、量及颜色变化并记录。

（7）观察胃管引流液的性质、量及颜色变化并记录。

（8）观察尿管引流液的性质、量及颜色变化并记录。

（9）观察腹部情况，注意有无腹胀。

2. 心理护理

（1）了解夜间睡眠情况。

（2）术前深呼吸放松10～15min。

（3）鼓励家属陪伴送到手术室门口。

（4）术后支持心理治疗，倾听患者对手术的体验。开解、安慰患者，鼓励患者已过手术关，指导患者保持情绪稳定的良好状态，注意休息，促进康复。

3. 健康教育

（1）教会患者使用镇痛泵，镇痛效果欠佳者通知医生或麻醉师。

（2）轻微疼痛可忍，给予语言安慰。

（3）出现烦躁不安或呻吟，可通知医生，给予镇痛剂。

（4）饮食指导：一般在术后24～48h禁食，静脉补充足够的营养和水、电解质，必要时给予血浆、全血。

（5）翻身时注意保护引流管，防止滑脱、曲折。

【术后1～3天】

（一）护理评估路径

（1）患者生命体征是否正常？

（2）患者是否自诉疼痛？

（3）胃管是否通畅？引流量、性质、颜色如何？

（4）切口敷料是否渗血？

（5）出入水量是否平衡，尿量是否正常？

（6）有无肠蠕动、肛门排气、排便？

（7）患者是否情绪稳定？睡眠是否好？

（8）是否需要饮食指导？

（二）护理诊断/问题路径

症状体征（特征）	相关因素	判断标准	护理诊断/问题
1. 胃管引出鲜红血性液，引流量 > 150mL/h		符合 1	潜在并发症：出血
2. 气道分泌物多	与切口疼痛、不敢用力咳嗽、留置胃管、麻醉插管有关	符合 2	清理呼吸道低效
3. 体温 > 38.5℃，气促，呼吸困难，听诊肺部湿啰音		符合 3 中两项或多项	潜在并发症：肺部感染

（三）护理计划与措施路径

1. 治疗护理

（1）护理组长/高级责任护士晨间查房：了解生命体征，腹腔引流管及胃管、尿管的量、色、性质，伤口敷料，腹痛、腹胀、呕吐及肛门排气、排便的情况，患者夜间睡眠及特殊感受。

（2）保持胃管通畅。

> 留置胃管的观察要点：
>
> 1. 正常情况下，24h 内胃管引流液为咖啡色或暗红色，量为 100 ~ 300mL。胃管内有鲜血引出时应及时报告医生。
>
> 2. 术后第 2 天起，引流液呈黄绿色或草绿色，说明胃液里含有胆液，胆总管处于正常状态。
>
> 3. 保持胃管通畅，胃肠减压所需负压值为 4.0 ~ 4.7kPa，即胃肠减压器压下 2/3 即可。

（3）警惕术后早期并发症的发生，如吻合口出血、吻合口瘘等。如出现右上腹突发剧痛和局部明显压痛、腹肌紧张，应及时报告医生。

（4）按时完成当天输液及抗生素的应用。

（5）协助患者生活护理：口腔清洁、进餐、如厕、翻身、擦浴等。

（6）如生命体征稳定，术后第 3 天可下床活动，活动时间根据患者情况而定，早期活动以防止腹胀、便秘及肠粘连，以利于患者的康复。

2. 健康教育

（1）解释停留腹腔管、胃管及尿管的原因，胃管保持有效的负压吸引。

（2）引流袋放置的正确位置。

（3）半坐卧位利于引流。

（4）饮食指导：

①术后 1 ~ 4 天禁食、禁水，静脉补液，每日 3 000mL 左右；

②待肠功能恢复、肛门排气后，可饮少量水，每次 4 ~ 5 汤匙，2h 一次；

③术后 5 ~ 6 天，可进全流 200mL/2h，两餐间饮水 200mL，每日 7 次；

④次全胃切除术和全胃切除术的术后饮食要求有一定的区别。全胃切除术后饮食过渡期较次全切除术推迟 4 ~ 5 天。

（5）肠蠕动恢复后即停止胃肠减压。

拔胃管一般在术后3～5天，其指征是：

1. 肛门排气。
2. 肠鸣音恢复（正常肠鸣音：每分钟4～5次）。
3. 胃肠引流逐渐减少（引流量< 800 mL/天）。
4. 拔胃管前可先夹管试验，夹管后如无恶心、呕吐或腹胀症状，方可考虑拔管。
5. 拔管前先嘱患者喝一至两口水，充分润滑胃管，减轻胃管与咽喉壁、食道的黏附程度，然后捏紧胃管轻轻拔出，擦净面部，嘱患者漱口，取舒适卧位休息。

（6）镇痛泵拔除后可拔除尿管。
（7）注意保持伤口清洁干燥。
（8）鼓励患者有效咳嗽，可用手捂住伤口或用腹带包扎，以免伤口裂开。
（9）术后有下列情况时，应及时通知医生：
①胃管内吸出大量鲜红色血液或呕吐血块，黑便。
②突发右上腹剧痛，肌紧张。
③高热伴腹痛。
④进食后上腹部饱胀、呕吐。

【术后4～14天】

（一）护理评估路径

（1）询问患者：
①食欲是否有所改善?
②排便的次数、性质及量如何?
③伤口疼痛有无减轻?
（2）评估患者是否希望朋友来看望。
（3）评估患者是否具备自我保健知识。
（4）评估患者有无出现倾倒综合征。

（二）护理诊断/问题路径

症状体征（特征）	相关因素	判断标准	护理诊断/问题
1. 表达出对饮食指导的知识需求	与信息来源缺乏有关	符合1	缺乏对饮食指导知识
2. 上腹部饱胀、频繁呕吐 3. 停止排气	与术后出现梗阻有关	符合2、3	术后并发症：梗阻、胃潴留
4. 食后不适（出汗、心慌、恶心等）	与术后丧失幽门括约肌、食物过快进入空肠、葡萄糖过快被吸收有关	符合4中两项或多项	倾倒综合征

（三）护理计划与措施路径

1. **治疗护理**

（1）责任护士与患者、家人共同制订饮食计划及日常生活应注意的事项。

胃癌术后饮食护理要点：

胃癌术后患者待肠蠕动功能完全恢复后，饮食由全流、流质、半流质，逐渐过渡到软食；遵循少量多餐原则，即每天5～6餐。

① 一般术后3～5天试饮水。

② 术后6～8天给予流质，如米汤、蛋花汤、菜汤、稀藕粉、淡果子水等，但不能吃蔗糖、牛奶及豆浆等，因为这些食物可导致腹胀。

③ 术后9～11天给予半流质如米粥、面汤、馄饨、碎肉番茄汁烩豆腐、肉末番茄汁或菜汁烩挂面、面包、蛋糕等。

④ 术后12～15天可进软食，如软米饭、切碎煮软的青菜、肉类。

⑤ 术后3～6个月后可逐渐根据身体情况恢复到普通饮食。

（2）如出现术后并发症梗阻情况，需重新禁食、持续胃肠减压、输血、输液。用温热的高渗盐水洗胃。

（3）术后7～10天拆线。

（4）术后两周返院复查，不适随诊。

2. **心理护理**

指导患者出院后保持良好情绪。

3. **健康教育**

（1）注意饮食卫生，加强营养，注意休息，劳逸结合。

（2）出现倾倒综合征要注意早期应少量多餐，避免进食甜的过热流质，进食后平卧10～20min。多数患者在半年到一年内能逐渐自愈。

（3）出现低血糖综合征时稍进饮食，尤其是糖类即可缓解。少量多餐可防止其发生。

（4）出院指导：

①遵医嘱按时服药，防止复发。

②做好饮食卫生宣教工作，嘱患者注意少食多餐，进食易消化、无刺激的食物。

③活动量从小到大，一般出院后2～4周仅从事一般性的工作和活动。6周内不要举起10kg以上的物品，经常散步，增加体力。

④告诉患者如有切口红肿或有异常疼痛、腹胀等症状应及时就诊。

【相关知识链接】

（一）倾倒综合征

1. 早期倾倒综合征

患者表现为食后30min以内可有出汗、心慌、恶心、麻木、手颤、脸面发红、全身倦怠感、肠鸣、腹痛等症状。其原因主要是：

（1）由于胃切除后胃容量变小，使食物在胃内存留的时间短，并且食物不是被充分消化后逐渐地向肠内输送，而是迅速地送到肠内。肠管为了尽快地将这大量食物加以消化吸收，就要大量分泌消化液，特别是作为主食的碳水化合物在肠道内可很快被吸收。在短时间内吸收大量的碳水化合物，机体就会出现血糖升高的现象。

（2）由于食物迅速地进入肠内，又未经胃液稀释而呈高渗状态，可将大量的细胞外液吸入到肠腔，以致循环血容量骤减。

2. 晚期倾倒综合征

患者表现为饭后2～3h才出现冷汗、头晕、意识障碍等，这是晚期倾倒综合征的特点。其机制是血糖升高后，机体又会反应性地大量分泌胰岛素，继而又引起血糖值急剧降低的现象。

3. 预防倾倒综合征发生的主要对策是饮食疗法

（1）行胃切除手术后，患者不能像健康人一样每日进食三餐。

（2）应采取少量多餐的饮食方法，让食物少量分批进入胃内、肠内。

（3）选择低糖高蛋白、高脂肪的食物，以少量分次食入为好。

（4）也可以一日三餐正餐，每餐减少食量，然后在上午10点和下午3点再吃些东西，则不会发生倾倒综合征。

（5）为了不使血糖速升、速降，应减少碳水化合物食物（米、面等）的摄入量，多吃些蛋白质饮食。

（6）在进食时应先吃干食，后吃流食，并缓慢进食，饭后安静卧床20～30min，这些均可使食物进入肠内的速度减慢，从而预防倾倒综合征的发生。

（二）胃癌术后食物禁忌

由于患者术后胃的生理功能减弱，要特别注意饮食禁忌：

（1）平时应忌食生冷、粗硬和过热食物。

（2）忌吃辛辣刺激性强的调味品，如胡椒、芥末等。

（3）严禁饮烈性酒、浓茶、高浓度饮料等刺激性食物。

（4）避免过油及过于粗糙的食物，如炸鸡、油条等油炸食物。

（5）食物质地应细软、易消化，不宜食用粗杂粮、干豆、坚果、粗纤维含量多的蔬菜（笋、芹菜等）、辛辣刺激以及产气食物（如萝卜、蒜苗、白薯等）。这些食物并不是完全不可以吃，只是需要考虑量和个人对这些食物的承受力。

（三）胃癌术后需补充的食物

（1）胃切除术后，最常见的并发症是缺铁性贫血，维生素B族缺乏。最好的补铁办法是通过食物疗法。动物肝、肾、动物全血、蛋类、瘦肉、芝麻、绿叶蔬菜、豆类、红枣中含铁丰富。一些植物性食品如黄、红色蔬菜，水果中含β-胡萝卜素，可在肝中转变为维生素A。

（2）胃切除术后的患者应注意膳食中补钙、维生素D的食物，这些食物对骨骼钙化有利。含钙较高的食品有各种豆制品、乳制品和燕麦片、卷心菜、白菜、胡萝卜、芹菜、南瓜、萝卜、菠菜、葫芦、韭菜、蒲公英、冬瓜等。某些坚果和种子类食品含钙量也很高，如干杏仁、核桃、榛子、葵花子等。水果类有橙子等。

第二十二章　肠梗阻的整体护理路径

肠梗阻（intestinal obstruction）是由各种原因引起的肠内容物在肠管内的运行障碍，为腹部外科常见的急腹症之一，仅次于急性阑尾炎及胆管疾患而居第三位。肠梗阻除引起肠壁形态和功能改变外，还可导致全身复杂的病理生理改变。各类型的肠梗阻，其共同的临床表现为腹痛、呕吐、腹胀和停止排便、排气。围手术期护理重点是对患者腹部体征的观察，胃肠减压的护理，纠正水、电解质及酸碱平衡及术前、术后合理饮食的指导。高级责任护士应关注胃肠减压效能的维持和术后肠功能恢复。

【入院日】

（一）护理评估路径

1. 健康史

（1）患者何时出现腹痛？持续时间、间隔时间多长？

（2）哪个部位疼痛？指出疼痛位置。

（3）描述疼痛的性质、程度、疼痛时间及间歇时间。

（4）腹痛发生的诱因？除腹痛外，是否还有其他不舒服？

（5）使用《疼痛评估工具》对患者进行疼痛评估，确定疼痛级别。

（6）呕吐物的性质、颜色与量如何？

（7）有无腹胀的感觉（全腹或局限性）？何时开始停止排便、排气？

（8）过去有无消化系统疾病的病史？

（9）过去是否接受过腹部手术治疗？是否有外伤病史？

（10）对哪些食物或药物有过敏的反应？

（11）是否有高血压、糖尿病病史？

（12）家族史：家族中是否有人曾患肠梗阻？

2. 专科护理评估

（1）视诊：

①腹部有无明显的隆起或凹陷？

②腹式呼吸是否减弱或消失？

③腹部有无任何疤痕？

④腹部有无见肠型或肠蠕动波？

（2）听诊：肠鸣音是否正常？（性质、持续时间、强度与频率）

（3）触诊：

①腹壁的紧张度如何？

②腹部有无压痛感及腹膜刺激征？

③腹部有无肿块？

3. **心理评估**

（1）患者对疾病是否有正确认识？对治疗是否有信心？

（2）是否感到害怕？是否感到无法入睡？

（3）是否担心住院治疗费用？

（4）是否感到焦虑不安或恐惧？

4. **社会支持状况**

（1）了解患者家庭经济能力是否能承担所需费用？

（2）了解患者受教育程度。

（3）患病时是否可以应付自如？是否需要他人的协助？

（4）患者对手术的思想准备及心理反应。

（5）了解患者的宗教文化背景。

5. **健康教育需求**

（1）患者是否想了解自己的病情？

（2）是否想了解手术的过程？

（3）是否想了解相关检查的目的、意义和方法？

（二）护理诊断/问题路径

症状体征（特征）	相关因素	判断标准	护理诊断/问题
1. 腹痛	与梗阻上部肠管肿胀及肠蠕动增强有关	符合 1	疼痛
2. 呕吐 3. 腹胀	与肠管近端肠内压增高有关	符合 2、3 或 4	体液不足
4. 停止排便、排气	与肠内容物不能正常通过、发生障碍有关		不舒适
5. 诉说对自己病情不了解 6. 诉说对将要进行的手术不了解	与缺乏对疾病与治疗信息有关	符合 5 或 6	缺乏疾病有关知识 缺乏手术治疗知识

（三）护理计划与措施路径

1. **治疗护理**

（1）热情接待，责任护士作自我介绍，安排床位（嘱卧床休息）。

（2）告知患者禁食。

（3）完善各项检查，插胃管行胃肠减压，维持有效引流。

（4）处理医嘱，给予静脉补充水、电解质及营养物质。

（5）观察患者腹痛情况，及时向医生报告病情变化。

肠梗阻腹痛观察要点：

1. 单纯机械性肠梗阻：腹痛呈阵发性绞痛，多发生在腹中部或偏于梗阻部位；患者自觉“气块”在腹中串动，腹部可见肠型和肠蠕动波，有轻度压痛。

2. 绞窄性肠梗阻：腹痛为持续性或伴有阵发性加重，疼痛剧烈，腹部压痛明显，拒按；可有腹膜刺激症，腹肌紧张度增强，可呈“板样腹”。

3. 麻痹性肠梗阻：腹痛多不明显，为持续性胀痛。

4. 当出现腹痛持续剧烈伴有腹膜炎体征；脉搏增快 > 85 次/ min，体温升高；血常规中白细胞计数≥910×10^9/ L；X 线摄片显示：出现小肠内长液平 > 4 ~5cm 等情况应及时报告医生行紧急手术。

（6）观察患者呕吐情况。

呕吐观察要点：

1. 高位梗阻：呕吐出现早、频繁，呕吐物为胃液、胆汁。

2. 低位梗阻：呕吐出现晚，呕吐物为带臭味的粪便样物。

3. 绞窄性肠梗阻：呕吐物或胃肠减压抽出液为血性，肛周排出血性液体，或腹穿液为血性液体。

（7）记录各种出入水量（呕吐量、胃肠减压量、尿量）及缺水体征，了解水、电解质紊乱及酸碱失衡纠正情况。

（8）高级责任护士或护士长探望患者，了解患者的基本情况及需求。

2. 心理护理

（1）支持性心理治疗：

①倾听：耐心倾听患者对疾病的担忧和对治疗护理的需求。

②解释：行心理疏导，举例或其他患者现身说法。

（2）对因担忧影响睡眠者，护士应与医生沟通，术前用安眠药。

3. 健康教育

（1）入院介绍：环境、主管医生、主管护士、作息制度、探视制度等。

（2）讲解：

①与疾病病因相关的危险因素。

②临床表现：腹痛、呕吐、腹胀和停止排便、排气。

③介绍术前准备、手术过程、术后注意事项。

【术前日】

（一）护理评估路径

（1）患者腹痛是否加剧？是否呈持续性或伴有阵发性加重？疼痛评分几级？

（2）患者呕吐、腹胀情况是否缓解不明显？

（3）患者是否已完成相关检查？对术前指导的掌握程度如何？

（4）患者身、心是否调整在良好状态？睡眠是否在良好状态？

（5）患者家属是否能给予患者支持和帮助？

（二）护理诊断/问题路径

症状体征（特征）	相关因素	判断标准	护理诊断/问题
1. 腹痛加剧，脉搏增快>85 次/min 2. 体温升高		符合 1、2 中一项或多项	潜在并发症：休克
3. 脉搏、呼吸加速 4. 小便次数增加 5. 失眠	与对手术安全担忧和疼痛畏惧有关	符合 3、4、5 中一项或多项	焦虑

（三）护理计划与措施路径

1. 治疗护理

（1）清晨抽血。

（2）处理术前医嘱。术前准备：备皮、备血、皮试。

（3）保持胃肠减压通畅：

①胃肠减压所需负压值为 4.0～4.7kPa，即胃肠减压器压下 2/3 即可。负压值过大易损伤胃黏膜，引起出血和吻合口瘘；过低则引流不畅、不彻底，导致胃张力增高，影响吻合口愈合，并增加感染机会。所以 1～2h 应检查 1 次，发现问题及时排除。

②每 2～4h 用生理盐水 20～30mL 冲洗。

③胃肠减压引出液为血性液，考虑绞窄性肠梗阻。

（4）生命体征的观察：如脉搏>85 次/min、体温升高、血压逐渐下降，应及时报告医生行紧急手术。

（5）关注各种检查结果回复报告单、手术同意书、输血同意书等。

（6）夜班巡视关注患者腹部与睡眠情况。

2. 心理护理

继续支持性心理治疗和呼吸放松治疗。

3. 健康教育

（1）了解患者睡眠是否在良好状态。

（2）教会患者深呼吸、有效咳嗽及床上大小便。

（3）告知患者术前、术后安置各种管道的目的和配合方法。

（4）交代患者等待麻醉师检查，手术室护士术前探访。

（5）与家属沟通，取得合作：

①对患者围手术期支持情况。

②术日及术后陪护。

③知情同意。

④贵重物品保管。

【手术日】

（一）护理评估路径

（1）患者是否能配合完成各项手术前准备工作？
（2）患者术后生命体征是否正常？
（3）患者是否自诉疼痛、辗转不安或呻吟？
（4）胃肠减压是否通畅？引流量、性质、颜色如何？
（5）腹腔引流量、性质、颜色如何？引流管是否通畅？
（6）切口敷料是否渗血、渗液？
（7）是否需要进行留置管道知识指导？
（8）是否需要进行术后饮食知识指导？

（二）护理诊断/问题路径

症状体征（特征）	相关因素	判断标准	护理诊断/问题
1. 自诉疼痛 2. 烦躁不安 3. 呻吟	与手术有关	符合 1、2 或 3	疼痛（伤口）

（三）护理计划与措施路径

1. 治疗护理

（1）术前：

①晨起测量 Bp、P、R、T、体重并作好记录。

②再次告知患者禁食、禁水，更换衣服（不穿内衣、裤），除去假牙及身上所有饰物，保管好贵重物品（必要时交由值班护士暂保管）。

③再次检查手术区皮肤情况，做好解释后留置尿管并接尿袋（或麻醉后留置）；如行横结肠切除者，术晨应行清洁灌肠。

④执行术前特殊医嘱，如术前针等。

⑤备齐病历、术中特殊用物及药物等，认真核对。

⑥平车送患者进入手术室。与手术室护士认真交接。

（2）术毕回室，接待过床：

①测生命体征、连接心电监护。

②给予鼻导管或面罩吸氧。

③了解术中情况，评估患者意识状态、麻醉是否清醒。

④检查伤口情况，连接各种引流管。

（3）通知患者或家属，在没有明确指引前，继续禁食、胃肠减压。

（4）观察生命体征变化，观察伤口敷料渗血、渗液情况。

（5）体位：

①去枕平卧6~8h，麻醉清醒可改为半卧位，以减轻腹壁张力，减轻切口疼痛，利于促进肠蠕动功能恢复。

②术后6h协助患者活动下肢，做屈伸运动，每日4~6次，每次2~3min，以预防下肢静脉栓塞。

（6）处理术后医嘱，按时完成输液及抗生素的应用。

（7）观察腹腔引流液的性质、量及颜色变化。

（8）观察胃管引流液的性质、量及颜色变化。如发现血性液体，应考虑肠绞窄的可能。

（9）观察腹部情况，注意有无腹胀。

2. **心理护理**

（1）了解夜间睡眠情况。

（2）术前深呼吸放松10~15min。

（3）鼓励家属陪伴送到手术室门口。

（4）术后作支持心理治疗，倾听患者对手术的体验。开解、安慰患者，鼓励患者已过手术关，指导患者保持情绪稳定的良好状态，注意休息，促进康复。

3. **健康教育**

（1）教会患者使用镇痛泵，镇痛效果欠佳者通知医生或麻醉师。

（2）轻微疼痛可忍，给予语言安慰。

（3）如出现烦躁不安或呻吟，可通知医生，给予镇痛剂。

（4）饮食指导：一般在有肠蠕动、有肛门排气，停止胃肠减压后考虑进食清流质饮食。

（5）翻身时注意保护引流管，防止滑脱、曲折。

【术后1~3天】

（一）护理评估路径

（1）患者生命体征是否平稳？手术切口是否疼痛？

（2）术后48~72h内胃管引流量、性质、颜色如何？胃管引流是否通畅？

（3）腹腔引流管是否通畅？切口敷料有无渗血、渗液？

（4）出入水量是否平衡？尿量是否正常？

（5）患者是否半坐卧位？是否配合早期床上活动和下床活动？

（6）皮肤弹性、湿度及静脉充盈是否正常？

（7）有无肠蠕动、肛门排气、排便？

（二）护理诊断/问题路径

症状体征（特征）	相关因素	判断标准	护理诊断/问题
1. 胃管引出鲜红血性液，引流量 >150mL/h	与有手术切口、留置管道、细菌容易侵入有关	符合 1	潜在并发症：出血
2. 有手术切口 3. 有留置管道	与切口疼痛、腹胀、胃管、麻醉插管有关	符合 2 或 3	有感染的危险、皮肤完整性受损
4. 气道分泌物多		符合 4	清理呼吸道低效

（三）护理计划与措施路径

1. 治疗护理

（1）护理组长/高级责任护士晨间查房：

①了解生命体征。

②腹腔引流管及胃管、尿管的量、色、性质。

③伤口敷料。

④腹痛、腹胀、呕吐及肛门排气、排便的情况。

⑤体位：半坐卧位。

⑥患者夜间睡眠及特殊感受。

（2）保持胃管通畅。正常情况下，24h 内胃管引流液为咖啡色或暗红色，量为 100 ~ 300mL。判断胃管内有鲜红血性液引出时是否吻合口出血，及时报告医师。

（3）警惕术后早期并发症的发生，如吻合口出血、吻合口瘘等。

（4）指导患者早期下床活动。

> 体位与活动：
>
> 1. 生命体征平稳即可行半卧位。
>
> 2. 协助患者经常变换体位，在床上行下肢屈伸、翻身等，以增加肠道的被动运动。
>
> 3. 术后 2 ~4 天视病情决定下床活动时间。病情较重、体质较差的患者不能下床活动时，坚持在床上活动。
>
> 4. 早期下床活动，可一手扶床沿或可由他人扶助，使小肠在较大范围内不会长时间处于一种位置，防止腹胀，避免肠粘连，促进肠蠕动的恢复。

（5）按时完成当天输液及抗生素的应用。关注出入水量平衡。

（6）协助患者生活护理：口腔清洁、进餐、如厕、翻身、擦浴等。

2. 健康教育

（1）解释停留腹腔管及胃管的原因，胃管保持有效的负压吸引。

（2）引流袋放置的正确位置（行走时和平躺时）。

（3）半坐卧位利于引流。

（4）饮食指导：术后 24 ~72h 禁食，待肠功能恢复、肛门排气后开始进食流质。

饮食指导：

1. 胃肠道手术，一般在24～48h内禁食。

2. 第3～4天肠道恢复功能，肛门开始排气后先进食少量多餐的清流质，然后逐步改为全量流质。

3. 第5～6天进食少量半流质。

4. 大约在7～9天可以恢复普通饮食。

5. 肠吻合术后进食时间应稍推迟。

（5）肠蠕动恢复后即停止胃肠减压。

（6）注意保持伤口清洁干燥。

（7）鼓励患者有效咳嗽，可用手捂住伤口或用腹带包扎，以免伤口裂开。

【术后4～7天】

（一）护理评估路径

（1）患者肠功能是否恢复？

（2）了解患者饮食由流质—半流—软食过渡情况，排便的次数、性质及量。

（3）评估患者是否希望朋友来看望。

（4）评估患者是否具备自我保健知识。

（二）护理诊断/问题路径

症状体征（特征）	相关因素	判断标准	护理诊断/问题
1. 表达出饮食相关的知识需求	与信息来源缺乏有关	符合1	缺乏对饮食指导知识

（三）护理计划与措施路径

1. 治疗护理

（1）与患者、家人共同制订饮食计划及告知日常生活应注意的事项。

①在病情允许的情况下，多吃些高营养、易消化的粗纤维防止便秘的发生。

②进食为少食多餐，利于肠道营养物质的吸收。

（2）术后7～10天拆线。

2. 心理护理

指导患者出院后保持良好情绪。

3. 健康教育

（1）注意饮食卫生，加强营养，多吃易消化的食物，不宜暴饮暴食。

（2）注意休息，劳逸结合。

（3）出院指导：

①遵医嘱按时服药，防止复发。

②保持大便通畅。
③活动量从小到大，一般出院后2 ~4 周仅从事一般性工作和活动。
④避免饭后剧烈活动。
⑤术后两周返院复查。有腹痛等不适及时就诊。

【相关知识链接】

手术后可能出现的不适

1. 恶心、呕吐

麻醉药物的副作用所致，可准备新鲜柠檬或清凉油，必要时可注灭吐灵。

2. 腹胀、便秘

手术后腹胀是由于胃肠功能受到抑制，肠腔内积气过多所致，腹部手术后一般12 ~24h内肠蠕动完全消失，随后开始在部分肠管恢复，但气体不能正常地向下运行，患者仍有腹胀，甚至感到腹部窜痛。一般手术后24 ~72h整个肠道蠕动恢复正常，才开始排气、排便。手术后便秘是由于患者麻醉和活动太少，术前洗肠、术后禁食或仅进少量流质饮食所致，一般不需要处理。但如手术后已进食数日，仍未排便，则需采取通便措施。

3. 伤口痛

术后24h内伤口疼痛较剧，可适当使用止痛药物。24h后，疼痛减轻，则应用自我放松，分散注意力（如深呼吸、听音乐等），调整卧位等方法减轻疼痛。

4. 腰部酸痛

与卧床时间长有关，可通过定时翻身、调整卧位等方法来减轻。

5. 咽喉部疼痛不适

气管内麻或停留胃管者常会出现咽喉疼痛不适，可给予喷喉，停留胃管者拔除胃管后疼痛减轻或消失。

6. 发热

术后由于机体对手术创伤的反应，患者体温可略升高，临床上称为“吸收热”，一般不超过38.5℃，1 ~2 天后逐渐恢复正常，无须特殊治疗。

第二十三章 胆石病的整体护理路径

胆石病是胆囊结石、胆管结石、肝内结石及它们所引起的病理改变的总称，是一种危害人们健康的常见病、多发病。胆石病在急腹症中居第二位，仅次于急性阑尾炎。临床表现为右上腹及剑突下剧烈疼痛，常伴有恶心、呕吐，可有程度不等的黄疸、发热。围手术期护理重点是对患者腹部体征的观察，术后胆管引流管的维护，以及患者日常生活合理饮食、建立健康的生活方式等健康教育。高级责任护士应对胆道休克的预防及术后 T 型管的维护进行查房。

【入院日】

（一）护理评估路径

1. 健康史

（1）患者何时出现腹痛？持续时间、间隔时间多长？

（2）哪个部位疼痛？指出疼痛位置。

（3）描述疼痛的性质、程度、疼痛时间及间歇时间。

（4）腹痛发生的诱因？除腹痛外，是否还有其他不舒服？

（5）使用《疼痛评估工具》对患者进行疼痛评估，确定疼痛级别。

（6）呕吐物的性质、颜色与量如何？

（7）腹痛发生的诱因？

（8）患者是否有发热？体温多少度？有否出现过寒战？

（9）排便的次数、粪便性质、量与颜色如何？尿液的颜色与量？

（10）过去有无胃肠疾病的病史？

（11）是否喜爱高脂肪饮食及辛辣、刺激性食物？

（12）过去是否接受过手术治疗？

（13）是否有高血压、糖尿病病史？

（14）对哪些食物或药物有过敏的反应？

（15）家族史：家族中是否有人曾患胆石病？

2. 专科护理评估

（1）视诊：

①巩膜有无黄染？

②腹部皮肤颜色如何？有无瘙痒？

③腹部有无任何疤痕？

（2）听诊：肠鸣音是否正常？
（3）触诊：
①是否触及胆囊？
②腹肌的张力如何？
③有无压痛感？
④有无肿块？

3. **心理评估**

（1）患者对疾病是否有正确认识？对治疗是否有信心？
（2）是否感到害怕？感到无法入睡？
（3）是否担心住院治疗费用？
（4）是否感到焦虑不安或恐惧？

4. **社会支持状况**

（1）了解患者家庭经济能力是否能承担所需费用。
（2）了解患者受教育程度。
（3）患病时是否可以应付自如？是否需要他人的协助？
（4）了解患者对手术的思想准备及心理反应。

5. **健康教育需求**

（1）患者是否想了解自己的病情？
（2）是否想了解手术的过程？
（3）是否想了解相关检查的目的、意义、方法？

（二）护理诊断/问题路径

症状体征（特征）	相关因素	判断标准	护理诊断/问题
1. 腹痛	与结石嵌顿、胆囊或胆管平滑肌收缩有关	符合 1	疼痛
2. 发热		符合 2	体温改变
3. 诉说对自己病情不了解	与缺乏疾病与治疗信息有关	符合 3	缺乏疾病有关知识
4. 诉说对将要进行的手术不了解		符合 4	缺乏手术治疗知识
5. 高脂饮食 6. 肥胖 7. 多产次（女性）		符合 5、6 或 7	健康维护能力改变

（三）护理计划与措施路径

1. **治疗护理**

（1）热情接待患者，责任护士作自我介绍，安排床位。
（2）指导低脂饮食。
（3）观察体温、腹痛情况。

腹痛的观察要点：

1. 胆囊结石的典型症状是突发胆绞痛。突然发作的右上腹剧烈疼痛，疼痛呈阵发性，持续时间长短不一。在缓解期间，一部分患者无任何表现，部分患者常感右上腹或上腹部不适。有时由于体位的变动，尚未经治疗，疼痛突然缓解消失。疼痛达高峰时常伴有恶心、呕吐。

2. 当胆囊管、胆总管下端梗阻时，恶心、呕吐症状更为突出。疼痛的中心点在右上腹及剑突下方，常放射至右胸背部、右肩部、胸骨后等处。

3. 合并高血压、动脉硬化的老年患者，胆绞痛发作时可诱发心绞痛。

4. 腹痛、寒战高热、黄疸是典型的夏柯三联征（Charcot）。患者腹痛剧增，出现腹膜炎体征伴高热、寒战、黄疸，甚至血压下降等休克时，应迅速、及时抢救及紧急手术准备，以便解除胆管梗阻，引流胆汁，抢救生命。

（4）处理医嘱，完善各项检查。

（5）高级责任护士或护士长探望患者，了解患者的基本情况及需求。

2. **心理护理**

（1）支持性心理治疗：

①倾听：耐心倾听患者对疾病的担忧和对治疗护理的需求。

②解释：行心理疏导，举例或其他患者现身说法。

（2）对因担忧影响睡眠者，护士应与医生沟通，术前用安眠药。

3. **健康教育**

（1）入院介绍：环境、主管医生、主管护士、作息制度、探视制度等。

（2）讲解：

①与疾病病因相关的危险因素，如脂肪饮食、肥胖、遗传、生活习惯等。

②临床表现：胆绞痛、发热、黄疸、胃痛、气胀、消化不良。

③介绍术前准备、手术过程、术后注意事项。

【术前日】

（一）护理评估路径

（1）患者右上腹疼痛是否加剧？呈持续性或伴有阵发性加重？疼痛评分几级？

（2）患者体温是否正常？是否出现高热、寒战？

（3）患者是否已完成相关检查？对术前指导的掌握程度如何？

（4）患者身、心是否调整在良好状态？睡眠是否在良好状态？

（5）患者家属是否能给予患者支持和帮助？

（二）护理诊断/问题路径

症状体征（特征）	相关因素	判断标准	护理诊断/问题
1. 心跳加快、呼吸加速 2. 紧张、思想顾虑重重 3. 失眠	与对手术安全担忧和疼痛畏惧有关	符合1、2或3	焦虑

（三）护理计划与措施路径

1. 治疗护理

（1）清晨抽血。

（2）处理术前医嘱。

（3）术前准备：备皮、备血、皮试，告知患者术前晚禁食、口服泻药。

（4）生命体征的观察。

（5）关注各种检查结果回复报告单、手术同意书、输血同意书。

（6）高级责任护士综合评估患者身心状态，并进行护理查房。

（7）夜班巡视关注患者睡眠情况。

2. 心理护理

（1）继续支持性心理治疗和呼吸放松治疗。

（2）教会患者床上大小便。

3. 健康教育

（1）了解患者饮食和睡眠是否在良好状态。

（2）与家属沟通，取得合作：

①对患者围手术期支持情况。

②术日及术后陪护。

③知情同意。

④贵重物品保管。

（3）交代患者等待麻醉师检查、手术室护士术前探访。

（4）讲解术前术后安置各种管道的目的和配合方法。

【手术日】

（一）护理评估路径

（1）术晨患者是否情绪稳定，夜间是否睡眠好？患者是否自诉疼痛、辗转不安或呻吟？

（2）T管引流量、性质、颜色如何？引流管是否通畅？

（3）切口敷料是否渗血？

（4）切口敷料是否渗液？

（5）是否需要进行留置管道知识指导？

（6）是否需要进行术后饮食知识指导？

（二）护理诊断/问题路径

症状体征（特征）	相关因素	判断标准	护理诊断/问题
1. 自诉疼痛 2. 烦躁不安 3. 呻吟	与手术有关	符合1、2或3	疼痛（伤口）
4. 有手术切口 5. 有留置管道	与有手术切口、留置管道、细菌容易侵入有关	符合4或5	有感染的危险 皮肤完整性受损
6. 柏油样便或大便隐血	与胆管结石、炎症、手术损伤有关	符合6	有出血的危险

（三）护理计划与措施路径

1. 治疗护理

（1）晨测生命体征。

（2）告知患者更衣、贵重物品保管。

（3）处理术前医嘱，插胃管、尿管。

（4）检查手术野，注射术前针。

（5）术前核对，备齐各种检查单、术中用物及药品。

（6）平车送入手术室。与手术室护士核对并交接。

（7）术毕回室，接待过床。评估麻醉恢复情况，与手术室（或麻醉复苏室）护士交接。

（8）监测生命体征，了解术中情况，检查伤口情况，连接各种引流管。T管引流标有明确标志。

（9）继续禁食。

（10）监测生命体征，观察伤口敷料渗血、渗液情况。

（11）处理术后医嘱，按时完成输液及抗生素的应用。

（12）观察T管引流液的性质、量。

T管引流观察要点：

1. 术后24h内胆汁引流量约300～800mL。

2. 正常胆汁为深绿色或棕色，稠厚、色清亮、无渣。如发现患者的胆汁有腥臭味或引出脓性胆汁时，提示有感染，要及时报告医生。

3. 避免引流速度过快、过多，如胆汁分泌多，引流量过大，应及时报告医生，补充液体，以防发生电解质紊乱。如胆汁引流量明显减少，应挤压引流管，检查是否通畅，并检查衔接处有无松脱。

4. 密切观察患者有无腹痛、腹胀、腹膜炎等症状，及时发现有无胆道梗塞发生。

（13）观察腹部情况，注意有无腹胀。

2. **心理护理**

（1）了解夜间睡眠情况。

（2）术前深呼吸放松10～15min。

（3）鼓励家属陪伴送到手术室门口。

（4）术后作支持心理治疗，倾听患者对手术的体验。开解、安慰患者，鼓励患者已过手术关，指导患者保持情绪稳定的良好状态，注意休息，促进康复。

3. **健康教育**

（1）教会患者使用镇痛泵，镇痛效果欠佳者通知医生或麻醉师。

（2）轻微疼痛可忍，给予语言安慰。

（3）如出现烦躁不安或呻吟，可通知医生，给予针痛剂。

（4）饮食指导，一般肠蠕动恢复、有肛门排气后可进食清流。

（5）翻身时注意保护引流管，防止滑脱、曲折。

【术后1～3天】

（一）护理评估路径

（1）患者是否自诉疼痛？

（2）术后48～72h内T管引流量、性质、颜色如何？引流是否通畅？

（3）切口敷料有无渗血？

（4）切口敷料有无渗胆汁？

（5）黄疸有无消退？

（6）小便颜色有无改变？

（7）有无肠蠕动、肛门排气、排便？

（二）护理诊断/问题路径

症状体征（特征）	相关因素	判断标准	护理诊断/问题
1. 皮肤黄染巩膜黄染 2. 皮肤瘙痒 3. 高热、低血压 4. 低血钾、昏迷	与毒素引起瘙痒有关 与短暂性的波动性黄疸有关 与胆管梗阻、手术创伤、麻醉药物毒性有关	符合1或2 符合3中一项或多项+4	有皮肤完整性受损的危险 潜在并发症：急性肝功能衰竭

（三）护理计划与措施路径

1. **治疗护理**

（1）护理组长/高级责任护士晨间查房：了解生命体征，尤其体温变化，皮肤颜色，T管引流的量、色、性质，伤口敷料，腹部情况，患者进食情况，患者夜间睡眠及特殊感受。

T 管的维护：

1. T 管用缝线固定于腹壁，下垫纱块，每次换药后应用胶布重新固定。

2. T 管尽可能不固定在床上，严防因翻身、搬动、起床活动时牵拉而脱落。

3. 患者下床活动时引流袋的位置应低于腹部切口高度，平卧时不能高于腋中线，防止胆汁反流逆行感染。但引流袋放置也不宜太低，以免胆汁流失过度。

4. 随时检查 T 管是否通畅，避免受压、折叠、扭曲，应经常挤捏。

5. 术后 5 ~7 天内禁止加压冲洗引流管，避免引发腹腔或膈下感染。

6. 若发现阻塞，可用细硅胶管插入 T 型管内行负压吸引。

7. 如需更换消毒连接管与引流袋，应严格按无菌操作。

（2）按时完成当天输液及抗生素的应用。

（3）协助患者生活护理：进餐、如厕、翻身、擦浴等。

（4）术后 2 ~3 天可以离床活动。

2. **健康教育**

（1）解释停留 T 管的原因。

（2）T 管引流袋放置的正确位置（行走时和平躺时）。

T 管引流袋放置的正确位置：

1. 患者手术结束后麻醉尚未完全清醒时，需适当约束肢体，防止患者躁动时将管拉出。将 T 管置于患者手臂下方，引流袋紧贴床缘，用别针固定。清醒患者要反复告诫其翻身或下床活动时要保护好 T 型管。

2. 固定 T 管引流管长短要适宜，为患者活动翻身留有余地。过长易扭曲，有碍胆汁流出，增加胆管或吻合口压力，容易发生胆瘘；过短则限制患者翻身 活动，致引流管脱出，造成胆瘘。

3. 当患者可以离床活动时，离床活动前护士应先评估引流袋中胆汁量（少于 50mL）、管道衔接处是否衔紧。然后将引流袋用别针固定在右下方。

4. 护士更换引流袋时须小心牵拉，防止 T 型管移位。如有脱出，应及时报告医生处理。

（3）半坐卧位利于引流。

（4）饮食指导：逐渐过渡，循序渐进，避免高脂饮食，改变以往不良习惯。

（5）注意保持伤口清洁。

【术后 7 ~14 天】

（一）护理评估路径

（1）患者活动时 T 管是否妥善固定和有效引流？

（2）患者饮食是否从流质逐渐过渡到软食或普食？进食后有无不适？

（3）患者是否了解留置 T 管时间及拔除 T 管指征？

（4）关注患者排便次数、大便颜色和性状。

（5）是否具备自我保健知识？

（二）护理诊断/问题路径

症状体征（特征）	相关因素	判断标准	护理诊断/问题
1. 表达出对T管护理和饮食指导的知识需求	与信息来源缺乏有关	符合1	缺乏对T管护理和饮食指导知识

（三）护理计划与措施路径

1. 治疗护理

（1）做好T管拔管护理。

T管拔管护理：

1. 术后T管置管时间一般为术后2～3周。如体温正常，黄疸消失，胆汁减少至200～300mL/天左右，无结石残留，无腹痛，饮食情况恢复，大小便正常，可考虑拔管。

2. 拔管前应先夹闭T型管2～3天。若患者无腹痛、发热、黄疸，即行T管逆行胆管造影，开放引流造影剂1～2天后可拔除T型管。

3. 拔管后嘱患者卧床休息3～4h，不宜立即活动，但可进食。同时注意观察患者的食欲，大便色泽，有无腹痛、发热、黄疸等情况。

（2）患者及家属共同制订饮食计划。

胆石症患者饮食原则：

1. 减低食物中的脂肪含量，不吃肥肉、油炸和含脂肪多的食品，并注意以植物油代替动物油。此外，要少吃含胆固醇多的食品如蛋黄、鱼子及动物的脑、肝、肾等。烹制食品时，应以炖、烩、蒸、煮为主。

2. 进食富含优质蛋白质及糖类的食物，以保证热量的需要，有促进肝糖原的形成和保护肝脏的作用。

3. 多补充水分，以稀释胆汁；增加进餐次数，刺激胆汁分泌和排泄。

4. 多吃富含维生素A的食物，如西红柿、胡萝卜、玉米、鱼肝油等，以保持胆囊上皮组织的健全，因上皮细胞的脱落能助长胆石形成。萝卜有利胆作用，能帮助脂肪的消化吸收，宜常吃。

5. 多饮瓜果汁，如橘汁、梨汁、苹果汁、荸荠汁及藕汁，西瓜汁更有清热、利湿、退黄作用。

6. 忌用酒类和刺激性食物或浓烈调味品。菜肴味道宜清淡，饮食不宜过冷。

（3）术后10天拆线。

2. 心理护理

指导患者出院后保持良好情绪。

3. 健康教育

（1）注意饮食卫生，加强营养。

（2）注意休息，劳逸结合。

（3）出院指导：

①遵医嘱按时服药，防止复发。

②进行 T 管留置者的家庭护理指导：避免提举重物或过度活动，防止 T 管脱出，防止拉扯伤口，穿宽松的衣服，避免盆浴，敷料不清洁则马上更换，观察记录引流液量和颜色。

③指导患者定时定量采用低脂肪饮食。尽量不吃肥肉等高脂肪饮食。

④指导患者对异常现象的观察。胆囊切除术后常有大便次数增多现象，数周或数月后逐渐减少。若持续存在或有腹胀、恶心、呕吐、黄疸、白陶土大便、茶色尿，全身不适或伤口红肿热痛等症状都应及时就诊。

第二十四章　前列腺增生的整体护理路径

前列腺增生又称前列腺良性肥大（benign prostatic hyperplasia），是以尿频、排尿困难、血尿为主要症状的男性老年常见病，它的发生与男性激素的异常代谢有关。男性40岁以后可发生不同程度的前列腺增生，但不一定出现症状，50岁以后逐步出现症状。围手术期护理的要点是保持尿管的通畅和防止术后出血。高级责任护士应对维持持续膀胱冲洗效能和尿管的维护进行查房。

【入院日】

（一）护理评估路径

1. 健康史

（1）患者是否有尿频、尿急、尿痛、夜尿增多、排尿滴沥状等症状？

（2）是否有排尿困难、血尿等症状？

（3）过去有无前列腺或泌尿系统感染病史？

（4）过去是否接受手术治疗？

（5）是否有心血管病史及糖尿病史？

（6）患者既往是否吸烟、饮酒？

2. 专科体检

（1）前列腺大小，增生为Ⅰ度、Ⅱ度、Ⅲ度？质地如何？

（2）边界是否清楚？

（3）外形是否规则？

（4）前列腺活动度：是否可活动？与周围组织有无粘连？

3. 心理评估

（1）患者对疾病是否有正确认识？对治疗是否有信心？

（2）是否感到害怕？感到无法入睡？

（3）是否担心住院治疗费用？

（4）是否感到焦虑不安或恐惧？

（5）疾病对患者日常生活是否造成影响？

4. 社会支持状况

（1）了解患者家庭经济能力是否能承担所需费用。

（2）了解患者受教育程度。

（3）患病时是否可以应付自如？是否需要他人的协助？

（4）患者对手术的思想准备及心理反应如何？

5. **健康教育需求**

（1）患者是否想了解自己的病情？

（2）是否想了解手术的过程？

（3）是否想了解相关检查的目的、意义、方法？

（二）护理诊断/问题路径

症状体征（特征）	相关因素	判断标准	护理诊断/问题
1. 尿频、尿急 2. 排尿困难 3. 血尿	与前列腺增生有关	符合1、2或3	排泄形态改变
4. 诉说对自己的病情不了解 5. 诉说对将要进行的手术不了解	与缺乏信息有关	符合4 符合5	缺乏疾病相关知识 缺乏手术治疗知识
6. 吸烟 7. 酗酒 8. 高脂饮食		符合6、7或8	健康维护能力改变

（三）护理计划与措施路径

1. **治疗护理**

（1）接待患者，安排床位，介绍环境及主管医护人员。

（2）指导饮食，协助订餐。

（3）督促患者戒烟、戒酒。

（4）处理医嘱，完善各项检查：B超、常规心肺检查、肝肾功能、血常规，PSA检查等。

（5）有尿潴留患者，给予留置尿管缓解尿潴留。

（6）训练患者床上大便以及正确咳嗽、咳痰的方法。

（7）高级责任护士或护士长探望患者，了解患者情况和需求。

2. **心理护理**

（1）支持性心理治疗

①倾听：耐心倾听患者对疾病的担忧和对治疗护理的需求。

②解释：心理疏导，举例或其他患者现身说法。

（2）做深呼吸放松，15～20min/次。

（3）对担忧影响睡眠者，护士与医生沟通，术前用安眠药。

3. **健康教育**

（1）入院介绍：环境、主管医生、作息制度、探视制度等。

（2）讲解：

①与疾病相关的危险因素，如吸烟、酗酒、高脂饮食、年龄增长及男性激素代谢异

常等。

②临床表现：尿频、尿急、尿痛、夜尿多、排尿滴沥状、血尿，是老年男性的常见病。

③介绍术前准备、手术过程、术后注意事项等。

（3）向患者发放前列腺增生的健康教育手册，让患者对所患疾病有感性认识。

【术前日】

（一）护理评估路径

（1）患者尿频、尿急、尿痛症状是否有所改善？

（2）患者尿潴留症状是否已缓解？留置尿管是否通畅？

（3）患者是否已完成相关检查？对术前指导的掌握程度如何？

（4）患者身、心是否调整在良好状态？睡眠是否良好？

（5）患者家属是否能给予患者支持和帮助？

（二）护理诊断/问题路径

症状体征（特征）	相关因素	判断标准	护理诊断/问题
1. 心跳加快，呼吸加速 2. 紧张，害怕，坐立不安 3. 烦躁 4. 失眠	与担心手术及预后有关	符合1、2、3或4	焦虑

（三）护理计划与措施路径

1. 治疗护理

（1）清晨抽血。

（2）处理术前医嘱。

（3）术前准备：备皮，备血，皮试，遵医嘱给缓泻剂排空大便，告知患者术前禁食。

（4）生命体征观察。

（5）关注各种结果回复报告单，尤其是B超、PSA检查结果，手术同意书、输血同意书签字。

（6）夜班巡视关注患者睡眠情况。

2. 心理护理

继续支持性心理治疗和深呼吸放松疗法。

3. 健康教育

（1）了解患者饮食和睡眠是否处于良好状态。

（2）与家属沟通，取得合作：

①对患者围手术期支持情况。

②术日及术后陪护。

③知情同意。
④贵重物品保管。
（3）交代患者等待麻醉师检查，手术室护士术前探访。

【手术日】

（一）护理评估路径

（1）患者是否自诉伤口疼痛或膀胱痉挛痛、辗转不安或呻吟？
（2）（开放式手术）伤口引流液量、性质、颜色如何？是否通畅？
（3）留置尿管持续膀胱冲洗量、性质、颜色如何？是否通畅？尿道口是否有渗血、渗液？
（4）伤口敷料是否渗血？
（5）是否需要进行术后饮食指导？
（6）是否需要进行术后活动指导？

（二）护理诊断/问题路径

症状体征（特征）	相关因素	判断标准	护理诊断/问题
1. 自诉疼痛 2. 辗转不安 3. 呻吟	与手术或膀胱括约肌痉挛有关	符合 1、2 或 3	疼痛
4. 有手术切口	与有手术切口有关	符合 3 或 4	有感染的危险
5. 留置尿管持续膀冲洗 6. 膀胱冲洗液引出大量血性液，伴有血块 7. 血压下降、心率加快	与留置管道有关 与前列腺窝出血有关	符合 5、6 或 7	PC：出血

（三）护理计划与措施路径

1. 治疗护理

（1）晨测生命体征。
（2）再次告知患者禁食、更衣、贵重物品保管。
（3）处理术前医嘱。
（4）检查手术野，注射术前针。
（5）术前核对，备齐各种检查单、术中用物及药品。
（6）平车送入手术室。与手术室护士做好交接。
（7）术毕回室，接待过床。
（8）监测生命体征，了解术中情况，检查伤口及引流情况，确保镇痛泵功能处于完好状态。
（9）开放式手术待肛门排气后进流质饮食，TUVP 术后 6h 开始进流质，如无不适逐步过渡到半流、普食。

（10）术后48h内卧床，限制活动量，防止前列腺窝伤口出血。

（11）观察伤口出血、敷料渗血情况（开放式手术），尿道口有无渗血、渗液，TUVP术后尿道口前若系有纱布，要注意观察龟头血运情况。

（12）遵医嘱进行持续膀胱冲洗，注意保持尿管通畅，无血块堵塞，必要时重新调整膀胱冲洗液的流速，记录引流液的量、性质。

持续膀胱冲洗：

1. 术后回病房即开始用生理盐水持续膀胱冲洗1～3天，冲洗速度为80～100滴/min，冲洗的压力一般保持在60～80cm H_2O，压力过高易引起TURP综合征。

2. 冲洗的速度根据引流液颜色的深浅来调节，如引流液颜色深则加快滴速，反之则减速。注意保持生理盐水滴入速度与尿管流出速度大致相等。

3. 当生理盐水滴入顺畅而未见尿液流出时警惕尿管堵塞，立即挤压尿管，仍未通畅则报告医生，予甘油节抽吸生理盐水冲洗尿管。

4. 若生理盐水滴不入而尿管亦未见尿液流出，患者伴有痛苦面容，尿道口溢尿，多为膀胱痉挛所致，此时嘱患者深呼吸，按压镇痛泵一次以缓解痉挛引起的疼痛。

5. 术后膀胱冲洗持续时间长，冲洗量大，冲洗液温度宜与体温接近。

6. 术后鼓励患者多饮水，每天2 500mL以上，以促进尿液的排泄，达到自身冲洗的目的。

2. **健康教育**

（1）了解夜间睡眠情况。

（2）术前深呼吸放松10～15min。

（3）鼓励家属陪伴到手术室门口。

（4）术后支持性心理治疗，倾听患者对手术的体验；开解、安慰患者，鼓励患者已过手术关；指导患者保持情绪稳定的良好状态，促进康复，注意休息，调节饮食。

3. **健康教育**

（1）向患者说明膀胱冲洗的目的和意义，以取得配合。

（2）教会患者使用镇痛泵，镇痛效果欠佳者，通知麻醉师。

（3）轻微疼痛，可忍，予语言安慰，教会患者放松疗法，如深呼吸等。

（4）出现辗转不安或呻吟或频繁的膀胱痉挛难以忍受时，检查尿管是否通畅，膀胱冲洗液流速是否过快、温度是否过冷，必要时遵医嘱给予镇痛、解痉剂。

（5）饮食指导：开放式手术待肛门排气后、TUVP术后6h给予流质饮食，无不适逐渐过渡到半流、普食，注意增加食物中的粗纤维，保持术后大便通畅，防止用力大便引起前列腺窝出血，排便困难者可给予开塞露塞肛，术后两周内禁灌肠。

（6）活动指导：术后48h内限制活动量，可翻身，注意动作轻柔，防止用力过猛引起前列腺窝伤口出血。

（7）指导患者正确的咳嗽咳痰，咳嗽时用手按压腹部伤口，避免腹压过大诱发前列腺窝伤口出血。

【术后1～3天】

（一）护理评估路径

（1）患者是否自诉疼痛？是否膀胱痉挛痛？

（2）（开放式手术）48～72h内伤口引流量、性质、颜色，是否通畅？尿管引流颜色、性状，有无血凝块，是否通畅？

（3）伤口敷料有无渗血？

（4）大便是否通畅？有无腹胀？

（二）护理诊断/问题路径

症状体征（特征）	相关因素	判断标准	护理诊断/问题
1. 膀胱阵发性痉挛痛	与留置尿管持续膀胱冲洗有关	符合1	疼痛
2. 活动范围受限 3. 活动能力受到损害 4. 有手术切口	与留置尿管持续膀胱冲洗及限制活动量有关	符合2、3或4中一项或多项	躯体移动障碍
5. 膀胱冲洗液引出大量血性液，伴有血块	与前列腺窝出血有关	符合5	PC：出血

（三）护理计划与措施路径

1. **治疗护理**

（1）护理组长/高级责任护士晨间查房：了解生命体征，尤其是体温变化；检查腹部情况，伤口敷料，伤口引流液量、性质，留置尿管持续膀胱冲洗量、性质，有无血凝块，有无膀胱痉挛痛；观察有无TURP综合征的发生，夜间睡眠情况及特殊感受。

TURP综合征：

TURP综合征是因术中大量冲洗液被吸收，使血容量急剧增加形成稀释性低钠血症，如患者在术后几小时内出现以下症状，立即通知医生：

1. 初期表现为血压高（收缩压、舒张压均升高），中心静脉压升高及心动过缓，后期血压下降。

2. 患者出现烦躁不安、意识障碍、恶心呕吐、头痛、视力模糊、呼吸急促等脑水肿症状。

3. 肺水肿时患者出现呼吸困难、呼吸急促和紫绀、缺氧。

4. 肾水肿则可引起少尿或无尿。

5. 血钠降低。当血钠下降至120mmol/L时，表现为烦躁和神志恍惚；低于110mmol/L时可发生抽搐和知觉丧失、休克，甚至心脏骤停而死亡。

（2）按时完成当日输液及抗生素应用。

（3）协助患者生活护理：进餐、擦浴、翻身等。

（4）术后2～3天，拔伤口引流管，观察引流伤口。若尿管引流液色清，术后2～3天可停止膀胱冲洗，停膀胱冲洗后第二天开始定时夹放尿管训练膀胱括约肌功能。

2. **健康教育**

（1）活动指导：适当增加活动量，可在床上活动四肢，但仍要限制活动量，并向患者解释限制活动量的原因。

（2）饮食指导：进高热量、高蛋白、高维生素及富含粗纤维的食物，保持术后大便通畅，避免增加腹压。鼓励每日饮水3 000mL以达到自身冲洗的目的。

（3）了解患者对疾病的认知和需求。

【恢复期（术后4～7天）】

（一）护理评估路径

（1）拔除尿管后有无尿失禁、排尿滴沥、尿自溢等排尿异常现象？

（2）患者是否掌握提肛肌锻炼方法？

（3）患者是否具备自我保健意识？

（4）患者对性生活的需求如何？

（5）是否掌握出院后自我护理知识？

（二）护理诊断/问题路径

症状体征（特征）	相关因素	判断标准	护理诊断/问题
1. 担心前列腺术后出现排尿异常	与留置尿管及术中损伤阴部神经有关	符合1	PC：排尿异常
2. 担心前列腺术后影响性功能		符合2	有性生活型态改变的危险
3. 表达出对尿道口护理、术后锻炼、活动等知识的需求	与信息来源缺乏有关	符合3	缺乏尿管护理及术后康复指导知识

（三）护理计划与措施路径

1. **治疗护理**

（1）尿道口护理：留置尿管期间每日清洗尿道口两次。尿管开放式术后7～10天拔除，TUVP术后一般5天拔除。

（2）开放式手术：术后7天拆线。

（3）指导提肛肌的锻炼。

提肛肌锻炼方法：

1. 取坐位、仰卧位或立位，两腿分开。坐位应坐于凳边，不要坐实坐满；仰卧时，将臀部略提高以离床面。

2. 全身放松，注意力集中在会阴肛门部。收缩腹部、臀部和盆腔底部肌肉，随着呼吸将肛门一紧一松，一提一放。吸气时肛门收缩上提，呼气时放松。

3. 每日便后、晨起或晚上临睡前做20～30次，连续进行30天后休息7天再继续进行。

4. 在精神紧张、情绪不佳、饥饿、疲劳时，不要勉强进行。

5. 初练时不宜用力，3个月后可稍用力，但速度宜缓慢。

（4）办理出院手续，术后1个月、3个月回院复查。

2. **心理护理**

（1）了解患者术后的自我感受，告知患者尿失禁可能会持续一个月甚至几个月才能恢复正常。

（2）帮助家人正确对待术后排尿滴沥及尿失禁，讲解出现尿失禁和性功能障碍的原因。

（3）出院后保持良好的情绪，出现心情烦躁时可持续深呼吸放松疗法。

3. **健康教育**

（1）前列腺术后性生活指导。

前列腺术后性生活知识：

1. 一般来说前列腺手术摘除后，大多数患者都能恢复正常性功能，但恢复期长短因人而异。

2. 手术一般不影响性能力，性能力恢复后的性高潮问题也因人而异。有些人术后会出现性高潮时精液不是从尿道排出体外，而是逆向流入膀胱，即逆向射精。这对身体没有损伤，小便时膀胱里的精液会自然和小便一起排出体外。

3. 有些患者发生阳痿，或者手术后根本就不再尝试过性生活多是由心理因素引起的，还有些患者的伴侣，想当然地认为患者在术后性能力会下降，而对性生活没有兴趣，也是导致患者发生阳痿的原因之一。

4. 患者术后不要刻意和从前相比，特别是在恢复期，如果性能力不如从前，对比的结果只能使自己越来越泄气，从而陷入恶性循环。同时也不要和高潮“较真”，有些患者在术后会出现“逆向射精”，影响了高潮时的快感，心理上感觉不舒服而影响性生活。

（2）术后保持大便通畅，多进富含粗纤维的食物，防止大便用力引起前列腺窝毛细血管破裂出血。

（3）提醒家人尿失禁的现象可能要术后1年才恢复正常，期间要坚持提肛肌的锻炼。

4. **出院指导**

（1）教给患者和家属护理伤口和尿道口知识。

（2）活动指导：6个月内要适当限制活动量，勿骑自行车、久坐。避免提重物、长途旅行和重体力劳动，以免前列腺窝毛细血管破裂诱发出血。术后3个月内避免性生活，3个月后可恢复正常性生活，但仍要注意节制。

（3）多进粗纤维饮食，保持大便通畅，避免增加腹压动作。

（4）指导患者每隔1～2h排尿一次，每日进行提肛肌的训练，以逐步恢复尿道括约肌的功能。

（5）改变不良生活习惯，避免吸烟、酗酒及高脂肪饮食。

（6）出现尿道感染的体征，如尿液浑浊、尿频、血尿及不可恢复的尿失禁时，要回院复查。

【相关知识链接】

前列腺术后尽早恢复性生活

美国哈佛大学2007年出台了最新前列腺癌恢复指南。指南不但规范了现有的治疗方法，还着重强调："接受前列腺切除手术的患者应积极尽早恢复性生活"。

目前，前列腺癌根治手术主要有两种方法，一种是开放手术，另一种是腹腔镜手术。两者都是将前列腺及其周围组织，包括淋巴全部切除，再把膀胱和尿道接起来。两种方法都可能会伤到前列腺旁边的神经血管束，从而引起术后性功能障碍。近年来，开始采用保留性功能的前列腺癌根治术，术中要解剖出紧邻前列腺的神经血管束并加以保护，这减少了术后性功能障碍的发生率。若出现神经损伤，也可取患者小腿上的一段神经，移植并替换受损神经，以减少性功能障碍的发生。

哈佛大学的泌尿专家们提出，前列腺癌手术在确保切除病灶的同时，应尽量保留与勃起有关的神经和血管，还要鼓励患者术后尽早主动地恢复性生活。因为勃起功能"用进废退"，长期没有性生活，可能会导致性功能完全丧失。这会压抑患者自身需求，也会影响夫妻感情。因此当患者伤口完全愈合，且出现自发性勃起时，就应尝试过性生活。

第二十五章　泌尿系结石的整体护理路径

泌尿系结石是泌尿外科常见的疾病，其发病率有地区性，肾结石在泌尿系统结石中占首要地位，主要临床表现为脊肋角处酸胀不适、钝痛或隐痛，结石引起梗阻时可发生绞痛、血尿，并发感染时出现脓尿、发热等。围手术期护理的要点是术后保持各种引流管的通畅及预防术后出血、感染等并发症。高级责任护士应关注各种引流管的维护及带管出院患者的指导。

【入院日】

（一）护理评估路径

1. 健康史

（1）患者是否有尿痛、血尿、脓尿症状？

（2）是否出现绞痛？疼痛性质如何？持续时间和间歇时间多长？

（3）是否伴随有发热、呕吐、多汗症状？

（4）过去有无泌尿系感染病史？

（5）过去是否接受手术治疗？

（6）是否有心血管病及糖尿病史？

（7）是否患有下列疾病：痛风、甲状旁腺功能亢进症、变形性骨炎或其他疾病？

（8）是否存在如下饮食因素：饮酒、吸烟、饮浓茶、喝咖啡、高嘌呤饮食、高钙饮食、高草酸盐饮食、液体量摄入过少？

（9）是否从事高温作业？

（10）是否有家族史？

2. 专科护理评估

（1）评估结石部位、大小、数量。

（2）是否有肾区叩击痛或压痛、肾绞痛及腰腹痛？是否向下腹部、腹股沟、大腿内侧放射？

（3）使用《疼痛评估工具》对患者进行疼痛评估，确定疼痛级别。

3. 心理评估

（1）患者对疾病是否有正确认识？对治疗是否有信心？

（2）是否感到害怕？感到无法入睡？

（3）是否担心住院治疗费用？

（4）是否感到焦虑不安或恐惧？

（5）疾病对患者日常生活是否造成影响？

4. **社会支持状况**

（1）了解患者家庭经济能力是否能承担所需费用。

（2）了解患者受教育程度。

（3）患病时是否可以应付自如？是否需要他人的协助？

（4）患者对手术的思想准备及心理反应如何？

5. **健康教育需求**

（1）患者是否想了解自己的病情？

（2）是否想了解手术的过程？

（3）是否想了解相关检查的目的、意义、方法？

（二）护理诊断/问题路径

症状体征（特征）	相关因素	判断标准	护理诊断/问题
1. 疼痛	与尿路梗阻或结石的活动刺激有关	符合 1	疼痛
2. 血尿	与结石对泌尿系的摩擦损伤有关	符合 2	有感染的危险 PC：出血
3. 诉说对疾病的发生、发展过程不了解	与缺乏信息有关	符合 3 或 4	缺乏疾病相关知识
4. 摄入液体过少			
5. 高嘌呤、高钙、高草酸盐饮食		符合 5、6 或 7	健康维护能力改变
6. 饮浓茶、咖啡			
7. 饮酒			

（三）护理计划与措施路径

1. **治疗护理**

（1）责任护士接待患者，安排床位，介绍环境及主管医护人员。

（2）指导饮食，协助订餐，宜进低嘌呤、低钙饮食，督促戒烟限酒。详细了解饮食，指导改变饮食习惯。

（3）处理医嘱，完善各项检查：B 超、X 线检查、逆行造影、常规心肺检查、肝肾功能、血尿常规等。

（4）高级责任护士或护士长探望患者，了解患者情况与需求。

（5）训练患者床上大小便以及正确咳嗽、咳痰的方法。

（6）有肾绞痛患者遵医嘱给予解痉止痛处理，观察肾绞痛缓解情况，观察尿液颜色，确定有无小结石排出。

（7）嘱患者大量饮水，3 000 ~ 4 000mL/天，勤排尿以达到自身冲洗和促使结石排出的目的。

2. **心理护理**

（1）支持性心理治疗：

①倾听：耐心倾听患者对疾病的担忧和对治疗护理的需求。

②解释：心理疏导，举例或其他患者现身说法。

（2）做深呼吸放松，15 ~20min/次。

（3）对担忧影响睡眠患者，护士与医生沟通，术前用安眠药。

3. **健康教育**

（1）入院介绍：环境、主管医生、作息制度、探视制度等。

（2）讲解：

①与疾病相关的因素，如高温作业，摄入液体过少，甲状旁腺功能亢进，高嘌呤饮食、水质等环境因素，以及介绍足够饮水量及适当运动与预防结石的相互关系。

②临床表现：肾区疼痛、肾区叩击痛、肋脊角处酸痛不适、钝痛或隐痛、血尿，合并感染时有脓尿、发热等症状。

③介绍术前准备、术式、手术过程、术后注意事项等。

（3）向患者发放泌尿系结石的健康教育手册，让患者对所患疾病有感性认识。

【术前日】

（一）护理评估路径

（1）患者尿频、尿急、尿痛症状是否有所改善？

（2）患者肾绞痛症状是否已缓解？

（3）患者是否已完成相关检查？对术前指导的掌握程度如何？

（4）患者身、心是否调整在良好状态？睡眠是否良好？

（5）患者家属是否能给予患者支持和帮助？

（6）完成入院时未评估的内容，对异常的项目进行持续评估。

（二）护理诊断/问题路径

症状体征（特征）	相关因素	判断标准	护理诊断/问题
1. 诉说对将要进行的手术不了解	与信息缺乏有关	符合1	缺乏手术治疗知识
2. 心跳加快，呼吸加速 3. 紧张、害怕、坐立不安、烦躁 4. 失眠	与担心手术及预后有关	符合2中一项或多项 符合3或4	焦虑

（三）护理计划与措施路径

1. **治疗护理**

（1）清晨抽血。

（2）处理术前医嘱。

（3）术前准备：备皮，备血，皮试，遵医嘱给缓泻剂排空大便，告知患者术晨禁食。

（4）生命体征观察。

(5) 关注各种结果回复报告单，尤其是B超，X线检查，逆行造影结果。手术同意书、输血同意书签字。

(6) 夜班巡视关注患者睡眠情况。

2. 心理护理

继续支持性心理治疗和深呼吸放松疗法。

3. 健康教育

(1) 了解患者饮食和睡眠是否处于良好状态。

(2) 与家属沟通，取得合作：

①对患者围手术期支持情况。

②术日及术后陪护。

③知情同意。

④贵重物品保管。

(3) 交代患者等待麻醉师检查，手术室护士术前探访。

【手术日】

(一) 护理评估路径

(1) 患者是否自诉伤口疼痛、辗转不安或呻吟？

(2) 伤口敷料是否渗血？

(3) (开放式手术) 肾周引流管、肾/输尿管造瘘管是否通畅？引流量、性质、颜色如何？

(4) 是否需要进行术后饮食指导？

(5) 是否需要进行术后活动指导？

(二) 护理诊断/问题路径

症状体征（特征）	相关因素	判断标准	护理诊断/问题
1. 自诉疼痛 2. 辗转不安、呻吟 3. 有手术切口	与手术创伤有关	符合1、2或3	疼痛
4. 留置肾周引流管 5. 留置肾/输尿管造瘘管 6. 留置尿管	与有手术切口有关 与留置管道有关	符合4、5或6	有感染的危险
7. 引流管引出大量血性液 8. 血压下降、心率加快		符合7或8	PC：出血
9. 腰腹部胀痛 10. 不能离床活动、浑身酸痛	与留置造瘘管及D－J管有关	符合9或10	不舒适

（三）护理计划与措施路径

1. 治疗护理

（1）晨测生命体征。

（2）再次告知患者禁食、更衣、贵重物品保管，必要时送放射科拍摄术前定位片，告知拍片后保持平卧位，以防止结石移位。

（3）处理术前医嘱。

（4）检查手术野，注射术前针。

（5）术前核对，备齐各种检查单、术中用物及药品。

（6）平车送入手术室。与手术室护士核对并交接。

（7）术毕回室，接待过床。连接好各引流管并注上标志。

> 各引流管维护要点：
>
> 1. 导尿管：导尿管有防止尿潴留、降低膀胱压及肾盂压、减少尿瘘发生的作用，故肾盂肾下盏联合取石术后导尿管一般保留 1 周以上。可用洗必泰或碘伏等擦洗尿道外口及外露导尿管，1～2 次/天。
>
> 2. 肾造瘘管：早期引流液为淡红色血尿，2～5 天后逐渐转清。此管一般于术后 10～14天拔除，拔管前要先夹闭 24 h，如无腰痛、发热、尿量增多等现象，则证明患侧尿路通畅，此时方可拔除。另外，亦可通过向造瘘管内注入美兰 2mL 观察有无蓝色尿液来判断，或通过向造瘘管内注入造影剂并夹闭造瘘管后于透视下观察尿路通畅情况。拔管时会出现暂时性尿瘘，可用凡士林纱条填塞管口减少漏尿，敷料渗湿时应及时更换。
>
> 3. 肾周引流管：通常肾周引流管第 1 天的引出液为血性液体，第 2 天为淡黄色血清样渗液。如无尿瘘情况，拔管时间通常为术后 2～3 天。
>
> 4. D－J 管的护理：D－J 管有降低肾盂压、支撑肾盂输尿管、减少尿瘘和降低肾盂输尿管狭窄发生率等作用。然而 D－J 管长时间放置会刺激尿盐沉积其表面而继发引起结石形成，有可能发生移位、膀胱刺激征、逆行感染等刺激泌尿系统而引起血尿。拔除导尿管后排尿时，膀胱尿返流会引起肾盂压增加，出现腰部酸胀不适等症状。告知患者及其家属拔除时间一般为术后 4～6 周，不超过 3 个月。

（8）监测生命体征，了解术中情况，检查伤口及引流情况，确保镇痛泵功能处于完好状态。

（9）术后 6h 开始进流质。

（10）术后 48h 内卧床，限制活动量，防止伤口出血。

（11）观察伤口出血、敷料渗血情况（开放式手术）。

（12）注意做好防褥疮护理，协助卧床患者做好生活护理。

2. 心理护理

（1）了解夜间睡眠情况。

（2）术前深呼吸放松 10～15min。

（3）鼓励家属陪伴到手术室门口。

（4）术后支持性心理治疗，倾听患者对手术的体验；开解、安慰患者，鼓励患者已过手术关；指导患者保持情绪稳定的良好状态，促进康复，注意休息，调节饮食。

3. **健康教育**

（1）向患者解释留置各种管道的目的和意义，以取得配合。

（2）教会患者使用镇痛泵，镇痛效果欠佳者，通知麻醉师。

（3）轻微疼痛，可忍，予语言安慰，教会患者放松疗法，如深呼吸等。

（4）如出现辗转不安或呻吟难以忍受，必要时遵医嘱给予镇痛、解痉剂。

（5）饮食指导：术后 6h 后给予流质饮食，无不适逐渐过渡到半流、普食，注意增加食物中的粗纤维，保持术后大便通畅，避免用力大便，以免伤口出血，排便困难者可给予开塞露塞肛。

（6）活动指导：根据术式指导活动，肾盂切开取石术后绝对卧床 7d，低坡卧位，气压弹道碎石 + D－J 管安置术后卧床 24h，Q2h 翻身，注意动作轻柔，防止用力过猛引起出血。

（7）指导患者正确地咳嗽咳痰，咳嗽时用手按压下腹部伤口，避免腹压过大诱发伤口出血。

（8）讲解留置 D－J 管的目的，并指导如何预防 D－J 管过早滑脱及出血，如勿进行跳跃运动，勿提重物，勿剧烈运动等，每日饮水 2 500 ~3 000mL。

【术后 1 ~3 天】

（一）护理评估路径

（1）患者是否自诉疼痛？

（2）伤口敷料是否渗血？

（3）（开放式手术）肾周引流管、肾/输尿管造瘘、尿管引流量、性质、颜色如何？是否通畅？留置 D-J 管引流量、性质、颜色如何？是否通畅？

（4）有无切口感染？

（5）大便是否通畅？有无腹胀？

（二）护理诊断/问题路径

症状体征（特征）	相关因素	判断标准	护理诊断/问题
1. 主诉伤口疼痛 2. 活动范围受限 3. 活动能力受到损害 4. 有手术切口	与手术创伤有关 与留置各种管道及限制活动量有关	符合 1 符合 2、3 或 4	疼痛 躯体移动障碍

（三）护理计划与措施路径

1. **治疗护理**

（1）护理组长/高级责任护士晨间查房：了解生命体征，尤其是体温变化；检查腹部情况，伤口敷料、肾周引流管、造瘘管引流量、性质，夜间睡眠情况及特殊感受。强调术后各种引流管的临床意义和保持通畅的方法。

（2）按时完成当日输液及抗生素应用。

（3）协助患者生活护理：进餐、擦浴、翻身等。

（4）术后2~3天，拔伤口引流管，观察伤口敷料。

2. **健康教育**

（1）活动指导：适当增加活动量，可在床上活动四肢，但仍要限制活动量，并向患者解释限制活动量的原因。

（2）饮食指导：进高热量、高蛋白、高维生素及富含粗纤维的食物，保持术后大便通畅，避免增加腹压。鼓励每日饮水3 000mL以达到自身冲洗的目的。

（3）了解患者对疾病的认知和需求。

【术后4~7天】

（一）护理评估路径

（1）患者拔除引流管后伤口是否渗血、渗液？排尿是否通畅？

（2）患者是否掌握术后饮食护理要点？

（3）患者是否具备自我保健意识？

（4）患者是否具备出院后的自我护理技能？

（二）护理诊断/问题路径

症状体征（特征）	相关因素	判断标准	护理诊断/问题
1. 表达出对术后康复、活动、饮食等知识的需求 2. 表达出对预防结石复发知识的需求	与信息来源缺乏有关有关	符合1或2	缺乏术后康复指导知识

（三）护理计划与措施路径

1. **治疗护理**

术后7天拆线，术后5~7天拔除肾造瘘管，留置D－J管需术后3个月再回院拔除。

拔管的护理：

暂时性肾造瘘管拔出之前需先夹管24~48h。在夹管期间无腰胀、腰酸，亦无发热而膀胱排尿量增多。开放导管后，肾盂残余尿量不多者可拔除导管。瘘管口在1~2天内将自行愈合。

2. **健康教育**

（1）了解患者术后的自我感受，告知患者出院后要遵医嘱服药。

（2）告知患者出院后应保持良好的情绪和健康的生活方式，调节饮食习惯。

3. 健康教育

（1）建立良好的饮食习惯，饮食中以正常混合食物或素食为主，不宜偏食。

饮食指导：

1. 草酸钙结石患者：禁食含草酸盐丰富的食物，限制牛奶，忌食咖啡、茶和酒精类饮料，限制摄入高钙及高草酸食物。

2. 磷酸钙结石患者：避免进食含磷高的水果果汁，如柑、桔、葡萄、柠檬等，减少浓茶及咖啡等摄入；限制高钙高磷饮食，鱼肉少吃，对豆制品及柑橘水果应忌用。

3. 尿酸结石及胱胺酸结石患者：忌服酒、浓咖啡、浓茶等饮料，多饮新鲜果汁，柑橘果汁；以低嘌呤饮食及细粮为主，少量吃鱼虾及猪肉，多食新鲜水果及蔬菜。

（2）告知患者每天保持2 500～3 000mL液体入量的重要性。

（3）教会患者使用预防结石复发的药物，如利尿剂、消胆胺、别嘌呤醇、中药以及抗生素。

（4）加强体育锻炼，进行体位引流排石，有利于肾盂肾盏内形成结石前的沉淀物及微结石排出。

4. 出院指导

（1）改变不良饮食生活习惯。

（2）出现肾区疼痛、血尿、脓尿，尿液性状、气味改变或寒战、高热等要回院复查。

（3）告知患者预防结石复发的有关知识，每半年复诊一次，以了解结石复发的情况。

（4）带D－J管出院患者告知其术后3个月返院拔管，每日饮水2 500～3 000mL，勤排尿，注意观察尿液颜色、性状。

【相关知识链接】

（一）限草酸盐膳食

适用于草酸盐结石患者，限食食物品种包括：

（1）甜菜、菠菜、苋菜、甜薯、油菜、芹菜、笋。

（2）豆类、豆荚、莴笋、胡萝卜、番茄、青椒、洋葱、青蒜、土豆及各类豆制品。

（3）葡萄、梅李、樱桃、果仁类、核桃、巧克力。

（4）海鲜、海带、红茶、可可、巧克力、咖啡等。

（二）限嘌呤膳食

适用于痛风及尿酸结石患者，高嘌呤膳食应严格限制，中等嘌呤食品可有限度选用，低嘌呤食品可随意选用，具体品种如下：

（1）高嘌呤食品：各种含酵母的乳酸饮料，动物内脏（肝、肾、脑），海产品（小鱼干沙丁鱼、虾、牡蛎、蚌类），草菇、香菇等菇菌类，芦笋。

（2）中等嘌呤食品：猪、牛、羊的瘦肉，禽类、鱼类、豆浆、豆腐、扁豆、蚕豆、豌豆、麦片、胚芽、菠菜、黄豆、四季豆。

(3) 低嘌呤食品：牛奶及奶制品、蛋、米饭、面条、通心粉、米粉、果仁类、新鲜蔬菜（上述除外），新鲜水果、糖、蜂蜜、甜点心、果汁、汽水、果冻、藕粉等。

（三）酸碱性食物

(1) 产酸性食物：适用于碱性肾结石患者（钙镁的磷酸盐、碳酸盐结石），包括全谷类及其制品、乳酪、肉类、鱼类、贝类、蛋类、核桃、花生、玉米、梅李等。

(2) 产碱性食物：适用于酸性肾结石患者（草酸盐、尿酸盐结石），包括牛奶、豆类、绝大部分蔬菜水果等。

（四）限钙膳食

适用于多发结石、而结石成分主要为磷酸盐的患者，限食品种包括奶类及制品、小鱼干、虾干、贝类、蛋黄等。

第二十六章　膀胱癌的整体护理路径

膀胱癌（carcinoma of bladder）是泌尿系最常见的肿瘤，高发年龄为50～70岁，男女发病比例为4∶1。常以间歇、无痛性血尿而就诊，多为全程血尿，严重时有血块，肿瘤扩散以直接向深部浸润为主，淋巴转移常见，晚期可发生血行转移。手术切除膀胱肿瘤或全膀胱切除是主要的治疗方法。围手术期护理的要点是术前进行有效的心理疏导和术后膀胱功能的锻炼。高级责任护士应针对术后各引流管的观察要点进行查房，并指导膀胱功能康复训练。

[入院日]

（一）护理评估路径

1. 健康史

（1）患者是否出现间歇性、无痛性血尿或全程肉眼血尿？

（2）患者是否有尿频、尿痛和排尿困难症状？

（3）患者过去有无反复膀胱炎症或膀胱结石？

（4）有无患过其他部位肿瘤？

（5）患者过去是否接受手术治疗？

（6）是否有心血管病史？是否有糖尿病史？

（7）是否吸烟、饮酒？

（8）家族中是否有人患膀胱癌？

（9）患者是否从事染料、橡胶、塑料、油漆等工作？是否长期接触苯胺类化学物？

2. 专科护理评估

（1）膀胱肿物部位、大小、质地，边界：清楚、不清楚。

（2）外形：规则、不规则。

（3）肿瘤浸润深度及范围如何？是否有局部转移病灶？

（4）尿脱落细胞是否找到肿瘤细胞？

3. 心理评估

（1）患者对疾病是否有正确认识？对治疗是否有信心？

（2）是否感到害怕？感到无法入睡？

（3）是否担心住院治疗费用？

（4）是否感到焦虑不安或恐惧？

（5）疾病对患者日常生活是否造成影响？

4. **社会支持状况**

（1）了解患者家庭经济能力是否能承担所需费用。

（2）了解患者受教育程度。

（3）患病时是否可以应付自如？是否需要他人的协助？

（4）患者对手术的思想准备及心理反应如何？对术后可能会发生排尿异常和性生活型态的改变是否能接受？

5. **健康教育需求**

（1）患者是否想了解自己的病情？

（2）是否想了解手术的过程？

（3）是否想了解相关检查的目的、意义、方法？

（二）护理诊断/问题路径

症状体征（特征）	相关因素	判断标准	护理诊断/问题
1. 诉尿频、膀胱区胀痛	与血块堵塞尿道有关	符合1	不舒适
2. 担心疾病预后 3. 自觉坐立不安	与出现血尿有关	符合2、3或4	恐惧、焦虑
4. 自诉头晕、四肢乏力，脸色、甲床苍白			活动无耐力
5. 诉说对自己的病情不了解 6. 诉说对将要进行的手术不了解	与信息来源受限有关	符合5 符合6	知识缺乏

（三）护理计划与措施路径

1. **治疗护理**

（1）责任护士热情接待患者，安排床位，介绍环境及主管医护人员。

（2）指导饮食，协助订餐。

（3）督促患者戒烟、戒酒。

（4）处理医嘱，完善各项检查B超、尿细胞学检查、常规心肺检查、肝肾功能、血常规等。

（5）有尿潴留患者，给予留置尿管缓解尿潴留，注意观察尿液颜色，保持引流通畅。

（6）训练患者床上大便以及正确咳嗽、咳痰的方法。

（7）评估患者活动无耐力情况，协助日常生活，防摔倒。

（8）高级责任护士或护士长探望患者，了解患者情况与需求。

2. **心理护理**

（1）支持性心理治疗：

①告知家属多陪伴，护士应关心、安慰患者，耐心倾听患者对疾病的担忧和对治疗护理的需求。

②创造机会让其他患者现身说法。

（2）自我松弛法：如深呼吸放松疗法，15～20min/次；与别人交谈，听音乐等。

（3）对焦虑、恐惧、担忧影响睡眠者，护士与医生沟通，术前用安眠药。

（4）必要时使用《焦虑自评量表》（SAS）对患者进行心理评估：

①轻度焦虑，可指导患者深呼吸放松治疗、音乐疗法。

②中度以上焦虑应请心理科医师会诊。

3. **健康教育**

（1）入院介绍：环境、主管医生、作息制度、探视制度、物品保管等。

（2）讲解：

①喝水的重要性和必要性，指导患者饮水2 500～3 000mL/天。

②与疾病相关的危险因素，如吸烟、酗酒、结石、长期接触化学染料、膀胱炎症等。

③临床表现：血尿，多为全程，呈间歇性，尿频、尿痛、尿急、排尿困难、尿潴留等。

④介绍术前准备、手术过程、术后注意事项等。

（3）向患者发放膀胱癌的健康教育手册，让患者对所患疾病有感性认识。

【术前日】

（一）护理评估路径

（1）患者尿频、尿痛及血尿症状是否有所改善？

（2）患者是否已完成相关检查？对术前指导的掌握程度如何？

（3）患者身、心是否调整在良好状态？睡眠是否良好？

（4）患者家属是否能给予患者支持和帮助？

（二）护理诊断/问题路径

症状体征（特征）	相关因素	判断标准	护理诊断/问题
1. 心跳加快，呼吸加速 2. 紧张，害怕，坐立不安，烦躁，失眠	与担心手术及预后有关	符合1或2	焦虑
3. 诉说饥饿感，疲劳	与进食全流有关	符合3	营养低于机体需要量

（三）护理计划与措施路径

1. **治疗护理**

（1）清晨抽血。

（2）处理术前医嘱。

（3）术前准备：备皮，备血，皮试，遵医嘱给缓泻剂排空大便，通知术晨禁食，拟行全膀胱切除回肠代膀胱者术前3天全流饮食，并按医嘱服用抗生素。术前晚灌肠，了解肠道清洁程度。

（4）生命体征观察。

（5）关注各种结果回复报告单，尤其是 B 超，膀胱镜检及病理报告。手术同意书、输血同意书签字。

（6）夜班巡视关注患者睡眠情况。

2. **心理护理**

继续支持性心理治疗和深呼吸放松疗法。

3. **健康教育**

（1）针对行膀胱镜检和尿脱落细胞检查者予相关知识的宣教，如检查的重要性，如何配合，出现不适症状的处理，膀胱镜检后出现血尿加重的原因等。

（2）了解患者饮食和睡眠是否处于良好状态。

（3）指导患者床上使用便器和练习咳嗽。

（4）与家属沟通，取得合作：

①对患者围手术期支持情况。

②术日及术后陪护。

③知情同意。

④贵重物品保管。

（5）交代患者等待麻醉师检查，手术室护士术前探访。

【手术日】

（一）护理评估路径

（1）患者自诉伤口疼痛或膀胱痉挛痛、辗转不安或呻吟。

（2）（开放式手术）伤口引流、尿管、双侧输尿管外支架管、胃管引流量、性质、颜色如何？引流管是否通畅？

（3）伤口敷料是否渗血？

（4）是否需要进行术后饮食指导？

（5）是否需要进行术后活动指导？

（二）护理诊断/问题路径

症状体征（特征）	相关因素	判断标准	护理诊断/问题
1. 自诉疼痛 2. 辗转不安 3. 呻吟	与手术或膀胱括约肌痉挛有关	符合 1、2 或 3	疼痛
4. 有手术切口 5. 留置各种引流管	与有手术切口有关 与留置管道有关	符合 4 或 5	有感染的危险
6. 诉膀胱区胀痛 7. 尿管未见液体引出	与血块或黏液堵塞尿管有关	符合 6 或 7	PC：尿管堵塞

（三）护理计划与措施路径

1. 治疗护理

（1）晨测生命体征，予以清洁灌肠。

（2）再次告知患者禁食、更衣、贵重物品保管。

（3）处理术前医嘱。

（4）检查手术野，注射术前针。

（5）术前核对，备齐各种检查单、术中用物及药品。

（6）平车送入手术室。与手术室护士核对交接。

（7）术毕回室，接待过床。

（8）监测生命体征，了解术中情况，检查伤口及引流情况，确保镇痛泵功能处于完好状态。

（9）按照术式和麻醉方式指导饮食，膀胱癌电切术后 6h 可进流质，术后第一天普食；回肠代膀胱术后应在肛门排气后遵医嘱给予全流饮食，无不适逐步过渡到半流、普食，观察患者有无腹痛及排便颜色、性状。

（10）观察伤口出血、敷料渗血情况（开放式手术），各种引流管引流液颜色、量、性状，并做好记录。如出现异常情况应及时报告主管医生，采取相应处理措施。

各种引流管维护要点：

1. 接好各引流管即左右输尿管内支架管、盆腔引流管、储尿囊造瘘管、具有活瓣功能的输出段内置气囊导尿管并做好标志，妥善固定，防止移位、脱出、扭曲，保持各管道通畅，观察引流液颜色、性质和量。

2. 双侧输尿管内支架管：双侧输尿管近端置于肾盂，经输尿管全段，输尿管储尿囊吻合口，从储尿囊引出。其作用一是作为支撑管防止储尿囊吻合口狭窄，二是引流双侧肾盂尿，避免吻合口瘘。在护理中重点是防止支架管脱落，按无菌操作原则接入引流袋中。因支架管较细，易被软组织块、血块堵塞，故要观察通畅情况，准确记录经支架管引流的尿量。如发现引流不畅，可用双手挤捏引流管或用少量生理盐水冲洗。此管一般于术后 2 周左右拔除。

3. 储尿囊造瘘管及输出段内气囊尿管：储尿囊造瘘管主要引流储尿囊内少量的尿液及肠黏膜分泌的黏液，因肠管可分泌大量黏液，如不及时清除，常堵塞造瘘管甚至引起储尿囊漏尿。如果有分泌物堵塞则采用潮式膀胱冲洗。使用少量、低压的方式进行冲洗或负压吸引、挤压等，保持储尿囊造瘘管通畅，两管于 3～4 周后拔除。

4. 盆腔引流管：引流盆腔内伤口的渗出液，同时也可观察代膀胱有无漏尿。观察引流出液体的颜色、性质和量，做好记录。术后第 2 天血压平稳后取半卧位，以利引流。一般术后第 1 天引流量最多为 200～300mL。引流液颜色由血性液体逐渐变为淡黄色清亮且量为正常。如引流液突然增加，提示有漏尿的可能；当引流液呈粪臭味、浑浊带粪渣时，说明肠端吻合口瘘。当引流管引出蛋花汤样液体时，说明回肠代膀胱吻合口瘘。

（11）行膀胱冲洗应遵循低压、低流量原则。可用2%碳酸氢钠溶液或生理盐水冲洗代膀胱。

（12）留置胃管期间进行口腔护理，并鼓励患者多用温开水漱口。

2. 心理护理

（1）了解夜间睡眠情况。

（2）术前深呼吸放松10～15min。

（3）鼓励家属陪伴到手术室门口。

（4）术毕给予安静舒适的环境，允许家属陪伴，倾听患者对手术的体验；开导、安慰患者，鼓励患者已过手术关；指导患者保持情绪稳定的良好状态，促进康复，注意休息，调节饮食。

3. 健康教育

（1）向患者说明留置各种引流管的目的和意义，以及易出现引流管堵塞的原因和处理方法，以取得配合。

（2）教会患者使用镇痛泵，镇痛效果欠佳者，通知麻醉师。

（3）轻微疼痛，可忍，予语言安慰，教会患者放松疗法，如深呼吸等。

（4）出现辗转不安或呻吟或频繁的膀胱痉挛难以忍受时，检查尿管是否通畅，必要时遵医嘱给予镇痛、解痉剂。

（5）饮食指导：经尿道膀胱肿物电切术者，术后6h可给予半流饮食，全膀胱切除回肠代膀胱手术者，待肛门排气后，无腹胀者，给以流质，1周后半流饮食，逐步过渡到普食。

（6）活动指导：术后48h内限制活动量，Q2h翻身，术后第3天鼓励患者逐步增加活动量，以促进肠功能的恢复和防止肺部感染等并发症的发生。

（7）指导患者正确地咳嗽咳痰，咳嗽时用手按压腹部伤口，避免腹压过大引起伤口出血。

【术后1～3天】

（一）护理评估路径

（1）患者是否自诉疼痛？

（2）48～72h内各种引流液量、性质、颜色如何？引流是否通畅？伤口敷料是否渗血？

（3）是否有膀胱痉挛痛症状？

（二）护理诊断/问题路径

症状体征（特征）	相关因素	判断标准	护理诊断/问题
1. 膀胱阵发性痉挛痛	与留置各种引流官牵拉有关	符合1、2或3	不舒适
2. 诉说食道异物感	与留置胃管有关		

（续上表）

症状体征（特征）	相关因素	判断标准	护理诊断/问题
3. 诉说浑身酸痛	与卧床时间长有关		
4. 有舌苔、口腔异味	与留置胃管、不能进食有关	符合 4	有口腔黏膜改变的危险
5. 活动能力受到损害	与留置各种管道限制活动有关	符合 5 或 6	躯体移动障碍
6. 有手术切口			
7. 伤口引流管引出大量血性液	与伤口出血有关	符合 7	PC：出血

（三）护理计划与措施路径

1. 治疗护理

（1）护理组长/高级责任护士晨间查房：了解生命体征，尤其是体温变化；检查腹部情况，伤口敷料、伤口引流液量、性质，有无血凝块，有无膀胱痉挛痛；有无腹胀、腹痛及膀胱区胀痛症状，检查舌苔及口腔黏膜，询问夜间睡眠情况及特殊感受。

（2）按时完成当日输液及抗生素应用。

（3）协助患者生活护理：进餐、擦浴、翻身等。

（4）术后 2～3 天，拔伤口引流管，观察引流伤口。保持尿管引流通畅。

2. 健康教育

（1）活动指导：回肠代膀胱者指导患者 Q2h 翻身拍背，防止坠积性肺炎。适当增加活动量，可在床上活动四肢，以减少深静脉血栓的危险，拔除伤口引流管和胃管后鼓励下床活动。

（2）饮食指导：回肠代膀胱患者肠蠕动恢复，拔除胃管无腹痛、腹胀后进流质，一周后半流，逐步过渡到普食，进高热量、高蛋白、高维生素及富含粗纤维的食物，保持术后大便通畅。鼓励每日饮水 3 000mL 以达到自身冲洗的目的。

（3）解释说明尿管引出浑浊液体及堵塞的原因和处理方法。

（4）了解患者对疾病的认知和需求。

【术后 4～7 天】

（一）护理评估路径

（1）询问患者拔除尿管后有无排尿异常、尿失禁、排尿滴沥以及尿自溢现象？

（2）患者是否实施提肛肌的锻炼？是否掌握提肛肌锻炼方法？

（3）是否掌握尿失禁的自我护理的方法？

（4）患者是否具备自我保健意识？是否掌握出院后自我护理的方法？

（二）护理诊断/问题路径

症状体征（特征）	相关因素	判断标准	护理诊断/问题
1. 拔除尿管后出现尿失禁、排尿滴沥、尿自溢现象	与术中切除膀胱括约肌和术后膀胱容量下降有关	符合1	PC：排尿异常
2. 担心术后影响性功能	与根治性全膀胱切除有关	符合2	有性生活型态改变的危险
3. 表达出对术后膀胱灌洗、术后锻炼、活动等知识的需求	与信息来源受限有关	符合3	缺乏术后康复指导知识

（三）护理计划与措施路径

1. 治疗护理

（1）经尿道切除膀胱肿瘤者或膀胱部分切除者，术后5天拔除引流管后定期夹放尿管，以锻炼膀胱括约肌的功能；全膀胱切除回肠代膀胱术患者拔除双侧输尿管外支架管，后定期夹放尿管，以锻炼定期排尿功能；夹尿管期间观察尿道口有无溢尿现象。

膀胱功能训练指导：

1. 术后2周左右拔除造瘘管，应指导患者定时夹放尿管，夹放时间因人而定，以不出现尿道口渗尿为准则。

2. 开始时夹管30min放1次，观察有无尿道口渗液，以后逐步延长时间，当夹管时间达到2h左右时，可拔除尿管。一般予术后3～4周拔除。其目的是让患者逐步形成对新膀胱的充盈感觉，并在大脑皮层建立新的贮尿排尿反射。

3. 训练方法：拔尿管后立即开始排尿训练，每次排尿前先确定膀胱最高点，指导者应将手掌置于腹部膀胱最高位置，指导患者收缩腹肌，憋气用力排尿，靠腹压排尿。排尿时随下降的膀胱用掌心压迫膀胱向下做环行按摩，手法不宜过重，以免损伤膀胱，一般按摩5min左右。膀胱下降至耻骨联合时，可用四指向下按压膀胱，起到刺激和压迫膀胱排尿的作用，连续按摩2～3天后，可将按摩方法教给患者，让患者每次排尿时按摩膀胱并同时做排尿动作。

（2）指导提肛肌的锻炼。

（3）指导患者正确进行膀胱灌洗。

2. 心理护理

（1）了解患者术后的自我感受，告知患者回肠代膀胱患者会出现排尿异味，应多饮水，术后尿失禁持续的时间可能会较长。

（2）帮助家人正确对待术后排尿异味及尿失禁，讲解出现的原因和处理方法。

（3）与患者配偶探讨性功能障碍的原因，取得其谅解，以利于患者的康复。

（4）指导出院后保持良好的情绪，出现心情烦躁时可采取深呼吸放松疗法。

3. **健康教育**

（1）告知患者留置尿管期间每日饮水 2 500 ~ 3 000mL，强调饮水的重要性。

（2）经尿道切除膀胱肿瘤者或膀胱部分切除者，用化疗药行膀胱灌注前应排空膀胱，灌注后取仰卧位、左侧和右侧卧位及俯卧位 15min，然后再重复一次，灌注后 120min 方可小便。

（3）指导膀胱灌洗：全膀胱切除回肠代膀胱术后行膀胱灌洗前应排空膀胱，用碳酸氢钠溶液反复灌洗，直至灌洗液澄清为止。

（4）指导尿失禁的自我护理并坚持提肛肌锻炼，实施回肠代膀胱术后功能锻炼计划。

尿失禁的自我护理：

1. 留置导尿管：采用定期开放导尿管，让膀胱适当地充盈和排空的方法，促进膀胱壁肌肉能力的恢复。①定期开放导尿管，日间视喝水量的多少，每 2 ~ 3h 开放导尿管 1 次，在开放导尿管时，嘱患者做排尿动作，主动增加腹压或用手按压下腹部，使尿液排出，睡眠后导尿管持续开放。②告诉患者及家属有关尿意预兆或信号，如脸红、寒战、起鸡皮疙瘩或出冷汗等，如有此征兆，应放尿一次。

2. 间歇性清洁导尿：训练逼尿肌、外括约肌间产生协调作用，帮助患者减少不自主流尿或监测残余尿量，以解决长期尿失禁问题。①用肥皂洗手（特别手指端要清洗干净，且不能留指甲），清洗干净三次后，患者取半卧位或坐位，用手持盐水棉球由内向外擦洗尿道外口。②用手握住隔着保鲜袋的导尿管（导尿管一般选择较细的 10 ~ 12 号），在导尿管前端涂上润滑油，把导尿管慢慢地插入尿道内（女患者可在两腿之间放置一面镜子）。③把导尿管插入膀胱，尿液即流入保鲜袋内，待膀胱排空后即拔除导尿管。④导尿次数根据情况而定，一般训练时，4 ~ 6h/次。患者在每次导尿之前，均应先试行主动排尿，如果自行排尿恢复或反射性膀胱已建立，其残余尿量 <50mL，即可停止导尿。

3. 采用聚尿器（适用男性患者）：①外用尿套法，在尿套内贴上弹力双面胶，然后套在阴茎上，套的末端直接接上尿袋，每天在小便后或沐浴时更换一次，阴茎与空气流通 15min，并检查有无受压情况。②保鲜袋，用保鲜袋直接绑在阴茎上（卧床者），或用橡皮筋将保鲜袋固定在阴茎的根部，松紧适宜，聚到尿就更换。③使用便器如尿壶、便盆、便器轮椅等。

4. 正确选用失禁护理用品：①有吸水剂的床垫，这种床垫是铺在床上或椅子上，用来吸收尿液，可以清洗晒干后再使用。②失禁尿垫，尿垫与网裤一起使用，可提供足够的吸水能力，便于活动，随时更换尿垫。③成人一次性纸尿裤，含有吸水剂的成人纸尿裤有非常强的吸水能力，可将液体转为胶冻状的固体，使患者臀部保持干爽。减少夜间对睡眠的影响，同时在外出和做运动时，穿着更觉舒适。

4. **出院指导**

（1）改变不良生活习惯，禁止吸烟、酗酒及高脂肪饮食，对密切接触致癌物质者加强劳动保护。

（2）多进粗纤维饮食，少吃煎、炸、烤的食物及腌制食品，保持大便通畅。

（3）勤排尿、多喝水，尤其是回肠代膀胱术后患者，夜间应增加饮水量以防黏液堵塞尿道。

（4）术后需回院行膀胱灌注者，按时返院进行治疗，间隔 3 个月进行膀胱镜复检。

（5）教给患者和家属护理伤口和尿道口知识。

（6）指导患者每隔 1 ~2h 排尿一次，每日进行提肛肌的训练，以逐步恢复尿道括约肌的功能。

（7）回肠代膀胱患者出现尿道感染的体征，如尿液浑浊、尿频、血尿、发热及不可恢复的尿失禁时，要回院复查。

（8）术后 2 周、1 个月、3 个月回院复查。

第二十七章　腰椎间盘突出症的整体护理路径

腰椎间盘突出症是临床的常见病，主要是在椎间盘退变的基础上由急慢性损伤、着凉等因素引起的纤维环破裂、髓核突出，压迫神经根或马尾神经致使腰痛和坐骨神经痛。腰椎间盘突出症好发于青壮年，男性的发病率高于女性男女之比为4～12∶1。临床表现为腰臀部疼痛、下肢放射性神经痛、下肢感觉障碍、肌肉萎缩及间歇性跛行等症状。围手术期护理重点是减轻疼痛，正确卧位及翻身，腰背肌康复训练以及腰背部日常保健指导。高级责任护士应对患者的正确卧位及翻身、术后腰背肌康复训练给予指导。

【入院第1天】

（一）护理评估路径

1. 健康史

（1）患者是否有腰痛症状？

（2）腰痛是间歇性发作还是持续性发作？

（3）是否伴有双下肢放射性痛？

（4）是否伴有双下肢感觉麻木、胀痛？是否伴有双下肢无力、运动功能障碍？

（5）是否存在诱发症状出现的明显因素？如腰部突然用力等。

（6）是否存在可使症状缓解的明显因素？如卧床、休息等。

（7）过去有无患过腰椎方面的疾病？是否曾接受治疗？

（8）有否腰部外伤史或着凉史？

（9）是否喜爱高脂肪饮食？有否高脂血症？

（10）是否患有心血管疾病？是否患有糖尿病？

2. 专科护理评估

（1）腰部有否压痛感？

（2）直腿抬高实验，左侧：阴性还是阳性？右侧：阴性还是阳性？

（3）下肢感觉，左侧：正常？减弱？增强？右侧：正常？减弱？增强？

（4）下肢肌力，左侧：正常还是减弱？右侧：正常还是减弱？

（5）使用《疼痛评估工具》对患者进行疼痛评估，确定疼痛级别。

3. 心理评估

（1）患者是否认同自己所患疾病？

（2）对疾病是否有正确认识？对手术是否有信心？

（3）是否担心住院治疗费用？

（4）患者是否感到焦虑不安或恐惧？
（5）是否担心术后会复发？
（6）是否担心术后肢体活动障碍？
（7）是否担心术后丧失劳动能力？

4. **社会支持状况**

（1）家庭经济能力是否能承受所需费用？
（2）手术后恢复期能否得到家属的支持与帮助？
（3）家属是否注意到患者情绪变化？

5. **健康教育需求**

（1）患者是否想了解自己的病情？
（2）是否想了解手术的过程？
（3）是否想了解相关检查的目的、意义、方法？

（二）护理诊断/问题路径

症状体征（特征）	相关因素	判断标准	护理诊断/问题
1. 腰部疼痛 2. 下肢麻痛、刺痛或胀痛 3. 间歇性跛行	与椎间盘退变、急性或慢性损伤有关	符合1、2或3	疼痛
4. 诉说对自己的病情不了解 5. 诉说对将要进行的手术不了解	与缺乏信息有关	符合4或5	知识缺乏
6. 长期重体力劳动、反复进行弯腰、扭转动作 7. 近期腰部外伤或着凉史	与缺乏相关知识有关	符合6或7	健康维护能力改变

（三）护理计划与措施路径

1. **治疗护理**

（1）责任护士热情接待患者，安排床位（睡硬板床）。

（2）指导饮食，协助订餐。

（3）处理医嘱，完善各项检查：影像学检查（X光、CT、MRI）、常规心肺检查、肝功能、血常规等。

（4）针对疼痛评分给予处理。疼痛程度≤4，可用深呼吸放松疗法；疼痛程度≥5，且出现辗转不安或呻吟，可通知医生，予以镇痛剂：

①减轻疼痛：绝对卧床休息，卧床时椎间盘承受的压力比站立时下降50%，故卧床休息可减轻负重和体重对椎间盘的压力，缓解疼痛。

②保证充足睡眠。

（5）做好术前准备工作：体位训练、腰背肌功能训练、排便训练。

（6）高级责任护士或护士长探望患者，了解患者情况及需求。

2. **心理护理**

（1）支持性心理治疗：

①倾听：耐心倾听患者对疾病的担忧和对治疗护理的需求。

②解释：心理疏导，举例或其他患者现身说法。

（2）对因焦虑、担忧、影响睡眠的患者，护士与医生沟通，术前用安眠药。

3. **健康教育**

（1）入院介绍：环境、主管医生、主管护士、作息制度、探视制度、物品保管制度等。

（2）讲解：

①与疾病因素相关的危险动作，如反复进行弯腰、扭转动作，腰部外伤史、妊娠、重体力劳动等。

②疾病简介：病因，临床表现：腰痛、下肢放射性痛（即坐骨神经痛），弯腰、咳嗽、打喷嚏或腹部用力时症状可加重，下肢感觉运动障碍等。

（3）介绍术前准备、手术过程、术后注意事项。

①体位训练。

> 体位训练：
>
> 术前 3 天开始练习俯卧位，以利手术时需要。
>
> 方法：协助患者俯卧，头偏向一侧，两腿平放于床上，两手放于头部两侧舒适位置，每天练习 1 ~2 次，每次 1 ~2 小时，注意呼吸调控，尽量使全身放松。

②腰背肌功能训练：指导患者进行腰背肌功能训练，使患者能够掌握锻炼方法，有利于术后腰背肌功能训练的顺利进行。

> 腰背肌功能训练：
>
> 1. “五点式”：仰卧位，患者可以抬头、双肘及双足五点作为支撑点，用力使背部、腰部向上抬起，以后可以改为“三点式”。
>
> 2. 青壮年可以采用“仰卧拱桥式”锻炼：仰卧位，双手叉腰，两腿屈膝成 90°，以两脚为支点，拱起躯干成半拱桥形，当躯干挺起时，膝部稍向两边分开，动作重复 10 ~20 次。
>
> 3. “飞燕点水式”：患者俯卧位，双上肢后伸，继而头后仰，胸部离开床面。学会上述动作后，瞩患者双腿伸直，并拢向后抬起，最后将上肢、头颈和下肢动作协调起来，仅腹部着地，重复 10 ~20 次 。

③排便训练：为了避免术后长时间卧床、患者无法适应床上大小便，术前应开始训练患者在床上大小便。告知患者 1 周后才可下床活动，如术前不练习床上排便，加上术中麻醉及创伤，术后卧床期间排便将更加困难，若强行下床排便，将会造成严重后果，如脊椎扭伤、切口大出血等。

【术前日】

（一）护理评估路径

（1）患者腰部疼痛是否得到有效缓解？疼痛评分几级？

（2）患者是否已完成相关检查？对术前指导的掌握程度如何？
（3）患者身、心是否调整在良好状态？睡眠是否在良好状态？
（4）患者家属是否能给予患者支持和帮助？

（二）护理诊断/问题路径

症状体征（特征）	相关因素	判断标准	护理诊断/问题
1. 心跳加快，呼吸加速 2. 紧张，害怕，坐立不安，无助感 3. 不思进食 4. 失眠	与担心术中术后手术效果及自理能力下降有关	符合1中一项或多项 符合2中一项或多项 符合3 符合4	焦虑

（三）护理计划与措施路径

1. 治疗护理

（1）处理术前医嘱。
（2）术前准备：备皮、备血、洗肠，通知术前禁食、穿衣。
（3）关注各项检查结果回复报告单，手术同意书、输血同意书签字。
（4）夜班巡视关注患者睡眠情况，再次通知禁食。

2. 心理护理

（1）继续支持性心理治疗。
（2）必要时使用《焦虑自评量表》（SAS）对患者进行心理评估：
①轻度焦虑，可指导患者深呼吸放松治疗、音乐疗法。
②中度以上焦虑应请心理科医师会诊。

3. 健康教育

（1）了解患者饮食和睡眠是否在良好状态。
（2）与家属沟通，取得合作：
①对患者围手术期支持情况。
②手术日及术后陪护。
③知情同意。
④贵重物品保管。
（3）交代患者等待麻醉师检查。
（4）术前指导：卧硬板床休息。采取正确的卧位，即抬高床头20°，膝关节微屈曲，以放松背部肌肉，教会患者床上锻炼腰背肌及滚桶式翻身。
（5）继续训练患者床上大小便。

【手术日】

（一）护理评估路径

（1）患者是否自述疼痛、辗转不安或呻吟？
（2）伤口引流量、性质、颜色如何？是否通畅？
（3）伤口是否疼痛？切口敷料是否渗血？
（4）双下肢感觉和运动是否异常？
（5）受压皮肤血液循环是否不良？
（6）是否尿潴留？
（7）是否按照治疗计划绝对卧床？是否掌握翻身方法及床上二便方法？
（8）是否需要进行术后饮食知识指导？

（二）护理诊断/问题路径

症状体征（特征）	相关因素	判断标准	护理诊断/问题
1. 自述疼痛 2. 辗转不安 3. 呻吟	与手术有关	符合 1、2 或 3	疼痛
4. 有手术切口	与有手术切口、细菌容易侵入有关	符合 4	有感染的危险

（三）护理计划与措施路径

1. 治疗护理

（1）术晨测生命体征。
（2）再次告知患者禁食、更衣、贵重物品保管。
（3）处理术前医嘱，注射术前针。
（4）检查手术野、穿戴、假牙、首饰。
（5）术前核对，备齐各种检查单、术中用物及药品。
（6）平车送入手术室。与手术室护士核对并交接患者及物品。
（7）术毕回室，协助过床。
（8）监测生命体征，了解术中情况，检查伤口及引流情况，双下肢感觉及运动情况，受压皮肤情况。
（9）通知术后 6h 喝水、进普食。
（10）定时巡视，监测生命体征。
（11）处理术后医嘱，按时完成输液及抗生素应用。
（12）观察伤口渗出及引流情况。

伤口引流观察要点：

1. 观察引流液的颜色、性质、量，有无脑脊液漏出，是否有活动性出血。

2. 术后3天内有血性液体引出，一般量为50～200mL。

3. 保持引流管通畅，尤其是翻身后应检查引流管是否受压或反折。如引流管无液体引出，而伤后敷料渗血很多，说明引流管不通畅，应通知医生及时处理。

（13）观察双下肢感觉及运动情况，鼓励患者麻醉消失后开始行双下肢的主动伸屈运动，对于活动受限者行被动活动。

（14）体位：术后24h内平卧，压迫伤口以利于止血。

（15）观察术后排尿情况，出现尿潴留时，及时处理。

2. **心理护理**

（1）了解夜间睡眠情况。

（2）鼓励家属陪伴送到手术室门口。

（3）术后支持性心理治疗，倾听患者对手术的体验；开解、安慰患者，鼓励患者已过手术关；指导患者保持情绪稳定的良好状态，促进康复，注意休息，调节饮食。

3. **健康教育**

（1）教会患者使用镇痛泵，镇痛效果欠佳者，通知麻醉师。

（2）轻微疼痛，可忍，予语言安慰。

（3）如出现辗转不安或呻吟，可通知医生，予以镇痛剂。

（4）饮食指导：无麻醉反应者可给予正常饮食。

【术后1～3天】

（一）护理评估路径

（1）患者是否自述疼痛？

（2）切口有否感染迹象？有否出现脑脊液漏症状？

（3）双下肢感觉和运动是否异常？

（4）受压皮肤有否血液循环不良现象？

（5）是否按照治疗计划绝对卧床？

（6）是否实施肢体功能锻炼？

（二）护理诊断/问题路径

症状体征（特征）	相关因素	判断标准	护理诊断/问题
1. 活动范围受限	与切口疼痛、手术后强迫卧床有关	符合1	躯体移动障碍
2. 受压皮肤潮红、血运不良	与局部持续受压、体液刺激、床单摩擦有关	符合2	有发生褥疮的危险

（三）护理计划与措施路径

1. 治疗护理

（1）护理组长/高级责任护士晨间查房：了解生命体征，尤其体温变化，了解双下肢感觉、运动情况，了解伤口情况及皮肤情况、患者晚间睡眠情况。重点关注术后脑脊液漏、椎间盘炎等并发症的观察和预防。

脑脊液漏的观察和处理观察要点：

1. 患者手术后伤口渗出淡黄色液体，引流量不减或减少后又增多，液体由淡黄色逐渐变得清亮，重者伤口局部红肿，漏口溢出脓样液体，进行生化检查可确诊。

2. 患者全身症状有头晕头痛，恶心呕吐，合并感染时可伴有发热，食欲不振，疲乏无力。

处理：

1. 体位：将床尾抬高 15°～30°，呈头低脚高位。

2. 伤口处加厚敷料并使用腰围或腹带加压，以达到加压止漏的目的。保持伤口敷料清洁干燥，每天换敷料 1 次，漏出多时及时更换。

3. 加大抗生素的用量或改用抗生素，以预防或控制感染，必要时做漏液的细菌培养。

椎间盘炎的观察和处理：

1. 椎间盘炎表现为原腰痛消失，10 天后再次出现剧烈腰痛并向臀部、腹部髂嵴、腹股沟等放射，但不向双下肢放射。

2. 处理：绝对卧床休息；加强抗感染治疗；腰围固定 3～4 个月，直至血沉恢复正常。

（2）按时完成当日输液及抗生素应用。

（3）协助患者生活护理：进餐、大小便、擦浴等。

（4）术后 1～2 天，拔伤口引流管，观察伤口情况。

（5）继续指导绝对卧床，观察皮肤情况。

（6）翻身与活动：

①术后 24h，可指导患者作脊柱轴线翻身。

脊柱轴线翻身（滚筒式）：

1. 翻身前、后应保持整个脊柱平直，注意耳垂、肩、髋成一直线，并以轴线翻身，勿屈曲、扭转。

2. 指导患者双手交叉于胸前，双下肢屈曲，1 名护士扶托患者的肩背部，另 1 名护士扶托患者的臀部及下肢，一起协同将患者滚动样翻身侧卧或仰卧，切忌脊柱扭转或屈曲。

3. 在患者的头下、肩部、臀部及胸前加垫枕头，以支持体位。

4. 翻身动作轻缓，避免伤口引流管拉脱。

②术后第 2 天进行四肢活动，防止肌肉萎缩，促进血液循环。做扩胸，深呼吸，增加肺活量，防止肺部并发症，3 天后患者可自行翻身。

③绝对卧床 7～10 天。

2. **健康教育**

（1）解释绝对卧床的原因。

（2）功能锻炼指导。术后24h可直腿抬高，术后3天开始腰背肌锻炼。

> 功能锻炼指导：
>
> 1. 术后早期四肢活动：可做扩胸运动及深呼吸咳嗽运动，上肢做徒手操，下肢可做肌肉静力收缩练习。协助患者做屈膝、屈髋等被动活动，以防止神经根粘连。
>
> 2. 直腿抬高运动：术后1天开始，协助患者仰卧位，两手自然放于体侧，腿伸直，被动或主动做直腿抬高动作，双下肢交替练习。动作重复10～20次。每次活动2～3min，活动3～5次，运动范围由小到大。术后2天则为主动活动，以预防神经根粘连。
>
> 3. 术后一周开始通过五点式、三点式及飞燕点水式进行腰背肌锻炼，以增强背部肌肉力量，增加脊柱的稳定性。

（3）饮食指导：进高蛋白、高维生素、高纤维素饮食。

【术后4～14天】

（一）护理评估路径

（1）患者伤口是否愈合良好？

（2）患者是否实施肢体锻炼？

（3）患者是否掌握功能锻炼的方法？

（4）患者是否具备躯体力学知识（弯腰、提物、转动脊柱）？

（5）是否懂得正确使用腰围？

（6）是否具备日常生活活动的自我保护知识？

（二）护理诊断/问题路径

症状体征（特征）	相关因素	判断标准	护理诊断/问题
1. 表达出对伤口的护理、锻炼计划与手术后综合体位等知识的需求 2. 对出院后日常生活的注意事项不了解	与信息来源缺乏有关	符合1或2	缺乏对伤口的护理、锻炼计划与手术后综合体位等知识

（三）护理计划与措施路径

1. **治疗护理**

（1）伤口护理：衣着宽松，保持皮肤清洁。

（2）术后7天腰围护腰下床活动。

（3）术后10天拆线。

2. **心理护理**

（1）了解患者对手术后的日常工作、生活的改变的想法，鼓励患者讲出手术后对自己的影响。

（2）调整患者对术后身体状况改变的心态。

（3）指导患者出院后保持良好情绪。

3. **健康教育**

（1）指导患者下床活动。起床时先双足着地，双手配合撑起身体，保持腰部伸直位，起床后可站立片刻。以后可逐渐进行室内缓步行走，挺胸直腰行走，快步行走等。

（2）建议患者改变生活方式：恢复工作的时间、恢复驾驶的时间、复查的日期和时间、娱乐活动的限度等。

（3）告知患者日常生活活动自我保护知识。

日常生活活动注意事项：

1. 指导患者站立时挺胸、脊背挺直、收缩小腹。
2. 坐立时两脚平踏地面，背部平靠椅背，臀部坐满整个椅背面。
3. 仰卧时，双膝下置一软枕；起床时，先将身体沿轴线翻向一侧，用双侧上肢支撑床铺，使上半身在平直状态下起床。
4. 拣东西时应尽量保持腰背部平直，以下蹲弯曲膝部代替弯腰，物体应尽量靠近身体。
5. 取高处物体时，用矮凳垫高，勿踮脚取物。
6. 半年内禁止脊椎弯曲扭转、提重物等活动。

（4）出院指导。

出院指导：

1. 继续卧硬板床，坚持腰背肌及肢体功能锻炼。早期尽量不做上身下屈及左右过度扭曲的动作，减少脊柱的活动，避免弯腰、扛物、挑担等重体力活，增强机体抵抗力，定期复查。
2. 出院后至半年内下床活动应系腰围。教会患者使用腰围的方法：每日间断佩戴腰围，睡觉进餐时取下；恢复后期只用于久坐和弯腰负重时，防止腰背肌萎缩。
3. 佩戴腰围 1 ~ 3 个月，适当活动腰部。远途乘车取侧卧位，上下车时避免弯腰动作，以防腰椎损伤。
4. 保持大便通畅，防止排便时间太长致腰肌疲劳。
5. 一年内避免用力咳嗽、打喷嚏，以免增加腹压。避免久坐及姿势固定时间过久，如弯腰、低头等。
6. 正确的搬物姿态：下蹲，使重物尽量靠近身体之后，再向上提起物体。
7. 告诉患者出院后行走和外出时需戴腰围。
8. 平日仍要坚持进行腰背肌锻炼，防止肌肉萎缩。
9. 指导患者卧床时取床头高 30°，同时轻屈膝位，有利于减少脊柱前凸，缓解背肌痉挛。
10. 如果发生腰背部疼痛，建议卧床休息。

【相关知识链接】

（一）引起腰椎间盘突出症的原因

（1）腰椎间盘的退行性改变：髓核的退变主要表现为含水量的降低并可因失水引起椎节失稳、松动等小范围的病理改变；纤维环的退变主要表现为坚韧程度的降低。

（2）外力的作用：长期反复的外力造成的轻微损害，日积月累地作用于腰椎间盘，加重了退变的程度。

（3）椎间盘自身解剖因素的弱点：椎间盘在成人之后逐渐缺乏血液循环，修复能力差，在上述因素作用的基础上，某种可导致椎间盘所承受压力突然升高，就可能使弹性较差的髓核穿过已变得不太坚韧的纤维环，从而造成髓核突出。

（4）腰椎间盘突出症诱发因素：

①突然的负重或闪腰是形成纤维环破裂是主要原因。

②腰部外伤使已退变的髓核突出。

③姿势不当诱发髓核突出。

④腹压增高时也可发生髓核突出。

⑤受寒与受湿。寒冷或潮湿可引起小血管收缩、肌肉痉挛，使椎间盘的压力增加，也可能造成退变的椎间盘担裂。外在因素为负重过大或快速弯腰、侧屈、旋转导致纤维环破裂，或腰部外伤、日常生活工作姿势不当，也可发生腰椎间盘突出。

（二）日常生活中如何保护腰椎

日常生活中有些习惯动作往往被人忽视，但极易引起腰损伤，或腰椎间盘突出复发，应及时注意。

（1）洗漱时正确的姿势应是膝部微曲下蹲，然后再向前弯腰，这样可在很大程度上减小腰椎间盘所承受的压力。另外，脸盆位置也不要放得过低。

（2）洗衣服时盆的位置也不要过低，以防止腰部过度前曲，洗完后不要立即直腰，应稍微活动一下再直腰，防止腰扭伤。晾衣绳不要太高，以免腰部过伸。洗衣服时最好多预备几个盆，不要弯腰来回拿衣服、端水。

（3）厨房用具高度应合适，以免引起腰部损伤。咳嗽、打喷嚏时最好采取直腰、挺胸、手扶腰部的姿势。

（4）座位高低大小应合适，不要坐小板凳，低沙发，座位的高度应以大腿与上半身的角度大于90°为宜。

第二十八章　人工全髋关节置换术的整体护理路径

人工全髋关节置换术（total hip replacement，THR）是指采用手术方法将人工关节置换被疾病或损伤所破坏的髋关节面，以达到切除病灶、消除疼痛和恢复关节的活动与功能的目的的一种方法。人工全髋关节由超高分子聚乙烯制成的人工髋臼和低强度模量金属制成的人工股骨头组成。临床多用于治疗骨性关节炎、髋关节结核、股骨头粉碎性骨折、部分老年性股骨颈骨折、类风湿性关节炎及良性骨肿瘤等。围手术期护理重点是消除疼痛，恢复关节的活动，正确卧位及翻身、髋关节康复训练。高级责任护士应对术后预防髋关节脱位等并发症进行查房。

【入院日】

（一）护理评估路径

1. 健康史

（1）患者自觉髋关节疼痛的开始时间、持续时间。

（2）疼痛的感觉（针刺样、刀割样、电击样……）？

（3）除了疼痛以外，是否还有其他的不适？

（4）患者过去是否有类似的疾病？

（5）过去是否接受过手术治疗？

（6）是否患有其他方面的疾病？有无长期服药治疗？

（7）对哪些食物或药物有过敏反应？

2. 专科护理评估

（1）髋部有无红肿、隆起、静脉怒张、肌肉萎缩、畸形，患者步姿是否正常等。

（2）比较两侧髂嵴和髂前上棘的水平、两侧是否对称？

（3）髋关节的屈曲、外展、内收、内旋、外旋是否受限？

（4）双下肢的长度是否等长？

3. 心理评估

（1）患者是否认同自己所患疾病？

（2）对目前疾病的期望值有多高？

（3）是否担心手术后肢体的康复、预后情况？

（4）是否担心手术后生活、工作受影响？

（5）是否担心家庭经济情况？

4. 社会支持状况

（1）了解患者住院费用支付类别、家庭收入状况、经济承受能力。

(2) 了解患者受教育程度。
(3) 是否可以积极面对疾病? 是否需要他人的协助?
(4) 了解亲属对目前疾病的期望值。
(5) 了解患者的宗教文化背景。

5. 健康教育需求

(1) 患者是否想了解自己的病情?
(2) 是否想了解相关检查的目的、意义、方法?
(3) 是否想了解手术的过程?
(4) 是否想了解手术后康复及预后情况?
(5) 是否想了解手术后患肢的功能锻炼方法?

(二) 护理诊断/问题路径

症状体征(特征)	相关因素	判断标准	护理诊断/问题
1. 诉说患肢疼痛、活动受限	与髋关节面受损有关	符合 1	疼痛
2. 诉说对自己病情不了解	与缺乏疾病与治疗信息有关	符合 2	缺乏疾病有关知识
3. 诉说对将要进行的手术不了解		符合 3	缺乏手术治疗知识
4. 紧张、思想有顾虑	与担心术后效果、能否康复有关	符合 4	焦虑

(三) 护理计划与措施路径

1. 治疗护理

(1) 责任护士热情接待患者,安排床位。
(2) 介绍膳食制度,协助订餐。
(3) 处理医嘱,完善各项检查:影像学检查(X 光、CT、MRI)、常规心肺检查、肝功能、血常规等。
(4) 针对疼痛评分给予处理:
①疼痛程度≤4,可用深呼吸放松疗法。
②疼痛程度≥5,且出现辗转不安或呻吟,可通知医生,予以镇痛剂。
(5) 绝对卧床休息,保证充足睡眠。
(6) 做好术前准备工作:体位训练、排便训练。

2. 心理护理

(1) 支持性心理治疗。
倾听:耐心倾听患者对疾病的担忧和对治疗护理的需求。
解释:行心理疏导,举例或请其他患者现身说法。
(2) 对因担忧影响睡眠的患者,护士应与医生沟通,术前使用安眠药。

3. **健康教育**

（1）入院介绍：环境、主管医生、主管护士、护长、作息制度、探视制度、物品的保管制度等。

（2）讲解：

①与疾病病因相关的危险因素。

②临床表现：髋关节疼痛、局部畸形、肿胀。

③介绍术前准备、手术过程、术后注意事项。

【术前日】

（一）护理评估路径

（1）患者患肢疼痛是否有所缓解？疼痛评分几级？

（2）患者是否已完成相关检查？

（3）患者是否接受手术治疗？

（4）患者对手术的承受能力如何？对术前指导的掌握程度如何？

（5）患者身、心是否调整在良好状态？睡眠是否在良好状态？

（6）患者家属是否能给予患者支持和帮助？

（二）护理诊断/问题路径

症状体征（特征）	相关因素	判断标准	护理诊断/问题
1. 心跳加快，呼吸加速 2. 紧张，害怕，坐立不安，无助感 3. 不思进食、失眠	与信息来源缺乏有关	符合 1、2 或 3	焦虑
4. 表达对手术的恐惧		符合 4	与缺乏手术知识有关

（三）护理计划与措施路径

1. **治疗护理**

（1）清晨抽血。

（2）处理术前医嘱。

（3）术前准备：备血、皮试；告知患者术前 12h 禁食、4h 禁饮。

（4）皮肤准备：术前一天彻底清洁术野皮肤区及用 75% 的酒精消毒后用无菌敷料包扎。

（5）生命体征的观察。

（6）查看各种检查结果回复报告单是否正常，有异常及时报告主管医生并作好记录。

（7）检查各种文书是否签署齐全（手术同意书、输血同意书签字）。

（8）夜班巡视关注患者睡眠情况，再次告知患者禁食。

2. **心理护理**

（1）继续支持性心理治疗和呼吸放松治疗。

（2）关注患者睡眠情况。

（3）倾听患者对手术的看法，给予详细的解释，介绍手术成功的例子，让患者互相交谈。

3. **健康教育**

（1）与家属沟通，取得合作。

（2）介绍术日晨及术后陪护注意事项。

（3）交代贵重药品保管方法。

（4）交代患者等待麻醉师术前探访。

（5）讲解术前术后安置各种管道的目的和配合方法。

（6）教会患者床上大小便以及翻身方法。

正确的翻身方法：

1. 首先告知患者术后翻身的目的，以提高患者的认识，使其主动配合。

2. 手术当日可以向患侧15～20°翻身，身下垫软枕。

3. 为避免他人翻身带来的疼痛与不适，可以嘱患者健侧下肢屈曲，利用患者健侧足部及双肘的力量支撑床铺，腰部稍用力使身体（臀部）上抬以助减压。

4. 责任护士可用双手垫在臀下并按摩臀部，以防止臀部皮肤长期受压造成皮肤破损的发生。

【手术日】

（一）护理评估路径

（1）患者是否自诉疼痛、辗转不安或呻吟？

（2）观察伤口引流量、性质、颜色及通畅情况。

（3）切口敷料渗血情况，是否有出血倾向？

（4）术后患肢感觉、运动、血循环情况。

（5）患肢的固定位置是否正确？

（6）翻身的方法是否掌握？

（7）皮肤受压情况。

（二）护理诊断/问题路径

症状体征（特征）	相关因素	判断标准	护理诊断/问题
1. 疼痛	与手术切口有关	符合1	疼痛
2. 患侧髋关节、下肢活动受限	与手术有关、与引流有关	符合2	躯体移动障碍
3. 有手术切口、有留置管道		符合3	有感染的危险
4. 肢体放置不正确	与信息来源缺乏有关	符合4	缺乏术后相关知识

（三）护理计划与措施路径

1. **治疗护理**

（1）晨测量生命体征。

（2）再次告知患者禁食、更衣及做好贵重物品的保管工作。

（3）处理术前医嘱，注射术前针。

（4）检查手术野，并重新消毒术野皮肤及更换无菌敷料。

（5）术前核对，备齐各种检查单、术中用物及药品。

（6）平车送入手术室。与手术室护士核对交接。

（7）术毕回室，接待过床：

①测生命体征，连接心电监护。

②给予鼻导管或面罩吸氧。

③了解术中情况，尤其术中出血量；评估患者意识状态，麻醉是否清醒。

④检查伤口情况，连接各种引流管。

（8）观察生命体征变化，每1h测量体温、脉搏、呼吸、血压1次，平稳后改每4h1次，如有异常，及时报告医生处理。

（9）观察伤口引流情况，保持伤口负压引流通畅。负压引流位置始终低于切口位置30cm，防止逆流，密切观察引流液的性质、颜色，记录引流量，每天早上更换负压引流器，引流管一般是术后48～72h拔除。

（10）体位：全麻清醒前患者去枕平卧、头偏向一侧，防止呕吐误吸；患肢保持外展中立位。

> 外展中立位：
>
> 1. 患肢保持外展15°～30°中立位（脚趾向上），穿“丁”字鞋，以防患肢外旋、内收。
>
> 2. 防止髋关节脱位：人工髋关节由下肢位置放置不当引起的脱位最容易发生在从手术室回病房的搬运过程中、全身麻醉过程的躁动状态下或卧床翻身操作中。因此，准确地保持患者外展位是防止脱位的关键。
>
> 3. 无论是搬运患者还是护理操作、协助排尿排便，都要保持外展中立位，可在双腿间放置梯形枕，翻身时患侧始终保持外展中立位。

（11）密切观察患肢血运情况及足背动脉搏动情况，观察伤口出血、引流液性质和量的情况，注意观察局部渗血以及敷料渗血范围是否扩大。

（12）处理术后医嘱，按时完成输液。

2. **心理护理**

（1）了解夜间睡眠情况。

（2）鼓励家属陪伴送到手术室门口。

（3）术后支持性心理治疗，倾听患者对手术的体验，开解、安慰患者，鼓励患者已过手术关，指导患者保持情绪稳定的良好状态，促进康复，注意休息，调节饮食。

3. **健康教育**

（1）教会患者使用镇痛泵，镇痛效果欠佳者，通知麻醉师。

（2）轻微疼痛，可忍，予语言安慰。

（3）如出现辗转不安或呻吟，可通知医生，予以镇痛剂。

（4）饮食指导：无麻醉反应者可给予正常饮食。

（5）向患者说明术后为防假体脱位应采取正确的体位。可平卧或半卧位，但患髋屈曲 $<45°$，不侧卧，患肢外展 30°并保持中立，两腿间放置外展架或厚枕。

（6）翻身时注意保护引流管，防止滑脱、曲折以及注意患肢保持外展中立位，禁止外旋，禁止翻身向健侧。

【术后 1～3 天】

（一）护理评估路径

（1）患者是否自述疼痛？

（2）切口敷料是否渗血、渗液？伤口引流情况如何？

（3）患肢血循环情况如何？

（4）患侧髋关节的外形、患肢是否有缩短？

（5）是否按计划进行肢体功能锻炼？

（6）患者受压皮肤是否发红、疼痛或瘀黑？

（二）护理诊断/问题路径

症状体征（特征）	相关因素	判断标准	护理诊断/问题
1. 骶尾部或足跟等局部受压处发红、疼痛甚至瘀黑	与卧床、持续局部受压有关	符合 1	有皮肤受损的危险
2. 手术肢体明显缩短 3. 髋关节屈曲畸形 4. 髋关节疼痛明显	与肢体位置不正确、肢体移动或搬动方法不当、功能锻炼方法不正确有关	符合 2、3 或 4	有脱位的危险

（三）护理计划与措施路径

1. **治疗护理**

（1）护理组长/高级责任护士晨间查房：了解生命体征，尤其体温变化及血压情况，如发现患者体温高、脉搏细速，要立即通知医生；密切观察伤口敷料、患肢的血循环情况及体位情况；观察受压皮肤情况。重点强调术后患肢正确的体位和预防人工髋关节脱位。

（2）协助患者生活护理：进餐、大小便、擦浴等。

（3）术后 2 天，拔伤口引流管，观察伤口情况。

（4）鼓励患者深呼吸，预防肺部感染。

（5）鼓励患者多饮水，预防泌尿系感染。

（6）协助患者翻身：

①术后早期极易发生人工关节脱位，搬运患者或翻身时，保持患肢外展30°及中立位，轻度屈曲位；搬运时应将患者的两侧髋关节、臀部及患肢整个托起，防止内收外旋，将患肢抬高，促进血液循环。

②患肢术后穿“丁”字鞋固定或使用多功能固定器；如发现患肢短缩、内旋、内收等髋关节脱位征象，应立即通知医师。

2. 健康教育

（1）解释患肢行多功能器固定的原因。

（2）指导正确进行术后的功能锻炼：术后次日即可开始练习股四头肌收缩及趾关节的锻炼。

（3）指导患者翻身时禁止翻向健侧。鼓励患者尽早进行抬臀活动，即以双肘支撑力与健侧脚力量使腰、臀抬高，预防褥疮发生。

（4）饮食指导：进高蛋白、高维生素、高纤维素饮食。

（5）注意保持伤口清洁。

（6）指导患者功能锻炼。

功能锻炼（1）：

1. 踝泵动作，逐步屈伸足踝部，可每5min或10min作1个疗程。

2. 踝旋转动作，活动踝部先向另一足转，再以相反方向外转，每天3～4次，每次5下。

3. 贴床屈膝，将足贴在床面上，滑动屈膝，将足后跟向臀部靠，可反复做，但膝部不可向内弯，每天3～4次，每次10下。

4. 收缩臀力，收紧臀部肌肉，维持着从1数到5，再放松，每天3～4次，每次10下。

5. 外展动作，把下肢滑向外侧，越远越好，再收回，每天3～4次，每次10下。

6. 收缩大腿前方肌肉，用伸直下肢的方法，收缩大腿肌肉，每次维持5～10 s，10 min内做10次，一直做到感到疲劳为止。

7. 直腿高举动作，收缩大腿肌肉，直到下肢完全伸直在收缩肌肉情况下，从床上把下肢抬高几厘米，维持5～10s，重复做，直到感到疲劳为止。

8. 术后早期股四头肌抬拉活动，在术后一般情况平稳后即可开始，每天3～4次，每次3 min。

【术后4～21天】

（一）护理评估路径

（1）患者伤口是否愈合良好？

（2）是否按时拔除伤口引流管？

（3）患者是否实施肢体锻炼？

（4）患者是否掌握功能锻炼的方法？

（5）患者是否懂得助行器的正确使用？

（6）患者是否具备自我防护知识？

（二）护理诊断/问题路径

症状体征（特征）	相关因素	判断标准	护理诊断/问题
1. 表达出对术后康复锻炼知识的需求 2. 不配合术后的康复锻炼	与缺乏专业知识信息来源有关 与畏惧、害怕伤口疼痛与脱位有关	符合 1 或 2	缺乏术后康复锻炼知识

（三）护理计划与措施路径

1. 治疗护理

（1）伤口护理：保持清洁干燥。

（2）1 周后逐步下床扶拐或使用助行器练习步行。

功能锻炼（2）：

1. 术后 1 周即可起立站立，但要注意骨水泥假体使用者，术后患肢可立即开始逐步负重；非骨水泥假体使用者，术后 6 周患肢才可逐步负重。

2. 术后 2 周扶床下地活动，上床休息时要特别注意角度：髋关节屈曲 20°，膝关节屈曲 30°，患肢抬高减轻肿胀。

3. 术后 3 周开始进行自主髋伸屈、内收外展、内旋外展功能练习各 20 次。患肢逐步抬高徐徐放下活动 20 次，每次 5 min，每天 3 ~5 次。

4. 术后 3 个月患肢可逐渐负重，但必须避免屈髋下蹲。3 个月内避免侧卧。3 个月后侧卧时两腿间垫软枕，防止内收，减轻疼痛。嘱咐患者不蹲、不盘腿、不坐小板凳，定期到医院复查。

（3）术后 14 天拆线。

2. 心理护理

（1）鼓励患者说出对手术后的想法。

（2）指导患者出院后保持良好情绪。

3. 健康教育

（1）注意饮食，多进富含钙食物，防止骨质疏松。

（2）向患者说明关节置换后的特殊性，使患者自觉地遵守特殊要求，如不能翘二郎腿，不屈身向前及向前弯曲拾物等；不坐低椅，坐凳时让术肢自然下垂等。

（3）出院指导：

①指导患者正确的日常活动：

a. 体位指导：取平卧位或半卧位，3 个月内避免侧卧。术后 3 周内屈髋小于 45°，以后逐渐增加屈髋度，但不可大于90°。要遵循“三不”原则：不要交叉双腿，不要坐矮椅或沙发，不要屈膝而坐。

b. 更衣：穿裤时先患侧后健侧，穿袜时伸髋屈膝进行，穿鞋应穿无须系鞋带的鞋。

c. 不可将患肢架在健侧下肢或盘腿。起床活动后不要两腿在膝部交叉放置，不要坐小矮凳，不要下蹲，不要爬陡坡，以免髋关节过度内收或前屈。

d. 站立时患肢外展，6个月内患肢避免内收及内旋动作。

e. 术后3周内可用助行器、拐杖行走，3个月后，患肢可逐渐负重。

f. 不宜长时间站立或坐，并应避免任何增加关节负荷的运动，避免术后初期长途旅行。

②坚持循序渐进地进行肢体的功能锻炼。

③告知主管医生开诊的时间。嘱患者如有关节局部的红肿热痛，应及时就医。

（4）与患者讨论出院后的家居安排。

出院后的家居安排：

为了患者回家后的康复方便，居家照顾需要增加或改装以下设施：

1. 确定在洗浴房间的栏杆或扶手是牢固的。

2. 在楼梯边上安装稳固的扶手。

3. 为了术后下肢的早期康复锻炼，需要准备一个有牢固的坐垫和背靠及两个扶手的椅子，以使患者膝部始终保持在髋部以下。

4. 准备一个比较高的坐便器。

5. 在洗浴的房间放一把稳固的小凳或椅子。有长把手的吸水海绵和洗浴软管。

6. 为了在穿鞋和脱鞋时不过分屈曲新髋关节，最好准备一个整形器，一个穿袜辅助器和一个带长把手的鞋抽板。

7. 一根不需过分屈曲新髋关节就能拿到东西的持物杆。

【相关知识链接】

人工全髋关节置换术疗效评价标准

6级（16~18分）：无疼痛，不用服止痛剂，长距离行走不跛行，不用手杖，坐蹲自如，上下台阶或楼梯自如，生活完全独立自理，关节活动度>211°。

5级（13~16分）：活动后偶有轻微疼痛，不用服止痛剂，长距离行走稍跛，不用手杖，可以蹲下坐得很好，上下台阶或楼梯不用扶手，生活自理稍有困难但可克服，关节活动度为161°~210°。

4级（10~12分）：活动后疼痛稍重，偶服止痛剂，室内行走良好，户外可短距离行走，使用单手杖，不能蹲下，可以坐直，上下台阶或楼梯靠扶手，生活（除剪指甲外）有办法进行，关节活动度为101°~160°。

3级（7~9分）：限制活动仍可忍受，常服止痛剂，行走明显受限，使用单拐或双手杖，不能蹲下，从椅子边上坐，上下台阶或楼梯困难，生活（除剪指甲外）可勉强进行，关节活动度为61°~100°。

2级（4~6分）：稍活动感到严重疼痛，偶服强烈止痛剂，室内行走明显受限，用双拐，不能蹲下，椅子边上坐不久，上下台阶或楼梯不能，生活靠人帮助，关节活动度为31°~60°。

1级（3分）：卧床，不能活动，常服强烈止痛剂，卧床或坐轮椅，不能走，上下台阶或楼梯不能，生活自理不能，关节活动度为0°~30°。

参考文献

1. 广东省卫生厅. 临床护理技术规范（基础篇）. 广州：广东科技出版社，2007.

2. 广东省卫生厅. 临床护理文书规范（专科篇）. 广州：广东科技出版社，2009.

3. 李攀攀，朱岚. 应用临床路径对慢性心力衰竭患者实施健康教育. 河南职工医学院学报，2008，20（2）：187～188.

4. 李志平，彭丽红，郭禹标. 哮喘控制测试在中国应用的可行性研究. 中国医学工程，2007，15（2）：160～162.

5. XuYF，LiuSN. Effect of early rebab ilitation to patients with paralysis after corebral infarction. 中国临床康复，2003，7（1）：127～129.

6. 张连花. 慢性阻塞性肺气肿的康复护理. 哈尔滨医药，2008，28（1）：70～71.

7. Augustuso Grant，刘德平. 心血管疾病的新进展. 中国心血管杂志，2007，12（3）：161～164.

8. 李文波. 无创正压通气治疗呼吸衰竭患者的临床护理体会. 中国现代药物应用，2008，2（7）：92.

9. NathanRA，SorknessCA，KosinskiM，etal. Development of the asthmac ontroltest：A survey for assessing asthma control. *J Allergy Clin Immunol*，2004，113：59265.

10. 商玲，魏凌，李晓慧. 呼吸衰竭患者气道湿化23例观察及护理. 齐鲁护理杂志，2005，11（7）：81～82.

11. 秦瑞玲. 经鼻气管插管机械通气治疗呼吸衰竭的护理. 中国实用神经疾病杂志，2008，11（6）：32～34.

12. 涂颖，马容利，章洁. 老年呼吸衰竭患者人工气道机械通气的护理进展. 现代护理，2007，13（13）：1247～1249.

13. 李庆艳，汤育玲，姚彦萍等. 慢性阻塞性肺病并Ⅱ型呼吸衰竭40例机械通气的护理. 中国误诊学杂志，2008，8（8）：1940～1941.

14. 陈志萍，张建，朱惠玲. 有创通气治疗呼吸衰竭后人工气道的护理. 临床肺科杂志，2007，12（1）：105.

15. 刘荣丽. 吸痰管诱导经鼻气管插管治疗呼吸衰竭的配合及护理. 齐齐哈尔医学院学报，2008，29（9）：1149～1150.

16. 孙根义. 心血管病指南与临床实践. 天津医药，2008，36（3）：161～162.

17. 罗云秋，黄桂兰. 急性心肌梗塞溶栓治疗的护理. 井冈山医学学报，2005，12（4）：88～89.

18. 中国康复医学会心血管病专业委员会，心血管康复医学杂志编辑委员会. 中国心肌梗塞康复程序参考方案（第四版试行稿）. 心血管康复医学杂志，2006，15（增刊）：89～119.

19. 常桂群，樊鲜芝，刘书英．心肌梗塞急性期的排便护理．中原医刊，2003，30（13）：53～54.

20. 许官学，刘志江，郭艳等．无并发症的急性心肌梗塞患者早期康复治疗探讨．遵义医学院学报，2005，28（1）：41～44.

21. 董吁钢，王景峰，刘世明等．心血管危重症监护治疗学．广州：广东科技出版社，2004.

22. ［美］R. D. 萨费恩．介入心脏病学手册．北京：科技出版社，2004.

23. 杨跃进．现代冠心病防治与介入治疗进展巡回研讨会．2005.

24. 扬省利．冠状动脉内支架植入术后护理．中华护理杂志，2000，35（2）：82～84.

25. 郑凤兰．急性心肌梗死介入治疗术中并发症的观察与护理．护理学杂志，2004，19（19）：19～20.

26. 李丽芳，尹胜娟，洪杰．PTCA 支架术护理经验．中国介入心脏病学杂志，2003（增刊）：628～629.

27. 王曙霞，陈玉红．冠心病介入治疗患者的整体护理．护士进修杂志，2003，18（1）：628.

28. 胡大一，马长生．心脏病学实践．北京：人民卫生出版社，2004.

29. 叶任高，陆再英．内科学．北京：人民卫生出版社，2004.

30. 姚景鹏．内科护理学．北京：人民卫生出版社，2001.

31. 段雪飞，周丽雅，刘庄，赫嵘．72 例原发性胆汁性肝硬化的临床诊治经验．医师进修杂志，2005，28（3）：39.

32. 梁翔燕，叶春芳．154 例黎族肝硬化患者的病因分析及护理．中华护理杂志，2003，39（11）：894.

33. 欧蔚妮，闫杰，李明慧．肝性脑病的现代治疗．中国临床医生，2004，32（12）：10.

34. 包志英，康沛，许卫红．肝硬化患者发生应激适应不良的护理．中华护理杂志，2004，39（3）：232.

35. 张玉英，万萍，王丽等．肝硬化患者合并糖尿病的观察和护理．护士进修杂志，1994，9（11）：30.

36. 冯正仪．内科护理学（二）．第 1 版．上海：上海科学技术出版社，2001.

37. 康沛，覃金凤．肝硬化患者的情感障碍及疏导．中华护理杂志，2002，37（8）：587.

38. 王英杰．生物人工肝．北京：人民卫生出版社，2002.

39. 陈灏珠．实用内科学．第 11 版．北京：人民卫生出版社，2003.

40. 张振路．临床护理健康教育指南．广州：广东科技出版社，2003.

41. 范秀珍．内科护理．北京：人民卫生出版社，2003.

42. 王玲，常红，董小晶．急性缺血性脑梗死超早期动脉溶栓临床护理路径的建立与实施．护理研究，2007，12A：3168.

43. 马廉亭．动脉瘤性蛛网膜下腔出血的诊疗规范．中国现代神经疾病杂志，2004

(4)：6~9.

44. 雷鸣，丛雪枫，卞葳等．颅内动脉瘤破裂急性期血管内介入治疗临床分析．中国神经免疫学和神经病学杂志，2007，(14) 2：109~110.

45. 崔蓓．早期介入康复治疗对脑卒中预后的影响．中原医刊，2007，34 (4)：44.

46. 杨莘．神经疾病护理学．北京：人民卫生出版社，2005.

47. 吴在德，吴肇汉．外科学．第6版．北京：人民卫生出版社，2003.

48. 梁涛，郭爱敏．临床护理学．北京：协和医科大学出版社，2002.

49. 曹伟新．外科护理学．第3版．北京：人民卫生出版社，2004.

50. 卢人玉．健康评估．北京：人民卫生出版社，2003.

54. 法宪恩．胸心外科术后并发症的预防与诊治．郑州：河南医科大学出版社，1998.

52. 王志红，周兰姝．危重症护理学．北京：人民军医出版社，2007.

53. 李梦樱．外科护理学．北京：人民卫生出版社，2004.

54. 王淑霞．胃肠减压适应证、不良反应护理的研究进展．护士进修杂志，2007，22 (5)：401~402.

55. 官禹．急性肠梗阻98例临床分析．临床和实验医学杂志，2008，7 (6)：115.

56. 陈军．急性肠梗阻手术时机选择．中国高等医学教育，2008 (5)：122.

57. 吴袁剑云总审校．李宁主译．护理诊断/问题手册．北京：科学技术文献出版社，2001.

58. 毕丽云．整体护理健康教育手册．广州：广东科技出版社，2000.

59. 李连红．临床骨科护理细节．北京：人民卫生出版社，2008.

60. 沈菊梅．人工全髋关节置换术后康复护理．实用骨科杂志，2006，12 (4)：384.

61. 文亮，毕敏．硝普钠控制性降压对肾素血管紧张素系统的影响．中华麻醉学杂志，1992，12 (5)：259~261.

62. 吴珏，袁士诚．临床用药须知．北京：化学工业出版社，1996.

63. 卫生部疾病控制司．中国高血压防治指南 (2005年修订版).

64. 谢淑莲，梁荣英，李静等．临床路径在人工全髋关节置换术的护理应用研究．中国医药导报，2006，3 (32)：134~135.

65. 王爱华，张淑香，宋付美．临床护理路径在股骨头置换手术中的应用研究．中国实用护理杂志，2004，5 (20)：50~51.

66. 崔丽华，王凤霞，李丽等．临床路径在全髋关节置换术患者健康教育中的应用．护理学杂志，2007，22 (8)：16~17.

67. 方立珍．临床路径——全新的临床服务模式．长沙：湖南技术出版社，2002.

68. 谢芳．临床护理路径对腰椎间盘突出症患者遵医行为的影响．现代护理，2006，12 (11)：991~995.

69. 毛宾尧．髋关节外科学．北京：人民卫生出版社，1998.

70. 张亚丽，谢秀霞，闫淑霞．人工全髋关节置换术围术期患者的护理．中国医药导报，2007，4 (29)：61~62.

71. 刘晓梅．胸腔闭式引流管护理观察．中华现代临床医学杂志，2007，5（10）．

72. 陆以佳．外科护理学．北京：人民卫生出版社，2000.

73. 姜良花．腰椎间盘突出症围手术期的护理．实用医技杂志，2007，2（14）：506～507.

74. 饶书城．脊柱外科手术学．北京：人民卫生出版社，1995.

75. 韩丽茹，陈翠兰．1例膀胱全切可控性膀胱尿流改道术后引流管护理．临床医药实践，2006，15（11）：863.

76. 冯丽，金明爱，刘亚梅．老年前列腺增生症的家庭护理及预防．吉林医学，2005，26（11）：1194.

77. 熊云新．外科护理学．北京：人民卫生出版社，2006.

78. 王忠．前列腺术后尽早恢复性生活．生命时报，2007（8）．

本书编委会

主　审　刘静慰（第一军医大学）

主　编　陈伟菊（暨南大学附属第一医院）

周佩如（暨南大学附属第一医院）

罗　洪（暨南大学附属第一医院）

编　者　（以姓氏笔画为序）

王　妤（暨南大学附属第一医院）

王志敏（广州市第一人民医院）

王艳明（广州医学院附属第二医院）

刘蕴岫（暨南大学附属第一医院）

许万萍（暨南大学附属第一医院）

许玉霞（佛山市第一人民医院）

何金爱（暨南大学附属第一医院）

余　健（暨南大学附属第一医院）

张珊英（暨南大学附属第一医院）

杨富英（广州市第一人民医院）

邱玮瑜（暨南大学附属第一医院）

林玉英（佛山市第一人民医院）

林清然（暨南大学附属第一医院）

罗静兰（暨南大学附属第一医院）

袁卫红（佛山市第一人民医院）

郭小云（广州市第一人民医院）

郭肖霞（暨南大学附属第一医院）

梁泳怡（暨南大学附属第一医院）

梁慧经（广州医学院附属第二医院）

黄果花（暨南大学附属第一医院）

黄洁薇（暨南大学附属第一医院）

黄瑞英（暨南大学附属第一医院）